·郭海玲中医护理传承工作室·

新编临床常用49项中医护理技术
操作流程及评分标准

■ 主审 郝玉芳
■ 主编 田润溪 郭海玲 郑莉萍 高 宁

辽宁科学技术出版社
LIAONING SCIENCE AND TECHNOLOGY PUBLISHING HOUSE

拂石医典
FU SHI MEDBOOK

图书在版编目（CIP）数据

新编临床常用 49 项中医护理技术操作流程及评分标准 / 田润溪等主编. — 沈阳：辽宁科学技术出版社，2024.4
ISBN 978-7-5591-3479-0

Ⅰ. ①新… Ⅱ. ①田… Ⅲ. ①中医学—护理学—技术操作规程 Ⅳ. ① R248-65

中国国家版本馆 CIP 数据核字（2024）第 053698 号

版权所有　侵权必究

出版发行：	辽宁科学技术出版社
	北京拂石医典图书有限公司
	地址：北京海淀区车公庄西路华通大厦 B 座 15 层
联系电话：	010-57262361/024-23284376
E-mail：	fushimedbook@163.com
印 刷 者：	汇昌印刷（天津）有限公司
经 销 者：	各地新华书店

幅面尺寸：185mm×260mm
字　　数：440 千字　　　　　　　　　　印　　张：22.75
出版时间：2024 年 4 月第 1 版　　　　　印刷时间：2024 年 4 月第 1 次印刷

责任编辑：陈　颖　　　　　　　　　　责任校对：梁晓洁
封面设计：潇　潇　　　　　　　　　　封面制作：潇　潇
版式设计：天地鹏博　　　　　　　　　责任印制：丁　艾

如有质量问题，请速与印务部联系　　　联系电话：010-57262361

定　　价：89.00 元

编委会名单

主　审　郝玉芳　教授，博士生导师，美国护理科学院院士
　　　　　　　　　北京中医药大学护理学院
　　　　　　　　　北京中医药大学国际循证中医药研究院副院长

主　编　田润溪　北京中医药大学东直门医院
　　　　　郭海玲　北京中医药大学东直门医院
　　　　　　　　　北京市中医管理局"郭海玲中医护理传承工作室"
　　　　　　　　　中医护理临床学系
　　　　　郑莉萍　北京中医药大学东直门医院
　　　　　高　宁　北京中医药大学东直门医院

副主编　王　军　北京中医药大学东直门医院
　　　　　王　芳　北京中医药大学东直门医院
　　　　　刘红鑫　北京中医药大学房山医院
　　　　　刘　焱　北京中医药大学东直门医院
　　　　　牛丽强　北京中医药大学东直门医院

编　者　杨雪冬　北京中医药大学东直门医院
　　　　　李　萌　北京中医药大学东直门医院
　　　　　裴晓璐　首都医科大学附属北京中医医院
　　　　　刘冼宗　北京中医药大学东直门医院
　　　　　李　巍　北京中医药大学东直门医院
　　　　　王玉堃　北京中医药大学东直门医院
　　　　　杨梅洁　北京中医药大学东直门医院
　　　　　李艳丽　北京中医药大学东直门医院
　　　　　王　婷　北京中医药大学东直门医院
　　　　　魏　峰　北京中医药大学东直门医院
　　　　　王　璐　北京中医药大学东直门医院
　　　　　朱春艳　北京中医药大学东直门医院
　　　　　王　燕　北京中医药大学东直门医院

陈　宏	北京中医药大学东方医院
梅雪婷	首都医科大学附属北京中医医院
王　栋	北京中医药大学东直门医院
杨一涵	北京中医药大学东直门医院
马　欣	北京中医药大学东直门医院
李小花	北京中医药大学
张炜炜	阜阳市中医医院
刘　姝	河南中医药大学第一附属医院
刘纬华	河南省人民医院
孙艳慧	北京中医药大学东直门医院
王贺芳	新疆维吾尔自治区喀什地区第二人民医院
王秋洁	北京中医药大学东直门医院
崔凯月	北京中医药大学东直门医院
周　芬	北京中医药大学
张　帅	北京中医药大学东直门医院
张　莹	北京中医药大学东直门医院
孟美琪	北京中医药大学
李玉凤	北京中医药大学房山医院
晏利姣	中国中医科学院
孙　萌	北京中医药大学
张丹静	北京医院
王佳丽	北京中医药大学房山医院
于丽英	北京中医药大学房山医院
杨芳芳	北京中医药大学房山医院
李星娅	北京中医药大学房山医院
杨海鸥	北京中医药大学房山医院

序 言

中医护理学是中医药学的重要组成部分，是在中医理论指导下，应用整体观念的理念、辨证施护的方法和中医护理技术，指导临床各专科常见病症进行预防、保健、康复护理的一门学科。2009 年，国家中医药管理局第一次将中医护理学列为重点学科建设项目。2010 年，国家中医药管理局印发的《中医医院中医护理工作指南》明确提出每家中医院开展中医护理技术操作至少 8 项。2011 年国家中医药管理局《等级医院评审标准》（简称《标准》）中，强调了每个护理单元开展中医护理操作不少于 2 项，到 2017 年发布的《标准》中更加强调提出不少于 4 项，2022 年在《全国护理事业发展规划（2021—2025 年）》强调健全完善中医护理技术操作标准。在全国范围内中医护理技术发展的如火如荼，为中医临床护理的发展指明了方向。

《新编临床常用 49 项中医护理技术操作流程及评分标准》一书以患者需求为根本，梳理整合 49 项常用中医护理服务项目，以中医护理技术分类为主线，对每项特色护理技术概念、目的、适应证与禁忌证、操作流程、操作步骤要领、注意事项、常见不良反应与处理和操作评分标准方面进行系统阐述。体现了优势护理特色的技术，旨在培养护士、护生的中医护理思维、循证护理思维及护理实践能力，保持和发挥中医药特色优势，促进中医药技术理论与实践的规范发展，对临床、科研、教学工作具有重要的指导意义。

刘香弟

2023 年 12 月

目 录

第一章　针刺类技术 ······ 1

第一节　针刺技术概要 ······ 1
第二节　耳针技术 ······ 7
第三节　皮内针技术 ······ 16
第四节　腕踝针技术 ······ 21
第五节　皮肤针技术 ······ 28
第六节　三棱针技术 ······ 35
第七节　穴位注射技术 ······ 42

第二章　推拿类技术 ······ 49

第一节　推拿疗法概要 ······ 49
第二节　皮部经筋推拿技术 ······ 55
第三节　脏腑推拿技术 ······ 63
第四节　经穴推拿技术 ······ 69
第五节　导引技术 ······ 76
第六节　小儿推拿技术 ······ 83
第七节　器械辅助推拿技术 ······ 88
第八节　膏摩技术 ······ 95

第三章　刮痧类技术 ······ 101

第一节　刮痧疗法概要 ······ 101
第二节　刮痧技术 ······ 106
第三节　撮痧技术 ······ 111
第四节　砭石治疗技术 ······ 117

第四章　拔罐类技术 124

第一节　拔罐法概要 124
第二节　拔罐技术 128
第三节　药罐技术 133

第五章　灸类技术 139

第一节　灸法概要 139
第二节　隔物灸技术 142
第三节　悬灸技术 150
第四节　热敏灸技术 156
第五节　雷火灸技术 161

第六章　敷熨熏浴类技术 168

第一节　敷熨熏浴类技术概要 168
第二节　穴位敷贴技术 174
第三节　中药热熨敷技术 180
第四节　中药冷敷技术 185
第五节　中药湿热敷技术 189
第六节　中药熏蒸技术 194
第七节　中药泡洗技术 199
第八节　中药淋洗技术 204

第七章　骨伤类技术 210

第一节　骨伤类技术概要 210
第二节　理筋技术 213
第三节　练功康复技术 219

第八章　肛肠类技术——中药灌肠技术 228

第九章　气功类技术 236

第一节　气功类技术概要 236
第二节　五禽戏 240

第三节 六字诀···245

第四节 易筋经···253

第五节 八段锦···262

第六节 五行掌···268

第七节 保健功···274

第八节 站桩功···283

第九节 回春功···289

第十节 放松功···296

第十一节 内养功···301

第十二节 强壮功···308

第十三节 真气运行法···313

第十四节 新气功疗法···317

第十五节 养气健目功···323

第十六节 龟息养生功···328

第十章 其他类技术···333

第一节 脐疗法···333

第二节 揉抓排乳技术···339

参考文献···348

第一章
针刺类技术

第一节 针刺技术概要

针刺技术是指使用不同的针具，通过一定的手法或方式刺激机体的一定部位，以激发经络气血、调节脏腑功能从而防治疾病的方法。针刺技术内容非常丰富，可操作性强，不同针刺器具和手段的治疗作用不同，操作方法和技术要求各异。

一、历史源流

针刺技术起源于新石器时代，原始的针刺工具是砭石。《山海经》记载"高氏之山，有石如玉，可以为箴"，明确记载了古代石制针具的事实。我国曾在内蒙古多伦县的新石器时代遗址中发现过一块长 4.5cm 的砭石，一端扁平有弧形刃，可用来切开脓疡，另一端为四棱锥形，可用来放血。砭石实物的发现，为针刺起源于新石器时代提供了有力的证据。此后砭石的形状逐步被改进，针刺技术就此诞生。

随着生产力的提高以及金属工具的使用，针刺工具由砭石、骨针、竹针发展到了金属针具，针刺疗法也随之得到广泛的应用。《黄帝内经》所记载的九针技术，可刺血，可排脓，可调气，适用于内、外、妇、儿等各科疾病，是针刺技术体系形成的标志之一。

随着现代针刺技术的不断发展，针刺操作更加简便安全，应用范围不断扩大，并在国内、国际逐渐产生重要的影响。1980 年世界卫生组织向全世界推荐 43 种病证使用针刺疗法；1996 年世界卫生组织意大利米兰会议通过的针刺适应病证有 64 种。近年来，我国学者在针刺适宜病证研究方面取得了新的进展，2002 年天津中医药大学对现代针刺临床病谱进行了初步探讨，通过参考国内外现代针刺名家的著作，提出了针刺疾病谱的四级划分概念，即Ⅰ级病谱、Ⅱ级病谱、Ⅲ级病谱和Ⅳ级病谱。所谓Ⅰ级病谱是指可以独立采用针刺治疗并可获得治愈或临床治愈的疾病。Ⅱ级病谱是指以针刺治疗为主，对其主要症状和体征能产生较好治疗作用的疾病。Ⅲ级病谱是指针刺治疗对于疾病本质缺乏确切的实质性意义，而只能对其所派生的部分症状起到缓解的疾病。Ⅳ级病谱是指针刺疗效不确切或其治疗已有明确的高效手段，很少再用针刺治疗的疾病。国内针刺病谱肯定了针刺具有较好的疗效。

二、作用原理

（一）经络作用

经络是经脉和络脉的总称，是人体运行气血、联络脏腑、沟通内外、贯穿上下的通路。经脉与络脉相互衔接，遍布全身，将人体脏腑官窍、四肢百骸等连接成统一的有机整体，并通过经络之气调节全身各部的功能，运行气血，协调阴阳，从而使整个机体保持协调平衡。《灵枢·经脉》记载："经脉者，所以能决生死，处百病，调虚实，不可不通。"经络能够联络脏腑，沟通内外，运行气血，营养全身，抗御病邪，反映病候，传导感应，调整虚实。经络学说不仅可以用来说明人体生理病理变化，而且能够指导诊断和治疗疾病。

（二）腧穴作用

腧穴是人体脏腑经络之气输注于体表的特殊部位。人体的腧穴既是疾病的反应点，又是针刺的施术部位。腧穴与经络、脏腑、气血密切相关。经穴均分别归属于各经脉，经脉又隶属于一定的脏腑，故腧穴与经脉、脏腑间形成了不可分割的联系。某些腧穴可以在一定程度上反映脏腑、经络的病理状况。临床上，通过观察腧穴部位的形色变化、压痛反应、扪查阳性反应物等，可辅助诊断。《灵枢·九针十二原》载："欲以微针通其经脉，调其血气，营其逆顺出入之会……"说明针刺腧穴后，通过疏通经脉、调和气血，可以实现治疗疾病的目的。

（三）针刺作用

针刺技术属于传统中医疗法的重要内容，古代医家在长期的医疗实践中总结出针刺通过作用于人体的经络、腧穴等部位，通过施用补泻或平补平泻手法等会产生疏通经络、调和阴阳、扶正祛邪的治疗作用。疏通经络是指针刺通过调理经气，使瘀阻的经络通畅而发挥其正常生理功能，是针刺最基本和最直接的治疗作用。调和阴阳是指针刺可使机体从阴阳的失衡状态向平衡状态转化，是针刺治疗最终要达到的根本目的。扶正祛邪是指针刺可扶助正气而祛除病邪。扶正祛邪既是疾病向良性方向转归的基本保证，又是针刺治疗疾病的作用过程。

三、器具与材料

（一）毫针

毫针是针刺临床最常用的一种针具，由针尖、针身、针根、针柄和针尾5个部分构成。毫针多以不锈钢制作而成，因其强度高、韧性好，具有耐高温、防锈、不易被腐蚀等优点，故为临床最常用的材料。毫针的规格，以针体的直径和长度予以区分（表1-1-1，表1-1-2）。毫针规格（号数）越大，针体直径越细；规格（寸）越大，针体长度越长。

表1-1-1 毫针规格（号数）

规格（号数）	直径（mm）
27	0.42
28	0.38
29	0.34
30	0.32
31	0.30
32	0.28
33	0.26
34	0.24
35	0.22
36	0.20

表1-1-2 毫针规格（寸）

规格（寸）	长度（mm）
0.5	13
1	25
1.5	40
2	50
2.5	60
3	75
4	100
5	125

（二）皮内针

皮内针是用不锈钢特制的小针，分为颗粒型（麦粒型）和揿钉型两种。其中颗粒型的针身长约1cm，针柄形似麦粒或呈环形，针身与针柄成一直线；揿钉型（图钉型）的针身长0.2～0.3cm，针柄呈环形，针身与针柄呈垂直状。

（三）皮肤针

皮肤针一般由针头和针柄两部分组成。针头端形似莲蓬状，上缀有数枚不锈钢短针；针柄分为硬柄和软柄两种，一般用树脂材料制成，长15～19cm。根据针头所附针的数目不同，又可称为梅花针（5支针）、七星针（7支针）和罗汉针（18支针）等。

（四）三棱针

三棱针古称"锋针"，是一种"泻热出血"的常用工具。现用的三棱针多由不锈钢材料制成，针长约6cm，针柄稍粗呈圆柱体，针身呈三棱状，尖端三面有刃，针尖锋利。

四、原则与方法

（一）针刺技术操作原则

1. 得气　古称"气至"，近又称"针感"，是指毫针刺入腧穴一定深度后，施以一定的行针手法，使针刺部位获得经气感应。当针刺得气时，患者自觉针刺部位有酸、麻、胀、重等反应，有时出现热、凉、痒、痛、抽搐、蚁行等反应，有时出现沿着一定的方向和部位传导、扩散等现象。医者的刺手则能体会到针下沉紧、涩滞或针体颤动等反应。

得气与否以及得气迟速，是能否获得针刺疗效的关键。临床上一般是得气迅速时，起效较快；得气迟缓时，起效较慢；不得气时，则疗效较差。得气是施行补泻手法的基础和前提。只有在得气的基础上施行补泻手法，才可能取得预期的效果。

影响得气的因素主要包括操作者、患者和环境因素三个方面。腧穴定位不准，针刺角度有误、深浅失度，或手法运用不当等，均可影响得气的产生。患者体质虚弱、病久体虚、正气虚惫，以致经气不足，或因其他病因，感觉迟钝、丧失，则不易得气。气候温暖、天气晴朗，较易得气；气候寒冷、阴雨潮湿，不易得气。

2. 针刺治疗量　针刺治疗量的形成是由针刺技术和腧穴的共同作用所决定。针刺刺激是针刺取得疗效的前提，针刺刺激量与疗效关系密切，是针刺治疗量的主要部分。腧穴是针刺发挥治疗作用的关键。只有针刺腧穴，才能形成充分针刺治疗量，并获得较好的治疗效果。研究针刺治疗量，既要重点探讨针刺刺激量与疗效的关系，也要全面考虑形成针刺治疗量的综合因素。针刺治疗量的形成要素主要有：

（1）针具粗细：针具直径的大小与针刺刺激量相关，不同粗细的针具对不同的病证有不同的治疗效果。古代医家创制"九针"，就已考虑到这一因素。《灵枢·九针十二原》指出："针各有所宜，各不同形，各任其所为。""圆利针者，大如氂，且圆且锐，中身微大，以取暴气。毫针者，尖如蚊虻喙，静以徐往，微以久留之而养，以取痛痹。"一般而言，粗针刺激量大，泻邪作用较强；细针刺激量小，补虚较为适宜。

（2）针刺深浅：针刺深度是针刺临床关注的重要因素，除从安全角度考虑外，亦与疗效相关。临床实践表明，治疗不同病证需要针刺不同的深度。《素问·刺要论》指出："病有浮沉，刺有浅深，各至其理，无过其道。"一般而言，深刺刺激强度大，适用于筋骨深部病证；浅刺刺激强度小，适用于皮脉浅表病证。

（3）手法轻重：针刺手法是提高针刺疗效的重要因素。在实际运用时，针刺手法有补泻之分，也有轻重之分。针刺手法的轻重，主要是针对刺激强度而言。临床实践中，可通过针感的强弱来判断轻、中、重三种强度不同的刺激量。轻者，针下感应柔和；中者，针下感应明显；重者，针下感应强烈。医者往往以捻转、提插针体的频率、幅度和角度，来调节刺激量的大小，以决定手法的轻重。捻转角度及提插幅度小、频率慢、运针时间较短者则刺激量小，为轻手法；反之则刺激量大，为重手法。临床上，轻手法多用于体质较弱或慢性病患者，重手法多用于体质较强或急性病患者。补泻手法与强弱刺激之间既有联系又有区别，一般应在掌握强弱刺激的基础上施以补泻手法。

（4）取穴多少：在处方配穴正确的前提下，取穴越多，针刺刺激就越大，针刺作用量相应越大；反之，取穴越少，针刺刺激就越小，针刺作用量相应越小。一般而言，对慢性疾病、复杂性疾病、全身性疾病等，取穴较多；对急性病证、单纯性病证、局部病证等，取穴较少。临床上，取穴多少依病情和患者耐受程度而定，一般要求取穴少而精。如《针刺大成》强调取穴须得要领，"故不得其要，虽取穴之多，亦无以济人"。

（二）针刺类技术操作要点

1. 施术前的消毒　针刺治疗一定要有严格的无菌观念，切实做好消毒工作，避免发生感染。针刺前的消毒范围包括医者的双手、针刺部位、治疗室等。

（1）针具器械使用和处理：对于单针包装，使用时从针具包装的针尾端开启，露出根和部分针柄，用消毒过刺手的拇、示指持捏针柄，取出针具，直接使用；对多针包装，使用时从尾端撕开包装，用消毒过刺手的拇、示指持捏针柄，逐一取出使用，若一次使用不完，剩余的针具开包 4 小时内有效，超过 4 小时应重新灭菌后使用。应注意在包装盒上注明的保质期内使用。用过的针具不能随便丢弃，应放在专用的利器盒内，由回收部门处理。

（2）操作者双手消毒：在针刺施术前，操作者应先用肥皂水将手洗净，待干后再用 75% 乙醇棉球擦拭，方可持针操作。持针施术时，操作者应尽量避免手指直接接触针身，如某些手法需要触及针身时，应以无菌干棉球作隔物，以确保针身无菌。

（3）针刺部位消毒：用 75% 乙醇棉球擦拭需要针刺的部位皮肤，或用 0.5% 碘伏擦拭。擦拭时应由内向外消毒，消毒范围直径 > 5cm。

2. 刺灸法的宜忌

（1）施术部位的宜忌：刺灸施术时，应避开人体要害和特殊部位，以免发生不良后果。

① 避开重要脏器：对胸、胁、腰、背、骨盆等部位的腧穴，一般不宜直刺、深刺，以免伤及脏腑，肝、脾大者，肺气肿患者尤应注意。针刺小腹部穴位前，应先令患者排尿；针刺尿潴留患者小腹部腧穴时，应掌握适当的针刺方向、角度、深度等，以免误伤膀胱等器官。

② 避开重要器官组织：眼区穴位，针刺不宜大幅度提插、捻转；项部深层为延髓，脊柱的深层为脊髓，均不可深刺。如《素问·刺禁论》指出："刺头中脑户，入脑立死。"

③ 避开某些特殊部位：大血管附近的腧穴，如人迎、委中、箕门、气冲、曲泽、经渠、冲阳等，应避开血管针刺；乳中、脐中一般不刺；小儿囟门部位、头缝尚未骨化部位禁针；皮肤有感染、溃疡、创伤、瘢痕或肿瘤的部位，不宜针刺。

（2）患者状态的宜忌：患者体质和机能状态不同，针刺时应区别对待。

① 体质状态：应根据患者的体质状态，确定针刺治疗量。一般来讲，凡是初病、体质强壮者，针刺治疗量宜大；久病、体质虚弱者和老年人、儿童，针刺治疗量宜小，宜选用卧位。

② 机能状态：治疗前，还应注意患者的机能状态。对于大醉、大怒、饥饿、疲劳、精神过度紧张的患者，不宜立即针刺。对于首次接受针刺治疗的患者，操作者应在针刺前做好解释工作，以帮助患者克服恐惧心理，避免针刺异常情况的发生。妇女行经时，若非为了调经，亦慎用针刺。孕妇尤其有习惯性流产史者，应慎用针刺治疗，具有通经活血功能的腧穴，应禁行针刺。

（3）病情性质的宜忌：患者病情程度与疾病性质不同，宜采用不同的针刺方法。

① 病情程度：气血严重亏虚者（如大出血、大吐、大泄、大汗的患者，不宜针刺；形体极度消瘦者（如癌症、慢性肝炎晚期等患者），不宜针刺；传染性强的疾病和凝血机制障碍患者，慎用针刺治疗。

② 疾病性质：一般表证宜浅刺，表寒者应久留针，表热者应疾出针；里证宜深刺，虚证宜用补法，实证宜用泻法，寒证宜深刺，久留针；热证宜浅刺，疾出针，或刺络出血。

五、研究现状分析

针刺技术是中医学宝库中一颗璀璨明珠，数千年来为中华民族的繁衍昌盛做出了不可磨灭的贡献。近年来，针刺技术的发展取得了举世瞩目的成绩，尤其是改革开放以后，针刺学在中医现代化和国际化发展中已成为发展最快的学科，展示出广阔的发展前景。

近年来，针刺临床领域不断拓展，针刺治疗病种日益扩大。特别是进入21世纪以来，针刺临床研究在治疗一般痛证的基础上，逐渐扩展到针刺治疗冠心病、心绞痛、胆石症、胆绞痛等多种内外妇儿疾病，且取得较好疗效。值得提及的是，针刺治疗神经系统疾病如脑血管意外、脊髓损伤等，以及免疫系统病症诸如类风湿关节炎等的临床研究系统而深入，对亚健康状态的调整以及疾病过程中针刺作为替代医学的重要组成部分的临床系统研究也已逐步形成。目前，我国已形成一个结构比较健全、布局比较合理、设备比较配套、技术队伍素质较好的针刺临床网络。虽然针刺临床领域在不断扩展，临证病种在逐步扩大，但针刺临床疗效仍有待提高，针刺临床的特色和优势还没有很好地发挥，针刺基础研究滞后于临床理论研究，没有取得突破性的成果，从而制约了针刺学科的发展和针刺临床疗效的提高。针刺标准化、规范化、信息化建设有待加强。针刺技术的规范化研究，尤其是在经穴主治规律、针刺操作方法、针刺刺激量、针刺疗效评定标准、针刺技术评判标准等方面的标准化、规范化、信息化建设有待加强。

第二节　耳针技术

一、概念

耳针技术是使用毫针等针具或丸状物在耳郭相应穴位实施刺激以诊治疾病的一类技术操作。耳针技术治疗范围较广，操作方法简单易行，临床常用于疾病的诊断、治疗和预防。耳穴表面解剖结构见图 1-2-1，耳穴图见图 1-2-2。

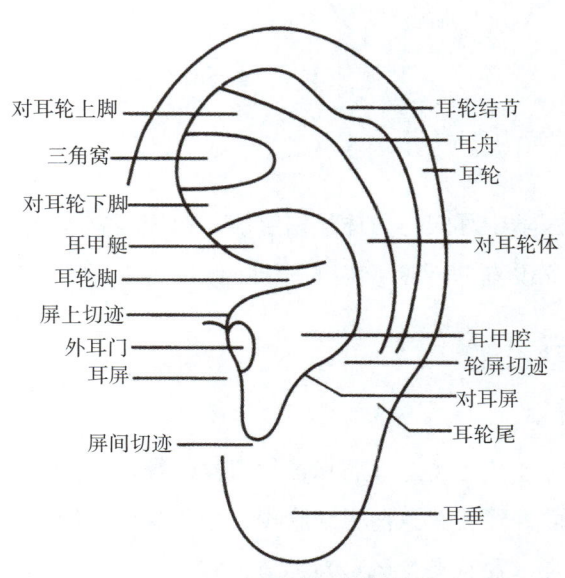

图 1-2-1　耳穴表面解剖结构

耳针技术内容广泛，因操作工具和方法不同，技术名称不同，包括针具刺激技术和丸状物刺激技术。常用的针具刺激技术如耳穴毫针技术、耳穴埋针技术、耳穴刺血技术、耳穴注射技术、耳穴电针技术、耳穴激光针技术、耳穴割治技术；常用的丸状物刺激技术如耳穴压丸技术、耳穴磁疗技术等。

本节重点介绍临床常用的耳穴毫针技术和耳穴压丸技术。

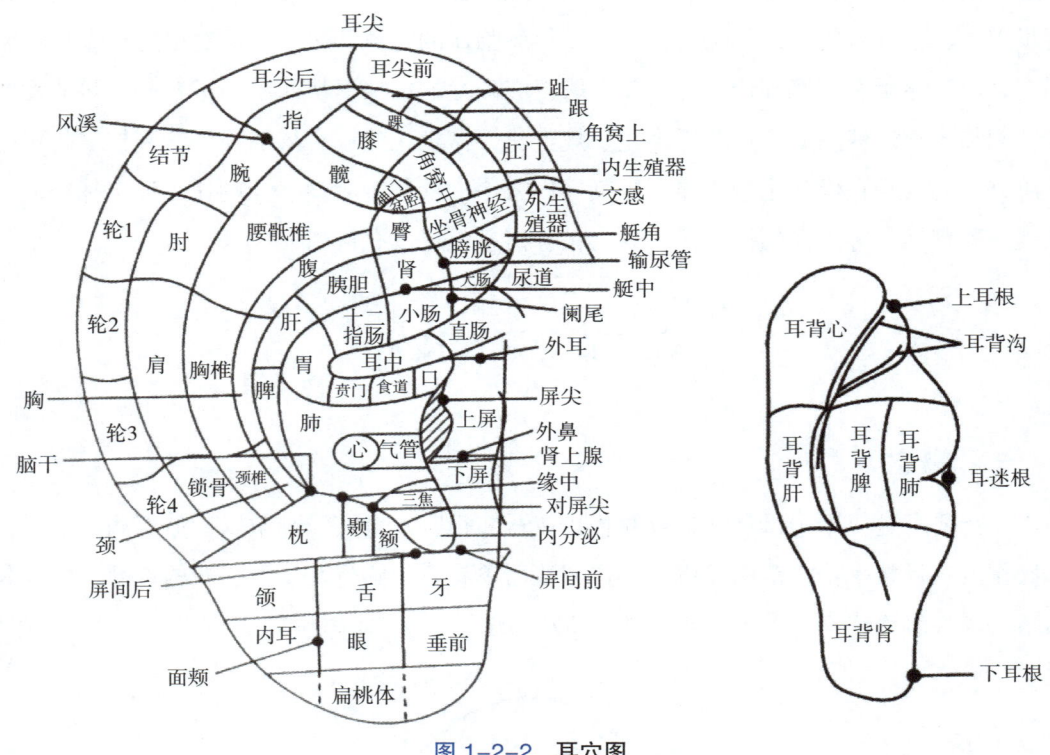

图 1-2-2　耳穴图

二、目的

耳针技术依据中医学中耳穴与人体经络脏腑、组织器官、躯干四肢存在着一定联系的理论，以及望、触耳郭以辅助诊断疾病的原理，通过刺激耳部穴位来诊断与防、治疾病。

三、适应证与禁忌证

（一）适应证

1. 疼痛性疾病　神经性疼痛、头痛和各种扭挫伤等。

2. 炎症性疾病　面神经炎、急性眼结膜炎、中耳炎、腮腺炎、气管炎、牙周炎、咽喉炎、扁桃体炎、肠炎、盆腔炎、风湿性关节炎等。

3. 功能紊乱性疾病　高血压、眩晕症、心律不齐、多汗症、胃肠神经症、神经衰弱、月经不调、遗尿、癔症等。

4. 变态反应性疾病　过敏性鼻炎、哮喘、过敏性结肠炎、荨麻疹等。

5. **内分泌代谢性疾病** 甲状腺功能亢进或低下、绝经前后诸症等。

6. **传染性疾病** 细菌性痢疾、疟疾、青年扁平疣等。

7. **其他** 还可用于针刺麻醉、催产、催乳、预防感冒、晕车、晕船、减肥、美容等。

（二）禁忌证

1. 耳部有湿疹、溃疡、冻疮、外伤、中耳炎时不宜使用。
2. 有习惯性流产史的孕妇禁用，妊娠期间慎用。
3. 凝血机能障碍患者禁用。
4. 严重器质性疾病及伴重度贫血者不宜使用。

四、操作流程

耳穴毫针技术操作流程见图 1-2-3，视频 1-1；耳穴压丸技术操作流程见图 1-2-4。

视频 1-1　耳穴毫针技术

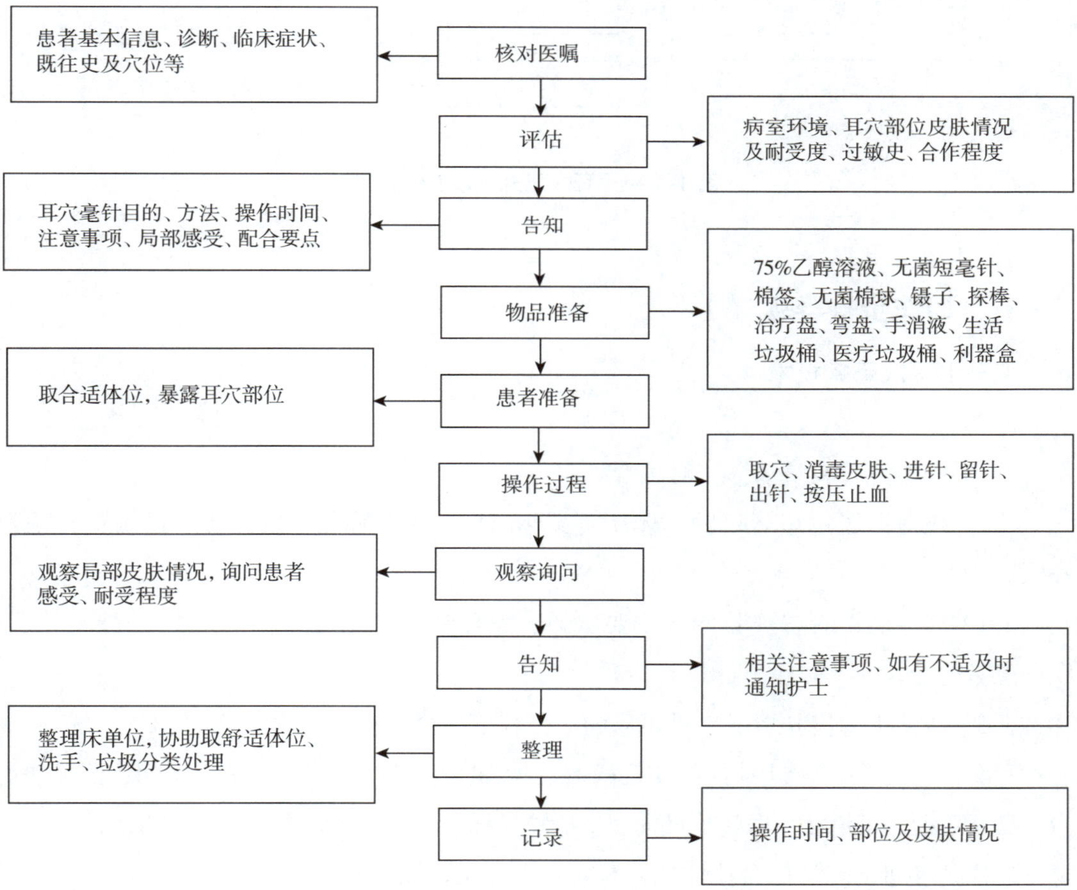

图 1-2-3　耳穴毫针技术操作流程

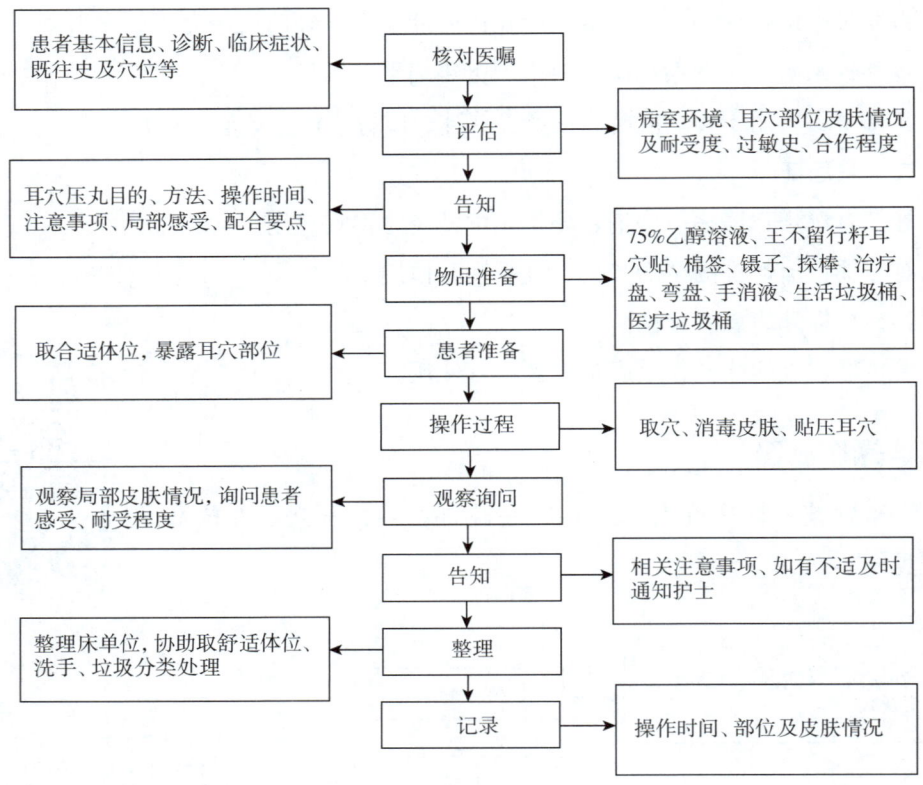

图 1-2-4　耳穴压丸技术操作流程

五、操作步骤要领

（一）耳穴毫针技术

1. 评估

（1）操作者着装整洁，核对医嘱。

（2）核对并了解患者年龄、体质、文化层次、主要症状、既往史、过敏史、是否妊娠。

（3）向患者解释操作目的、主要步骤、配合要点以及相关事项，做好解释工作，取得患者配合。

（4）评估患者皮肤情况、对疼痛的耐受程度、合作程度。

2. 准备　洗手、备齐用物（75%乙醇溶液、无菌短毫针、棉签、无菌棉球、镊子、探棒、治疗盘、弯盘、手消液、医疗垃圾桶、生活垃圾桶、利器盒），携至床旁，再次核对。

3. 体位　协助患者取合适体位，暴露耳穴部位，注意保暖。

4. 定穴和消毒　根据医嘱选穴，用探棒寻找阳性反应点，用75%乙醇溶液在施术部位常规消毒。

5.进针、固定针柄和留针

（1）进针时，一手固定耳郭，另一手拇、示、中指持针刺入耳穴。刺入深度0.1～0.3mm，以不刺透对侧皮肤为度。

（2）留针时间一般为15～30分钟。慢性病、疼痛性疾病时间可适当延长。

（3）出针时，一手固定耳郭，另一手拔针，再用棉签或无菌棉球按压针孔，防止出血。

6.观察　随时询问患者有无不适，观察患者局部皮肤情况。

7.结束　治疗完毕，协助患者整理衣着，安排舒适体位，整理床单位，健康宣教。清理用物，洗手，记录签名。

（二）耳穴压丸技术

1.评估

（1）操作者着装整洁，核对医嘱。

（2）核对并了解患者年龄、体质、文化层次、主要症状、既往史、过敏史、是否妊娠。

（3）向患者解释操作目的、主要步骤、配合要点以及相关事项，做好解释工作，取得患者配合。

（4）评估患者皮肤情况、对疼痛的耐受程度、合作程度。

2.准备　洗手，备齐用物（75%乙醇溶液、王不留行籽耳穴贴、棉签、镊子、探棒、治疗盘、弯盘、手消液、医疗垃圾桶、生活垃圾桶），携至床旁，再次核对。

3.体位　协助患者取合适体位，暴露耳穴部位，注意保暖。

4.定穴和消毒　根据医嘱选穴，用探棒寻找阳性反应点，用75%乙醇溶液在施术部位常规消毒。

5.贴压耳穴　一手固定耳穴，另一手将王不留行籽耳穴贴贴敷于穴位上，并适度按压，使耳郭有发热、胀痛感。

6.观察　随时询问患者有无不适，观察患者局部皮肤情况。

7.结束　治疗完毕，协助患者整理衣着，安排舒适体位，整理床单位，健康宣教。清理用物，洗手，记录签名。

六、注意事项

1.严格无菌操作，防止感染。

2.耳穴压丸冬季保留5～7天，夏季建议每3天更换一次，避免胶布潮湿或者皮肤感染。

3. 耳穴压丸每穴每次按 20～30 下，每天 3～5 次。按压不可猛然作力，应循序渐进加力。切勿搓揉，以免皮肤破损造成耳穴感染。

4. 注意耳部防水，避免耳豆脱落，如贴耳穴部位出现发热、发痒、疼痛等，可能是胶布过敏，需要将耳豆取下后对症处理。

5. 刺激强度依病情而定，儿童、年老体弱、神经衰弱者宜轻刺激，急性疼痛性疾病宜采用强刺激法。

6. 耳穴毫针治疗时，紧张、疲劳、虚弱患者宜卧位针刺以防晕针。

七、常见不良反应与处理

（一）感染

治疗时要严格消毒，避免感染，如耳郭皮肤出现皮肤破损，应及时去除胶布；局部肿胀或表皮溃烂者可外涂消毒液；已感染者及时对症处理。

（二）胶布过敏

胶布过敏表现为被贴耳穴部位红肿、发痒，少数患者在治疗几次后出现。对胶布过敏的患者，可缩短压豆时间或取下耳豆并加压肾上腺、风溪穴，按压时切勿揉搓，以免揉破皮肤造成皮肤感染。

（三）疼痛

初期耳穴治疗，部分患者耳周会有轻微疼痛，待适应后症状会消失，无须处理。当耳朵过度疼痛，影响睡眠或导致头痛时，应取下耳豆。

（四）晕针

晕针是指针刺过程中患者突然出现精神倦怠、头晕目眩、面色苍白、恶心欲吐、多汗、心慌、四肢发冷、血压下降等现象，重者神志不清，唇甲青紫，二便失禁，脉微细欲绝，甚者昏厥。耳针技术也可能发生晕针，如出现晕针，应立即停止针刺。使患者仰卧，头部放低，松解衣带，注意保暖，饮温开水或糖水。经以上处理，轻者即可恢复，重者应配合医生采取相应急救措施。

八、操作评分标准

耳穴毫针技术操作考核评分标准见表 1-2-1，耳穴压丸技术操作考核评分见表 1-2-2。

表 1-2-1　耳穴毫针技术操作考核评分标准

项目	分值	技术操作要求	评分等级 A	B	C	D	评分说明
仪表	2	仪表端庄、戴表	2	1	0	—	一项未完成扣1分
核对	2	核对医嘱	2	1	0	—	未核对扣2分；内容不全面扣1分
评估	5	年龄、体质、文化层次、主要症状、既往史、过敏史、是否妊娠	4	3	2	1	一项未评估扣1分
		对疼痛的耐受程度、耳部皮肤情况	1	0	—	—	一项未评估扣1分
告知	3	耳穴毫针的作用、简单的操作方法及局部感觉，取得患者合作	3	2	1	0	一项未告知扣1分
用物准备	6	洗手，戴口罩	2	1	0	—	未洗手扣1分；未戴口罩扣1分
		备齐并检查用物：治疗盘、无菌短毫针、75%乙醇溶液、棉签或无菌棉球、探棒、镊子、弯盘、手消液，必要时可备耳穴模型	4	3	2	1	少备一项扣1分；未检查一项扣1分，最高扣4分
环境与患者准备	10	病室整洁、光线明亮	3	2	1	0	未进行环境准备扣3分；环境准备不全每项扣1分
		协助患者取舒适体位	3	1	0	—	未体位摆放扣3分；不舒适扣2分
		充分暴露治疗部位、注意保暖	4	2	0	—	未充分暴露治疗部位扣4分；未注意保暖扣2分
操作过程	50	核对医嘱	2	1	0	—	未核对扣2分；内容不全面扣1分
		手持探棒由上而下寻找耳穴的敏感点，同时询问患者有无酸、麻、胀、痛的"得气"感觉	8	4	0	—	未探穴扣4分；未询问患者感觉扣4分
		75%乙醇溶液自上而下、由内到外、从前到后消毒耳部皮肤，待干	6	3	0	—	未消毒扣6分；消毒顺序有误扣3分
		一手固定耳郭，另一手拇、示、中指持针刺入耳穴。刺入深度0.1～0.3mm	10	8	6	4	固定耳郭手法有误扣2分；持针手法有误扣4分；刺入深度不准确扣4分
		留针时间一般为15～30分钟	6	4	2	0	留针时间超过30分扣2分；留针时间不足15分钟扣4分
		出针时，一手固定耳郭，另一手拔针，再用棉签或无菌棉球按压针孔，防止出血	6	4	2	0	出针手法有误扣4分；未按压止血扣2分
		观察患者局部皮肤，询问患者有无不适	4	2	0	—	未观察扣2分；未询问扣2分

续表

项目	分值	技术操作要求	评分等级 A	B	C	D	评分说明
		告知患者在耳针留置期间，避免沾水，如有不适，立即通知操作者	2	1	0	–	未告知扣2分；告知不全扣1分
		协助患者取舒适体位，整理床单位	4	2	0	–	未安置患者扣2分；未整理床单位扣2分
		洗手，再次核对	2	1	0	–	未洗手扣1分；未核对扣1分
		用物按《医疗机构消毒技术规范》处理	2	1	0	–	处置方法不正确扣1分/项，最高扣2分
		洗手	2	1	0	–	未洗手扣2分，洗手步骤有误扣1分
		记录	2	1	0	–	未记录扣2分；记录不完扣1分
评价	6	流程合理、技术熟练、局部皮肤无损伤、询问患者感受	6	4	2	0	一项不合格扣2分，最高扣6分
理论提问	10	耳穴毫针的禁忌证	5	3	1	0	回答不全面扣2分/题；未答出扣5分/题
		耳穴毫针的注意事项	5	3	1	0	
得分							

表1-2-2　耳穴压丸技术操作考核评分标准

项目	分值	技术操作要求	评分等级 A	B	C	D	评分说明
仪表	2	仪表端庄、戴表	2	1	0	–	一项未完成扣1分
核对	2	核对医嘱	2	1	0	–	未核对扣2分；内容不全面扣1分
评估	5	年龄、体质、文化层次、主要症状、既往史、过敏史、是否妊娠	4	3	2	1	一项未评估扣1分
		对疼痛的耐受程度、耳部皮肤情况	1	0	–	–	一项未评估扣1分
告知	3	耳穴压丸的作用、简单的操作方法及局部感觉，取得患者合作	3	2	1	0	一项未告知扣1分
用物准备	6	洗手，戴口罩	2	1	0	–	未洗手扣1分；未戴口罩扣1分
		备齐并检查用物：治疗盘、耳穴贴、75%乙醇溶液、棉签、探棒、镊子、弯盘、手消液，必要时可备耳穴模型	4	3	2	1	少备一项扣1分；未检查一项扣1分，最高扣4分

14

续表

项目	分值	技术操作要求	评分等级 A	B	C	D	评分说明
环境与患者准备	10	病室整洁、光线明亮	3	2	1	0	未进行环境准备扣3分；环境准备不全扣1分
		协助患者取舒适体位	3	2	1	0	未进行体位摆放扣3分；体位不舒适扣1分
		充分暴露治疗部位、注意保暖	4	2	0	—	未充分暴露治疗部位扣4分；未注意保暖扣2分
操作过程	50	核对医嘱	2	1	0	—	未核对扣2分；内容不全面扣1分
		手持探棒由上而下寻找耳穴的敏感点，同时询问患者有无酸、麻、胀、痛的"得气"感觉	8	4	0	—	未探穴扣4分；未询问患者感觉扣4分
		75%乙醇溶液自上而下、由内到外、从前到后消毒耳部皮肤，待干	6	3	0	—	未消毒扣6分；消毒顺序有误扣3分
		用镊子夹住耳穴贴，贴敷于选好的穴位上	10	6	4	0	取穴不准确扣6分；耳穴贴压不牢固扣4分
		按压力度适宜，询问患者感受	6	4	2	0	按压力度不适宜扣4分；未询问扣2分
		观察患者局部皮肤，询问患者有无不适	5	3	1	—	未观察局部皮肤扣2分；未询问患者有无不适扣2分
		告知患者在耳穴压丸期间，每日自行按压3～5次，每次每穴20～30下，耳穴贴脱落后通知操作者	6	4	2	—	未告知扣6分；告知不全每项扣2分
		协助患者取舒适体位，整理床单位	4	2	0	—	未安置患者扣2分；未整理床单位扣2分
		洗手，再次核对	3	2	1	0	未洗手扣1分；未核对扣2分
操作后	6	用物按《医疗机构消毒技术规范》处理	2	1	0	—	处置方法不正确扣1分/项，最高扣2分
		洗手	2	1	0	—	未洗手扣2分，洗手步骤有误扣1分
		记录	2	1	0	—	未记录扣2分；记录不完全扣1分
评价	6	流程合理、技术熟练、局部皮肤无损伤、询问患者感受	6	4	2	0	一项不合格扣2分，最高扣6分

续表

项目	分值	技术操作要求	评分等级 A	B	C	D	评分说明
理论提问	10	耳穴压丸的禁忌证	5	3	1	0	回答不全面扣2分/题；未答出扣5分/题
		耳穴压丸的注意事项	5	3	1	0	
得分							

第三节 皮内针技术

一、概念

皮内针技术是将特制的小型针具埋入或留置于皮下，利用其持续刺激作用以治疗疾病的技术。

皮内针针具由不锈钢丝制作而成，分为两种形状：颗粒型皮内针和揿针型皮内针。颗粒型皮内针长1cm，针柄形似麦粒，针身与针柄呈一条直线。揿针型皮内针长0.2～0.3cm，针身与针柄成垂直状（图1-3-1）。

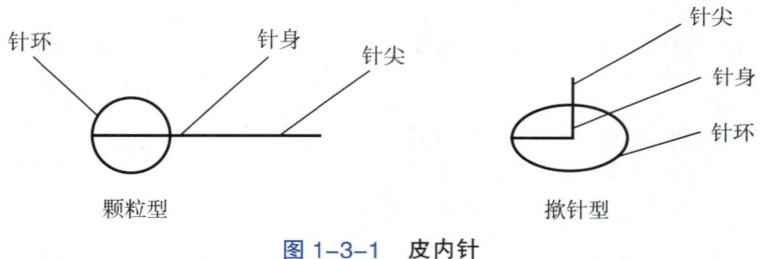

图1-3-1　皮内针

二、目的

本技术源于古代"静以久留"（《素问·离合真邪论》）的方法，针刺入皮肤内以后，固定留置一定时间，给腧穴以长时间的刺激，可调整经络脏腑功能，达到防治疾病的目的。

三、适应证与禁忌证

（一）适应证

1. 疼痛性疾病　三叉神经痛、牙痛、头痛、胃痛、胆绞痛、关节炎、痛经等。
2. 慢性顽固性疾病　神经衰弱、失眠、高血压、面肌痉挛、咳嗽、遗尿、月经不调等。

（二）禁忌证

1. 关节、肌腱、体表大血管部位禁止埋针。
2. 对金属过敏者禁止埋针。
3. 皮肤有创伤、发红感染、溃疡、瘢痕处，该局部禁止埋针。
4. 皮肤过敏者、出血性疾病禁用。
5. 孕妇腰骶部、小腹部和肿瘤患者局部禁用。

四、操作流程

皮内针技术操作流程见图 1-3-2。

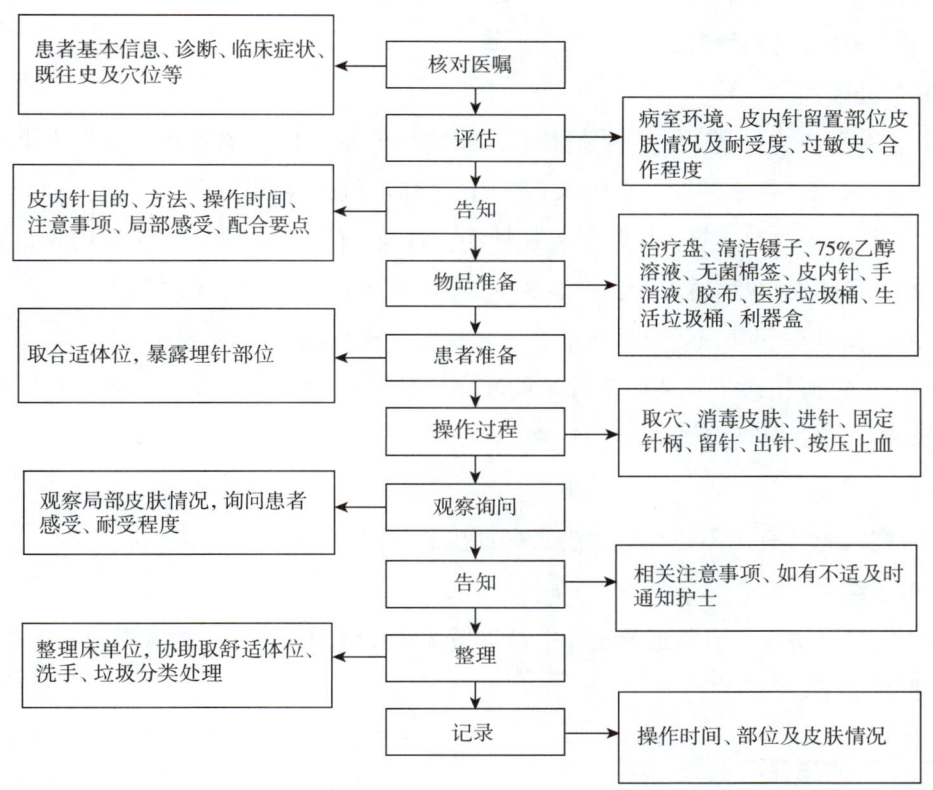

图 1-3-2 皮内针技术操作流程

五、操作步骤要领

（一）评估

1. 操作者着装整洁，核对医嘱。
2. 核对并了解患者年龄、体质、文化层次、主要症状、既往史、过敏史、是否妊娠。

3. 向患者解释操作目的、主要步骤、配合要点以及相关事项，做好解释工作，取得患者配合。

4. 评估患者皮肤情况、对疼痛的耐受程度、合作程度。

（二）准备

洗手，备齐用物（75%乙醇溶液、无菌棉签、皮内针、清洁镊子、手消液、治疗盘、胶布、医疗垃圾桶、生活垃圾桶、利器盒），携至床旁，再次核对。

（三）体位

协助患者取合适体位，暴露治疗部位，注意保暖。

（四）定穴和消毒

根据医嘱选穴，用75%乙醇溶液在施术部位常规消毒。

（五）进针、留针和出针

（1）进针：

① 颗粒型皮内针进针：左手拇指、示指将腧穴皮肤向两侧撑开，右手用镊子夹住针柄，对准穴位，将全部针身平刺入真皮内，然后用胶布固定针柄。

② 揿针型皮内针进针：用镊子夹住针柄，对准穴位，垂直刺入，然后用胶布固定。

（2）留针时间视病情而定。一般3～5天，最长可达1周。夏季以1～3天为宜，避免感染。留针期间嘱患者每日按压3～4次，每次按压1～2分钟。

（3）出针时用镊子夹住固定针柄的胶布，连同皮内针一同取出。起针后局部皮肤消毒，如有出血，用无菌棉签按压片刻。

（六）观察

随时询问患者有无不适，观察患者局部皮肤情况。

（七）结束

治疗完毕，协助患者整理衣着，安排舒适体位，整理床单位，健康宣教。清理用物，洗手，记录签名。

六、注意事项

1. 严格无菌操作，避免感染。

2. 埋针期间，嘱患者每日按压3～4次，每次1～2分钟。留针处避免沾水，夏季出汗较多时应缩短埋针时间，避免感染。

3. 埋针后，如患者感觉局部红肿热痛、瘙痒、有碍肢体运动，应将皮内针取出，重新选穴埋针。

4. 埋针处若经雨淋、涉水，需要及时清洁、干燥并进行局部消毒。

5. 需要根据医嘱按时复诊，进行皮内针取出及更换，不能擅自延长留置时间。

6. 埋针部位出现感染，应立即取出，及时就诊。

七、常见不良反应与处理

（一）金属或胶布过敏

皮内针由不锈钢制成，少数患者可能存在胶布及金属过敏，出现局部瘙痒、红肿，应及时去除皮内针，局部涂抹 0.5% 碘伏。

（二）感染

埋针时间过长或埋针处污染造成局部感染，应立即将针取出，局部用 0.5% 碘伏或 75% 乙醇溶液消毒。

（三）胶布脱落

若出现胶布脱落，局部用 0.5% 碘伏或 75% 乙醇溶液消毒，待干燥后重新贴敷。

（四）皮内针脱出

若埋针脱出，用无菌干棉签轻轻按压针孔，局部消毒，并将脱出针具妥善处理。

八、操作评分标准

皮内针技术操作考核评分标准见表 1-3-1。

表 1-3-1 皮内针技术操作考核评分标准

项目	分值	技术操作要求	评分等级 A	B	C	D	评分说明
仪表	2	仪表端庄、戴表	2	1	0	-	一项未完成扣 1 分
核对	2	核对医嘱	2	1	0	-	未核对扣 2 分；内容不全面扣 1 分
评估	5	年龄、体质、文化层次、主要症状、既往史、过敏史、是否妊娠	4	3	2	1	一项未完成扣 1 分
		对疼痛的耐受程度、施术处皮肤情况	1	0	-	-	一项未完成扣 1 分
告知	3	皮内针的作用、操作方法及局部感觉，取得患者合作	3	2	1	0	一项未完成扣 1 分
用物准备	6	洗手，戴口罩	2	1	0	-	未洗手扣 1 分；未戴口罩扣 1 分
		备齐并检查用物：治疗盘、胶布、75% 乙醇溶液、无菌棉签、皮内针、清洁镊子、手消液、医疗垃圾桶、生活垃圾桶、利器盒	4	3	2	0	少备一项扣 1 分；未检查一项扣 1 分，最高扣 4 分

续表

项目	分值	技术操作要求	评分等级 A	评分等级 B	评分等级 C	评分等级 D	评分说明
环境与患者准备	10	病室整洁、光线明亮	3	1	0	-	未进行环境准备扣3分；环境准备不全扣2分
		协助患者取舒适体位	3	1	0	-	未进行体位摆放扣3分；体位不舒适扣2分
		充分暴露治疗部位、注意保暖	4	2	0	-	未充分暴露治疗部位扣4分；未注意保暖扣2分
操作过程	50	核对医嘱	2	1	0	-	未核对扣2分；内容不全面扣1分
		根据医嘱选穴，同时询问患者感受	8	4	0	-	选穴不准确扣4分；未询问患者感觉扣4分
		用75%乙醇溶液以取穴为中心由内向外消毒，消毒范围直径>5cm	6	3	0	-	未消毒扣6分；消毒顺序有误扣3分
		颗粒型皮内针进针：左手拇指、示指将腧穴皮肤向两侧撑开，右手用镊子夹住针柄，对准穴位，将全部针身平刺入真皮内，然后用胶布固定针柄	8	4	0	-	进针手法有误扣8分；固定不牢固扣4分；刺入角度不准确扣4分
		揿针型皮内针进针：用镊子夹住针柄，对准穴位，垂直刺入，然后用胶布固定	3	2	1	0	进针手法有误扣3分；固定不牢固扣2分；刺入角度不准确扣1分
		留针时间3～5天，视病情而定	6	4	2	0	留针时间超过5天扣2分；留针时间不足3天扣4分
		用镊子夹住固定针柄的胶布，连同皮内针一同取出。出针后局部皮肤消毒，如有出血，用无菌棉签按压片刻	5	3	2	0	出针手法有误扣5分；未进行皮肤消毒扣3分；未按压针刺点扣2分
		操作力度适宜，观察患者局部皮肤，询问患者有无不适	4	2	0	-	未观察扣2分；未询问扣2分
		告知患者埋针3～5天，每日按压3～4次，每次1～2分钟。期间避免沾水，胶布或皮内针脱落及时通知操作者	4	3	2	0	未告知扣4分；告知不全每项扣1分
		协助患者取舒适体位，整理床单位	4	2	0	-	未安置患者扣2分；未整理床单位扣2分

续表

项目	分值	技术操作要求	评分等级 A	评分等级 B	评分等级 C	评分等级 D	评分说明
操作后	6	用物按《医疗机构消毒技术规范》处理	2	1	0	—	处置方法不正确扣1分/项，最高扣2分
		洗手，再次核对	2	1	0	—	未洗手扣1分；未核对扣1分
		记录	2	1	0	—	未记录扣2分；记录不完全扣1分
评价	6	流程合理、技术熟练、局部皮肤无损伤、询问患者感受	6	4	2	0	一项不合格扣2分，最高扣6分
理论提问	10	皮内针的禁忌证	5	3	1	0	回答不全面扣2分/题；未答出扣5分/题
		皮内针的注意事项	5	3	1	0	
得分							

第四节　腕踝针技术

一、概念

腕踝针技术是从手腕部和足踝部取相应的进针点，用毫针进行皮下针刺来治疗疾病的一种针刺治疗技术。

本技术是把病症表现的部位归纳在身体两侧的6个纵区（图1-4-1），胸腹侧划为1、2、3区，腰背侧划为4、5、6区。以横膈为界，将人体分为上下两部分。在两侧的手腕部和足踝部各定6对进针点。腕部的6对进针点分别记作上1、上2、上3、上4、上5、上6；踝部的6对进针点分别记作下1、下2、下3、下4、下5、下6。

腕踝针法定位（图1-4-2）：上1在小指侧的尺骨缘与尺侧腕屈肌肌腱之间；上2在腕掌侧面中央，掌长肌肌腱与桡侧腕屈肌肌腱之间，相当于内关处；上3在桡动脉与桡骨缘之间；上4在拇指侧的桡骨内外缘之间；上5在腕背中央，即外关穴处；上6在距小指侧尺骨缘1cm处。下1在靠跟腱内缘；下2在内侧面中央，靠胫骨后缘；下3在胫骨前嵴向内1cm处；下4在胫骨前嵴与腓骨前缘的中点；下5在外侧面中央，靠腓骨后缘；下6在靠跟腱外缘。

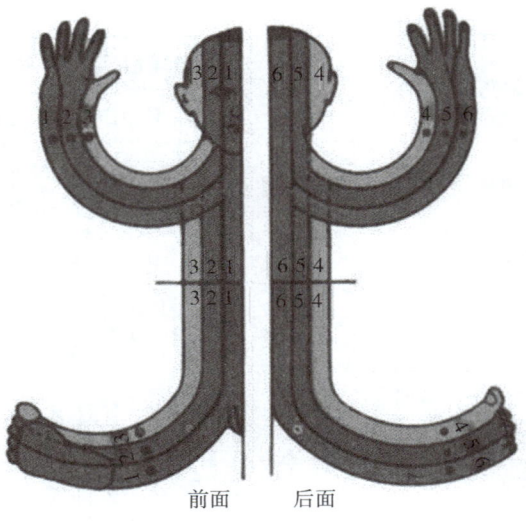

前面　后面

图 1-4-1　腕踝针图示

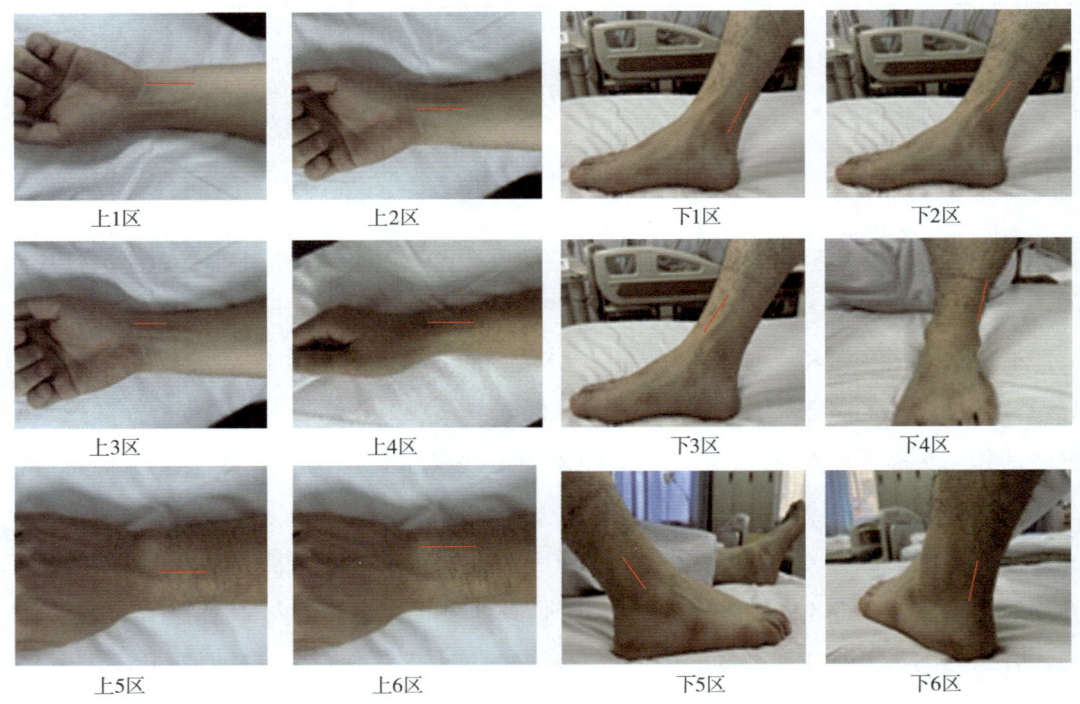

图 1-4-2　腕踝针进针点位置

二、目的

腕踝针的主要理论基础是中医经络理论中的"标本、根结"理论。该理论认为，四肢其部位在下，是经气始生始发之处，是十二经脉之本。针刺这些部位的腧穴，易于激发经气，可调节脏腑经络功能，起到扶正祛邪的治疗目的。

三、适应证与禁忌证

（一）适应证

1. 上1　前额痛、近视、鼻炎、牙痛、咽喉肿痛、心悸、糖尿病、高血压、失眠、更年期综合征等。

2. 上2　目赤肿痛、副鼻窦炎、颈痛、胸痛、乳腺增生、回乳、心律不齐、腕关节扭挫伤等。

3. 上3　偏头痛、急性腮腺炎、耳鸣、中耳炎、腋臭、肩关节疼痛、桡骨茎突炎等。

4. 上4　耳后痛、胸锁乳突肌炎、侧胸痛、腋窝多汗症、腕关节疼痛等。

5. 上5　后头痛、颈椎病、落枕、眩晕、腕关节肿痛、手背疼痛、中指和无名指疼痛等。

6. 上6　颈项疼痛、胸背痛、小指麻木等。

7. 下1　胃痛、恶心呕吐、痛经、盆腔炎、遗尿、遗精、睾丸肿胀、膝关节疼痛、足跟疼痛等。

8. 下2　腹痛、胸胁胀满、腹泻、便秘、内踝扭挫伤等。

9. 下3　胁痛、髋关节屈伸不利、膝关节炎等。

10. 下4　侧腰痛、股外侧皮神经炎、坐骨神经痛、踝关节扭挫伤等。

11. 下5　肾绞痛、臀上皮神经炎、股外侧皮神经炎、膝关节屈伸不利或疼痛、外踝扭挫伤等。

12. 下6　急性腰扭伤、痔疮、尾骨疼痛、肛门周围湿疹。

（二）禁忌证

1. 月经期、妊娠3个月内。
2. 进针部位有瘢痕、伤口、溃疡及肿物者。

四、操作流程

腕踝针技术操作流程见图1-4-3、视频1-2。

五、操作步骤要领

（一）评估

1. 操作者着装整洁，核对医嘱。
2. 核对并了解患者年龄、体质、文化层次、主要症状、既往史、过敏史、是否妊娠、是否在经期。

视频1-2　腕踝针技术

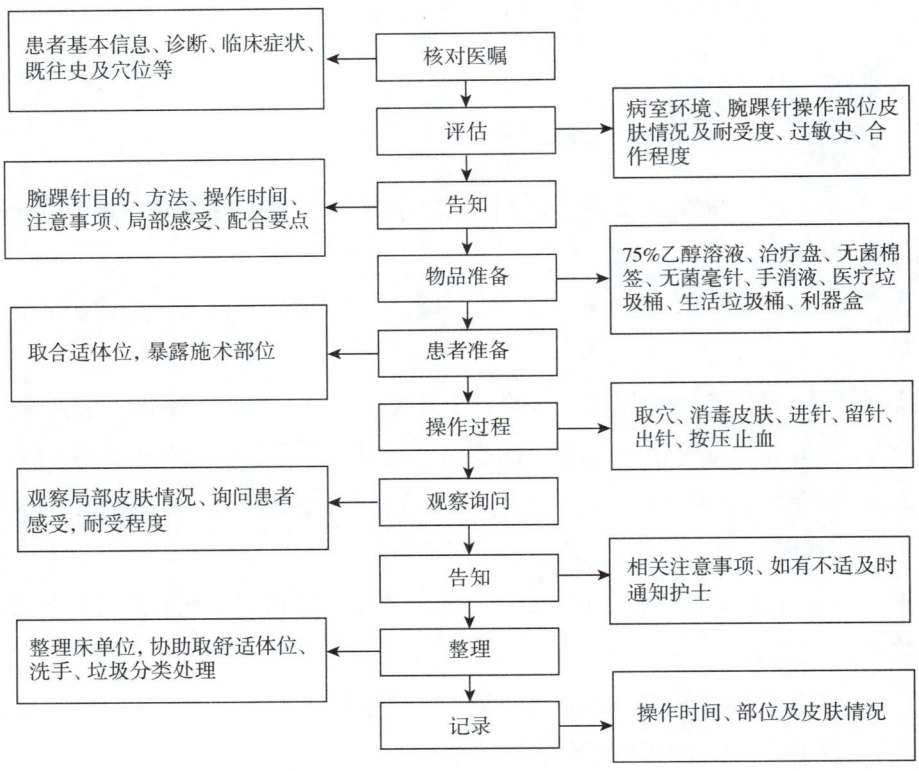

图 1-4-3　腕踝针技术操作流程

3.向患者解释操作目的、主要步骤、配合要点以及相关事项，做好解释工作，取得患者配合。

4.评估患者皮肤情况、对疼痛的耐受程度、合作程度。

（二）准备

洗手，备齐用物（治疗盘、手消液、75%乙醇溶液、无菌棉签、无菌毫针、医疗垃圾桶、生活垃圾桶、利器盒），携至床旁，再次核对。

（三）体位

协助患者取合适体位，暴露腧穴部位，注意保暖。

（四）定穴和消毒

根据医嘱选穴，用75%乙醇溶液在施术部位常规消毒。

（五）进针、留针和出针

（1）进针时，左手固定在针刺点下部并拉紧皮肤，右手拇指在下，示指、中指在上捏住针柄，针与皮肤呈15°～30°角，快速刺入皮下后将针平放，使针身呈水平位沿真皮下进入1.2～1.4寸（图1-4-4）。

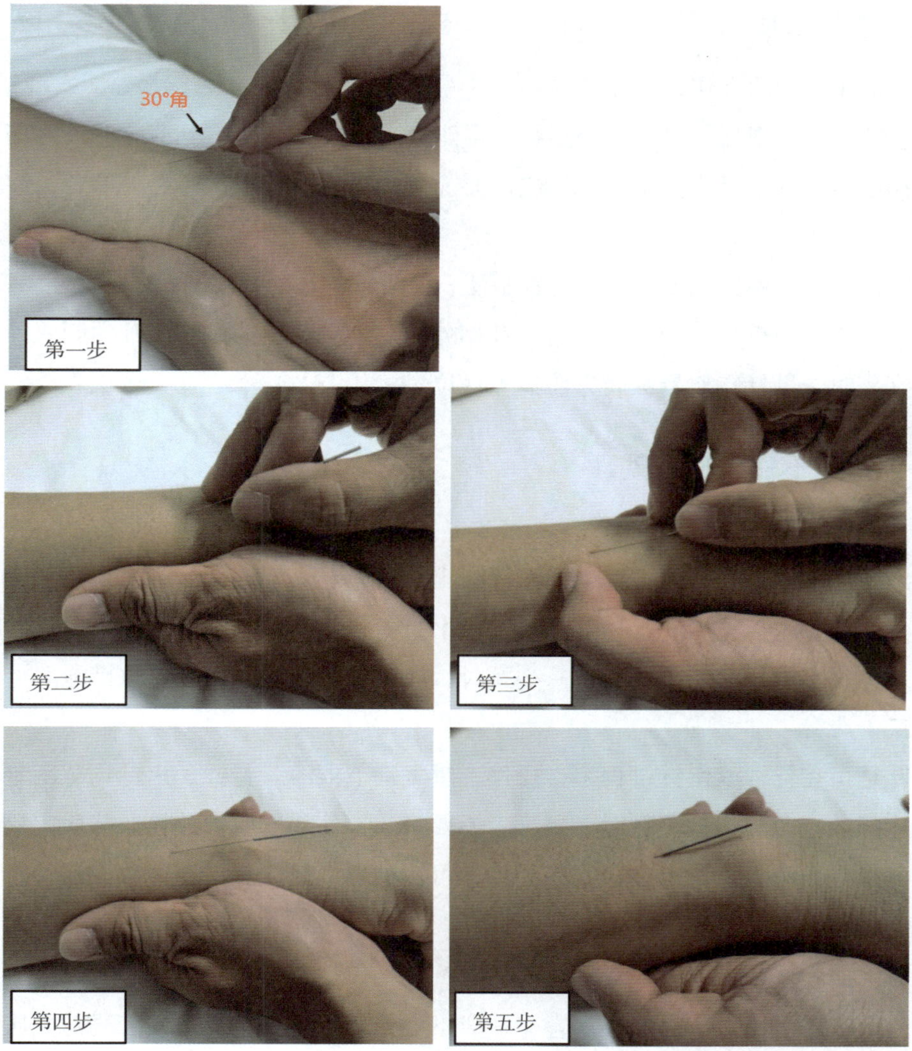

图 1-4-4 腕踝针进针示意图

（2）留针时间 20～30 分钟，病情较重留针时间可延长至 1 小时至数小时，但不超过 24 小时。

（3）出针时右手持针迅速拔出，同时用无菌干棉签压迫针孔片刻。

（六）观察

随时询问患者有无不适，观察患者局部皮肤情况。

（七）结束

治疗完毕，协助患者整理衣着，安排舒适体位，整理床单位，健康宣教。清理用物，洗手，记录签名。

六、注意事项

1. 严格执行无菌操作，避免感染。

2. 进针时如出现痛、胀、麻等症状，可能是进针过深，须调至不痛不胀为宜。

3. 病症表现在进针点上部者，针尖向心而刺；病症表现在进针点下部者，针尖须离心而刺。

4. 留针时，不做提插或捻转等行针手法。

5. 不要刺破血管，避免皮下出血。针刺处的皮下有较粗的血管或针尖刺入的皮肤处有明显疼痛时，进针点要沿纵线方向适当移位。

七、常见不良反应与处理

（一）晕针

如出现晕针，须立即停止针刺，将针拔出，使患者头部放低仰卧，注意保暖。轻者给予温开水或糖水，重者在上述处理的基础上，指掐或针刺水沟、合谷、内关、足三里等穴，或灸百会、气海、关元等穴。必要时，应配合医生采取相应急救措施。

（二）滞针

滞针是指在行针或留针过程中，操作者感觉针下涩滞，行针、出针均感困难，而患者感觉疼痛的现象。出现滞针时，嘱患者不要紧张，使局部肌肉放松，待肌肉松弛后再起针。如果是因患者体位改变引起的滞针，可协助患者摆放至最初体位。滞针时，切忌强拉硬拔。

（三）血肿

若是微量皮下出血，局部小瘀青，一般不必处理，可自行消退。若局部肿胀疼痛剧烈，瘀青面积较大时，可先冷敷，24小时后热敷或局部轻轻按揉，促进瘀血消散吸收。

八、操作评分标准

腕踝针技术操作考核评分标准见表1-4-1。

表1-4-1　腕踝针技术操作考核评分标准

项目	分值	技术操作要求	评分等级				评分说明
			A	B	C	D	
仪表	2	仪表端庄、戴表	2	1	0	—	一项未完成扣1分
核对	2	核对医嘱	2	1	0	—	未核对扣2分；内容不全面扣1分

续表

项目	分值	技术操作要求	评分等级 A	B	C	D	评分说明
评估	5	年龄、体质、文化层次、主要症状、既往史、是否妊娠、是否在经期	4	3	2	1	一项未完成扣1分
		对疼痛的耐受程度、施术处皮肤情况	1	0	-	-	一项未完成扣1分
告知	3	腕踝针的作用、操作方法及局部感觉，取得患者合作	3	2	1	0	一项未完成扣1分
用物准备	6	洗手，戴口罩	2	1	0	-	未洗手扣1分；未戴口罩扣1分
		备齐并检查用物：治疗盘、手消液、75%乙醇溶液、无菌棉签、无菌毫针、医疗垃圾桶、生活垃圾桶、利器盒	4	3	2	1	少备一项扣1分；未检查一项扣1分，最高扣4分
环境与患者准备	10	病室整洁、光线明亮	3	1	0	-	未进行环境准备扣3分；环境准备不全扣2分
		协助患者取舒适体位	3	1	0	-	未进行体位摆放扣3分；体位不舒适扣2分
		充分暴露治疗部位、注意保暖	4	2	0	-	未充分暴露治疗部位扣4分；未注意保暖扣2分
操作过程	50	核对医嘱	2	1	0	-	未核对扣2分；内容不全面扣1分
		根据医嘱选穴，同时询问患者感受	8	4	0	-	选穴不准确扣4分；未询问患者感觉扣4分
		用75%乙醇溶液以取穴为中心由内向外消毒，消毒范围直径>5cm	6	3	0	-	未消毒扣6分；消毒顺序有误扣3分
		左手固定在针刺点下部并拉紧皮肤，右手拇指在下，示指、中指在上捏住针柄，针与皮肤呈15°~30°，快速刺入皮下后将针平放，使针身呈水平位沿真皮下进入1.2~1.4寸	8	6	4	0	进针角度不准确扣4分；未平放针身扣2分；进针深度不准确扣2分
		留针时间20~30分钟，病情较重留针时间可延长至1小时至数小时，但不超过24小时	3	2	1	0	留针时间不准确扣3分；留针时间超过30分钟扣1分；留针时间不足20分钟扣2分
		右手持针迅速拔出，同时用无菌干棉签压迫针孔片刻	6	4	2	0	出针手法有误扣4分；未按压针刺点扣2分
		操作力度适宜，观察患者局部皮肤，询问患者有无不适	5	3	0	-	未观察扣2分；未询问扣2分

续表

项目	分值	技术操作要求	A	B	C	D	评分说明
操作后	6	告知患者留针20～30分钟,期间避免沾水,如有不适及时通知操作者	4	3	2	1	未告知扣4分;告知不全每项扣1分
		协助患者取舒适体位,整理床单位	4	2	0	-	未安置患者扣2分;未整理床单位扣2分
		洗手,再次核对	4	2	0	-	未洗手扣2分;未核对扣2分
		用物按《医疗机构消毒技术规范》处理	2	1	0	-	处置方法不正确扣1分/项,最高扣2分
		洗手	2	1	0	-	未洗手扣2分;洗手步骤有误扣1分
		记录	2	1	0	-	未记录扣2分;记录不完全扣1分
评价	6	流程合理、技术熟练、局部皮肤无损伤、询问患者感受	6	4	2	0	一项不合格扣2分,最高扣6分
理论提问	10	腕踝针的禁忌证	5	3	1	0	回答不全面扣2分/题;未答出扣5分/题
		腕踝针的注意事项	5	3	1	0	
得分							

第五节　皮肤针技术

一、概念

皮肤针技术源于《黄帝内经》"镵针"技术,为丛针浅刺法范畴,是以多支短针固定在针柄头端浅刺人体一定部位(穴位)的操作方法。以多针浅刺,刺皮不伤肉,如拔毛状为特点。根据针头数量的不同,有"梅花针""七星针""罗汉针"之分;根据针柄的材质不同,有硬柄皮肤针和软柄皮肤针之分(图1-5-1)。

二、目的

现代皮肤针技术由《黄帝内经》中记载的"毛刺""扬刺"等刺法发展而来,主要作用机制在于通过叩刺皮肤或腧穴,激发并调节脏腑经络功能,疏调气血,从而达到防病治病的目的。

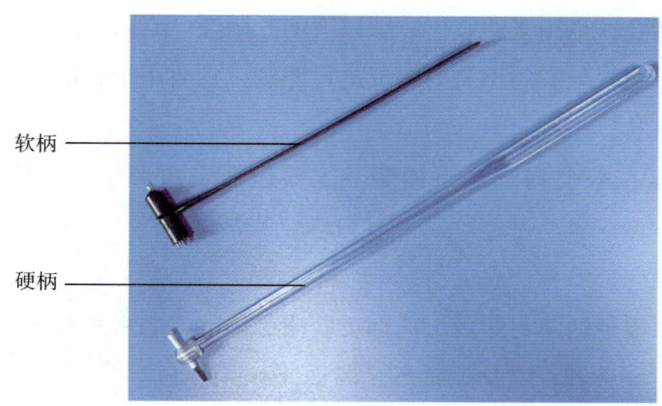

图 1-5-1　皮肤针

三、操作方法

（一）施术方法

1. 持针姿势　见图 1-5-2。

（1）硬柄皮肤针：用拇指和中指夹持针柄两侧，示指置于针柄中段的上面，无名指和小指将针柄末端固定于大小鱼际之间。

（2）软柄皮肤针：将针柄末端置于掌心，拇指居上，示指在下，其余手指呈握拳状握住针柄末端。

2. 叩刺方法　针尖对准叩刺部位，运用灵活的腕力垂直叩刺，即将针尖垂直叩击在皮肤上，并立即弹起，如此反复进行。

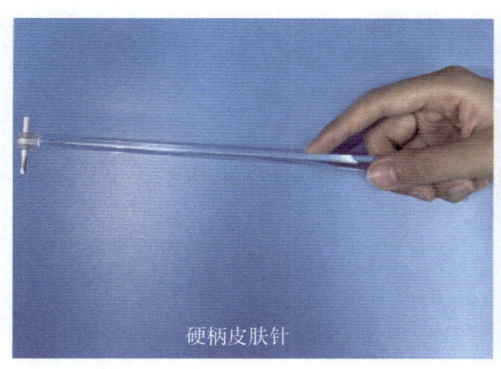
硬柄皮肤针

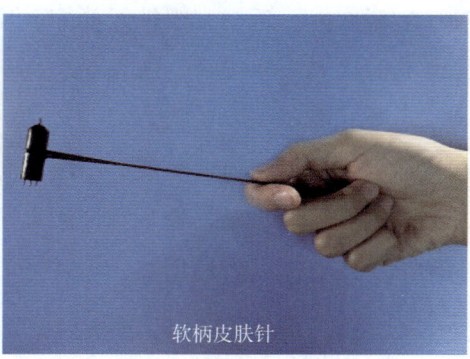
软柄皮肤针

图 1-5-2　硬柄、软柄皮肤针持针姿势

（二）叩刺部位

1. 循经叩刺　沿着与疾病有关的经脉循行路线进行叩刺。常用于项、背、腰骶部的

督脉和足太阳膀胱经，也用于四肢肘、膝以下的三阴经、三阳经。

2. 穴位叩刺　选取与疾病相关的穴位进行叩刺。主要用于背俞穴、夹脊穴、某些特定穴和阳性反应点。

3. 局部叩刺　在病变局部进行叩刺。主要包括发病部位、压痛点、感觉异常区域等。

（三）刺激强度

1. 弱刺激　用较轻的腕力叩刺，局部皮肤略见潮红，患者稍有疼痛感觉。适用于年老体弱、小儿、虚证患者，以及头面、五官及肌肉浅薄处。

2. 中刺激　叩刺的腕力介于弱、强刺激之间，局部皮肤明显潮红，微渗血，患者有疼痛感。适用于治疗一般疾病，以及除肌肉浅薄处外的多数部位。

3. 强刺激　用较重的腕力叩刺，局部皮肤明显潮红、出血，患者有明显的疼痛感觉。多用于年轻体壮和实证患者，以及背、肩、腰、臀部等肌肉丰厚部位。

四、适应证与禁忌证

（一）适应证

1. 内科疾病　头痛、失眠、高血压、冠心病、中风、急性扁桃体炎、感冒、咳嗽、慢性胃肠疾病、便秘等。

2. 外科疾病　腰椎病、肌肉疼痛等。

3. 妇科疾病　痛经、月经不调、带下病等。

4. 儿科疾病　小儿夜啼、惊风、食积等。

5. 五官科疾病　近视、视神经萎缩、耳鸣、耳聋、鼻炎、口疮等。

6. 皮肤科疾病　牛皮癣、斑秃等。

（二）禁忌证

1. 贫血、低血糖、血液病或有出血倾向者及有肝肾或心脏严重疾病患者。

2. 局部皮肤溃疡、破损处不宜使用本法。

3. 孕妇、年老体弱者慎用。

五、操作流程

皮肤针技术操作流程见图1-5-3。

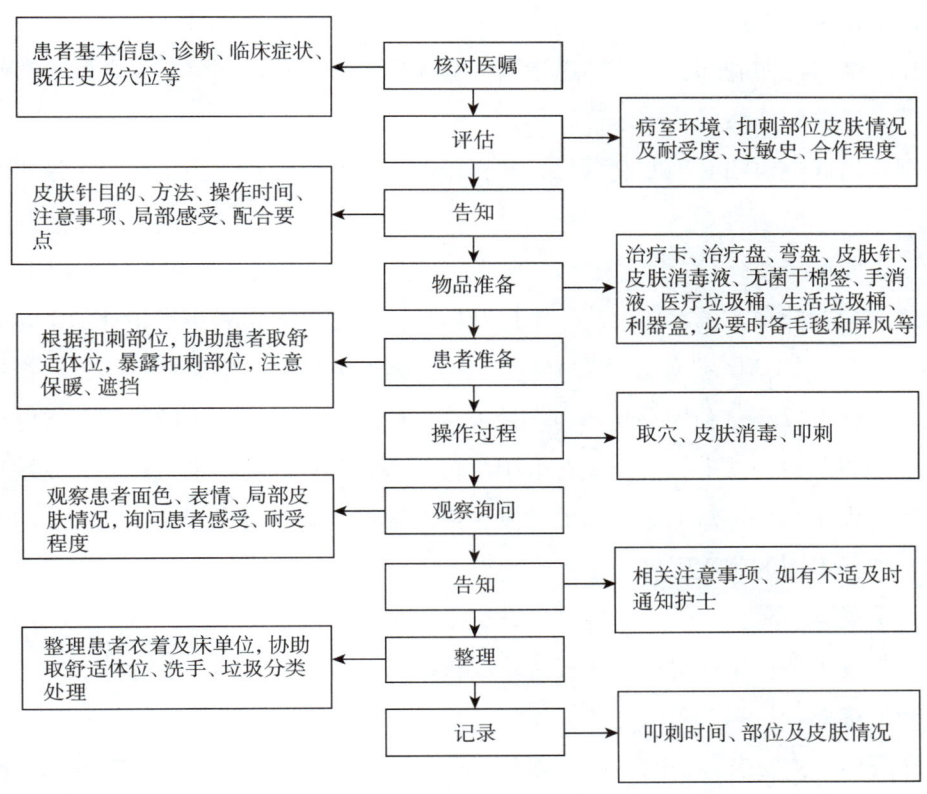

图 1-5-3 皮肤针技术操作流程

六、操作步骤要领

（一）评估

1. 操作者　着装整洁，核对医嘱，床边评估患者，并做好解释工作，以取得患者合作。

2. 病情　包括现病史、既往史、过敏史、家族史。根据患者病情，选择合适的叩刺强度、叩刺部位及穴位。

3. 局部皮肤　根据患者叩刺局部皮肤情况，选择合适的叩刺部位。

4. 心理状态　患者对疾病和此项操作的认识，对疼痛的耐受度。

5. 病室环境　温度是否适宜，注意保护隐私。

（二）准备

1. 洗手，戴口罩。

2. 备齐并检查用物：治疗卡、治疗盘、弯盘、皮肤针、皮肤消毒液、无菌干棉签、手消液、医疗垃圾桶、生活垃圾桶、利器盒，必要时备毛毯和屏风等。携至床旁，再次核对。

（三）体位

根据病情选择叩刺部位，协助患者取舒适体位，暴露叩刺部位，注意保暖和遮挡。

（四）定位和消毒

根据病情或遵医嘱明确叩刺部位，并正确取穴。再次核对，用皮肤消毒液进行叩刺部位（穴位）皮肤消毒。

（五）叩刺

叩刺前检查针具，再次核对后，手握针柄后段，用无名指和小指将针柄末端固定于手掌小鱼际处，针柄尾端露出手掌1～1.5cm，再以中指和拇指夹持针柄，示指按于针柄中段，这样可以充分利用手腕弹力。针尖对准叩刺部位，使用手腕之力，将针尖均匀而有节奏地弹刺在皮肤上，反复进行数十次。弹刺时落针要稳、准，针尖与皮肤呈垂直接触；提针要快，发出短促而清脆的"哒"声。根据患者体质、年龄、病情、叩刺部位的不同，选择不同的刺激强度。

（六）观察

在叩刺过程中，注意观察患者表情、皮肤情况，询问患者有无不适。

（七）结束

操作完毕，协助患者整理衣着，安排舒适体位，整理床单位，健康宣教。清理用物，按医院消毒隔离原则处理。洗手，记录签名。

七、注意事项

1. 仔细检查针具。皮肤针针尖必须平齐、无钩，针柄与针头连接处牢固。

2. 严格遵循无菌操作原则，针刺部位及针具均应消毒。

3. 注意针刺手法。叩刺时针尖须垂直向下，避免斜、钩、挑，以减少患者不适。

4. 叩刺局部皮肤，如有出血者，应进行清洁及消毒，予以无菌纱布包扎，以防感染。

5. 循经叩刺时，每隔1cm左右叩刺一下，一般可循经叩刺8～16下。

6. 孕妇腰骶部、小腹部禁止叩刺。

7. 皮肤有创伤、溃疡、瘢痕、感染或肿瘤者不宜在患部叩刺，有自发性出血性疾病者不宜叩刺。

八、常见不良反应与处理

（一）晕针

在皮肤针刺激过程中，因刺激强度或者患者耐受等原因，可能发生晕针现象。发生晕针后应立即停止针刺。使患者仰卧，头部放低，松解衣带，注意保暖。给饮温开水或糖水。经以上处理，轻者即可恢复。重者在上述处理基础上，指掐或针刺水沟、合谷、内关、足三里等穴，或灸百会、气海、关元等穴。必要时，应配合医生采取相应急救措施。

（二）局部渗血

由于中强刺激均可导致局部渗血，此时操作者可戴手套进行操作，避免接触血液。对患处进行消毒处理，必要时进行包扎，防止感染。

（三）皮损

皮肤针叩刺容易形成皮损，故应严格遵守无菌操作规程。皮肤针叩刺后要进行必要的处理，防止出现感染。

（四）皮肤感染

若出现皮肤感染，轻者给予局部皮肤消毒液或抗菌油膏外涂，无菌敷料包扎，保持敷料清洁干燥。必要时请专科对症处理。

九、操作评分标准

皮肤针技术操作考核评分标准见表 1-5-1。

表 1-5-1　皮肤针技术操作考核评分标准

项目	分值	技术操作要求	评分等级 A	B	C	D	评分说明
仪表	2	仪表端庄、戴表	2	1	0	–	一项未完成扣 1 分
核对	2	核对医嘱	2	1	0	–	未核对扣 2 分；内容不全面扣 1 分
评估	5	年龄、体质、文化层次，主要症状、既往史、是否妊娠、是否在经期	4	3	2	1	一项未完成扣 1 分
		对疼痛的耐受程度、施术处皮肤情况、患者合作程度	1	0	–	–	一项未完成扣 1 分
告知	3	皮肤针的作用、操作方法及局部感觉，取得患者合作	3	2	1	0	一项未完成扣 1 分
用物准备	6	洗手，戴口罩	2	1	0	0	未洗手扣 1 分；未戴口罩扣 1 分
		备齐并检查用物：治疗卡、治疗盘、弯盘、皮肤针、无菌干棉签、皮肤消毒液、手消液、医疗垃圾桶、生活垃圾桶、利器盒，必要时备毛毯或屏风等	4	3	2	1	少备一项扣 1 分；未检查一项扣 1 分，最高扣 4 分

续表

项目	分值	技术操作要求	评分等级 A	评分等级 B	评分等级 C	评分等级 D	评分说明
环境与患者准备	10	病室整洁、光线明亮	3	1	0	—	未进行环境准备扣3分；环境准备不全扣1分
		协助患者取舒适体位	3	1	0	—	未进行体位摆放扣3分；体位不舒适扣2分
		充分暴露治疗部位，注意保暖及遮挡	4	2	0	—	未充分暴露治疗部位扣4分；未注意保暖扣2分
操作过程	50	核对医嘱	2	1	0	—	未核对扣2分；内容不全面扣1分
		遵医嘱明确叩刺部位，正确取穴，询问患者感受	8	4	0	—	叩刺部位不准确扣4分；未询问患者感觉扣4分
		用75%乙醇溶液以取穴为中心由内向外消毒	6	3	0	—	未消毒扣6分；消毒顺序有误扣3分
		手握针柄后段，示指伸直按于针柄中段处，针尖对准叩刺部位，使用腕力	4	2	0	—	握针方法不准确扣2分；叩刺部位不准确扣2分
		将针尖垂直叩刺在皮肤上，并迅速弹起，反复进行数十次	4	2	0	—	叩刺频率不准确扣2分
		弹刺时落针要稳、准，针尖与皮肤呈垂直接触	4	2	0	—	叩刺力度不稳定扣2分；角度不准确扣2分
		提针要快，发出短促而清脆的"哒"声	4	2	0	—	提针速度不够扣2分
		根据患者体质、年龄、病情、叩刺部位的不同，选择不同的刺激强度	5	3	1	0	刺激强度选择不准确扣2分
		在叩刺过程中，注意观察患者表情、皮肤情况，询问患者有无不适	3	2	1	0	未观察扣1分；未询问扣1分
		告知患者保持针刺部位清洁干燥，避免感染	4	2	0	—	未告知扣4分；告知不全扣2分
		协助患者取舒适体位，整理床单位	4	2	0	—	未安置患者扣2分；未整理床单位扣2分
		洗手，再次核对	2	1	0	—	未洗手扣1分；未核对扣1分

续表

项目	分值	技术操作要求	评分等级 A	B	C	D	评分说明
操作后	6	用物按《医疗机构消毒技术规范》处理	2	1	0	—	处置方法不正确扣1分/项,最高扣2分
		洗手	2	1	0	—	未洗手扣2分;洗手步骤有误扣1分
		记录	2	1	0	—	未记录扣2分;记录不完全扣1分
评价	6	流程合理、技术熟练、询问患者感受	6	4	2	0	一项不合格扣2分,最高扣6分
理论提问	10	皮肤针技术的禁忌证	5	3	1	0	回答不全面扣2分/题;未答出扣5分/题
		皮肤针技术的注意事项	5	3	1	0	
得分							

第六节 三棱针技术

一、概念

三棱针技术是用三棱针刺破血络或腧穴,放出适量血液,或挤出少量组织液,或挑断皮下纤维组织,以治疗疾病的操作方法。《灵枢·官针》称之为络刺、赞刺、豹纹刺等,现代称之为"放血疗法"。

三棱针古称锋针,是一种泻热出血的常用工具。现三棱针多由不锈钢材料制成,针长约6cm,针柄稍粗呈圆柱体,针体呈三棱状,尖端三面有刃,针尖锋利(图1-6-1)。

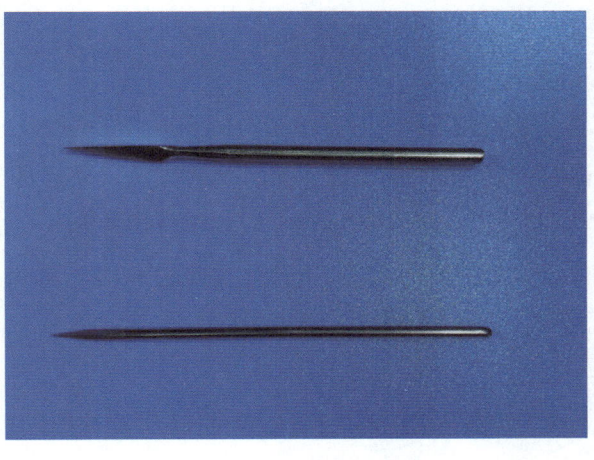

图 1-6-1 三棱针

二、目的

放血疗法是针刺方法的一种，即《黄帝内经》中的刺络法，是指用三棱针、粗毫针或小尖刀等刺破脉络，通过放出少量血液，使里蕴热毒随血外泄，具有清热解毒、消肿止痛、祛风止痒、开窍泄热、通经活络等作用，从而达到防病治病目的的一种操作方法。

三、适应证与禁忌证

（一）适应证

1. 内科疾病　肺炎、感冒、哮喘、头痛、脑血管意外等。
2. 外科疾病　外伤、脉管炎、疖肿、荨麻疹等。
3. 妇科疾病　痛经、更年期综合征等。
4. 儿科疾病　热惊风、小儿腹泻、营养不良等。
5. 五官科疾病　急性结膜炎、角膜炎、突发性耳聋、口疮等。
6. 急症　高热、中暑、昏迷、胆绞痛等。

（二）禁忌证

1. 凝血机制障碍者。
2. 皮肤有感染、溃疡、瘢痕或肿瘤者，除必要的特殊治疗外，不宜在患处针刺。
3. 孕妇下腹部、腰骶部及三阴交、合谷、至阴等对孕胎反应敏感的腧穴不宜针刺。
4. 小儿囟门未闭时，囟门附近腧穴不宜针刺。
5. 过饥、过饱、大怒、大惊、过度疲劳、精神紧张者。
6. 静脉曲张、血管瘤、较重的贫血或低血压、伴有出血性疾病的患者。
7. 素体虚弱、气血两亏，如孕妇、产妇、年老体虚及贫血者应慎用。

四、刺法

（一）点刺法

点刺法是使用三棱针快速刺入腧穴放出少量血液或挤出少量黏液的方法（图1-6-2）。点刺前，可在拟刺部位或其周围用推、揉、挤、捻等方法，使局部充血，再常规消毒。点刺时，押手固定点刺部位，刺手持针，对准所刺部位快速刺入退出。然后轻轻挤压针孔周围，使出血少许，再以无菌干棉签按压针孔。此法多用于手指、足趾末端和头面、耳部，如十宣、十二井穴、印堂、攒竹、耳尖等穴。

（二）散刺法

散刺法又称豹纹刺或围刺，是用三棱针在病变局部及其周围进行多点点刺的方法（图1-6-3）。施术时，根据病变部位的大小，常规消毒后，由病变外缘环形向中心点刺 10～20 针。此法多用于局部瘀血、血肿或顽癣等。

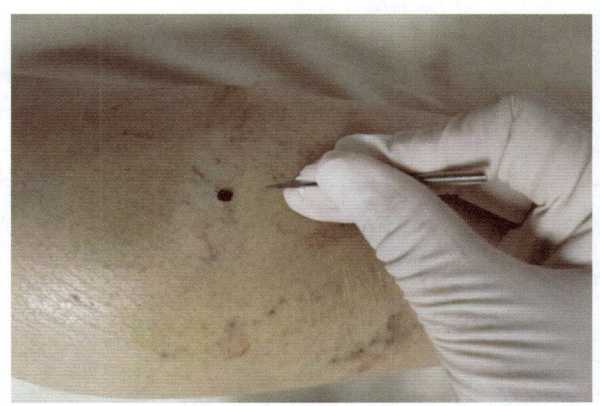

图 1-6-2　点刺法

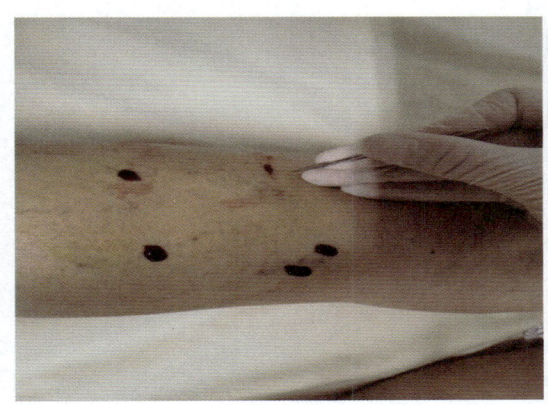

图 1-6-3　散刺法

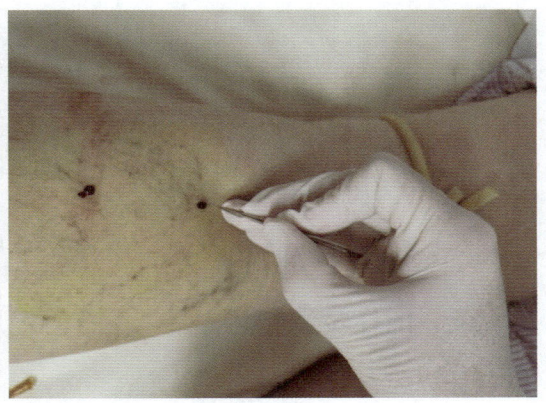

图 1-6-4　刺络法

（三）刺络法

刺络法是用三棱针刺入浅表血络（静脉），放出适量血液的方法（图 1-6-4）。操作前，先用止血带结扎在拟刺部位上端（近心端），常规消毒后，押手拇指压在被刺部位下端，刺手持三棱针对准被刺部位的静脉向心斜刺，刺入 2～3mm，立即出针，放出适量血液后，松开止血带。此法多用于曲泽、委中等穴，治疗急性吐泻、中暑、发热等。

五、操作流程

放血疗法（以点刺法为例）操作流程见图 1-6-5。

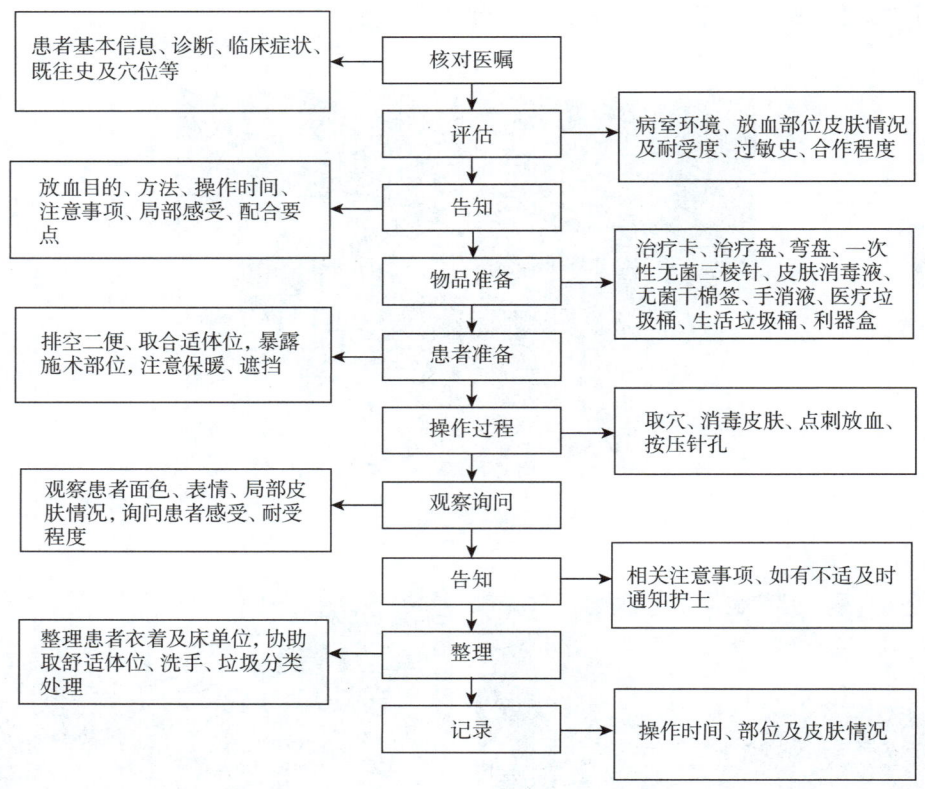

图 1-6-5　放血疗法（以点刺法为例）操作流程

六、操作步骤要领

（一）评估

1. 操作者着装整洁、核对医嘱。

2. 病情，包括现病史、既往史、过敏史、家族史。根据患者病情，选择合适的刺法、放血部位及穴位。

3. 局部皮肤。根据患者放血部位皮肤情况，选择合适的放血部位。

4. 心理状态。患者对疾病和此项操作的认识，对疼痛的耐受度。

5. 病室环境。温度是否适宜，注意保护隐私。

6. 做好解释工作，以取得患者合作。

（二）准备

1. 洗手，戴口罩。

2. 备齐并检查用物：治疗卡、治疗盘、弯盘、一次性无菌三棱针、皮肤消毒液、无菌干棉签、手消液、医疗垃圾桶、生活垃圾桶、利器盒。携至床旁，再次核对。

（三）体位

根据病情选择放血部位，协助患者取舒适体位，暴露放血部位，注意保暖和遮挡。

（四）定穴

根据病情或遵医嘱明确放血部位，并正确取穴。

（五）放血

放血部位皮肤消毒，再次核对，根据医嘱和患者病情需要选择不同的刺法（点刺法、散刺法、刺络法）。

（六）观察

操作过程中密切观察患者表情，并询问其有无不适。

（七）结束

操作完毕，及时用无菌干棉签擦去放出的血液，并对局部皮肤进行消毒，以防感染。协助患者整理衣着，安排舒适体位，整理床单位，健康宣教。清理用物，洗手，记录签名。

七、注意事项

1. 操作前做好解释工作，消除患者顾虑。
2. 严格无菌技术，防止感染。
3. 放血时应注意进针不宜过深，创口不宜过大，以免损伤其他组织。划割血管时，宜划破即可，切不可割断血管。
4. 一般放血量为 5 滴左右，宜每日或每 2 日 1 次；放血量大者，1 周放血不超过 2 次。1～3 次为 1 个疗程。如出血不易停止，要采取压迫止血。放血后局部暂不沾水或接触污物。
5. 如本疗法仅为对症急救应用，待病情缓解后，要进行全面检查，再给予治疗。切不可滥用放血疗法。

八、常见不良反应与处理

（一）晕针

发生晕针时，应立即停针止血，让患者仰卧，头部放低，松解衣带，注意保暖。给饮温开水或糖水。严重者在上述处理基础上，指掐或针刺水沟、合谷、内关、足三里等穴，或灸百会、气海、关元等穴。必要时，应配合医生采取相应急救措施。

（二）血肿

在用三棱针进行刺血疗法时，操作者进针的深度掌握不准确，针尖贯穿血管壁，或者误刺伤动脉。患者在针刺出血后改变了体位，很容易在局部形成血肿包块。操作者应向患者解释清楚，若微量的皮下出血而呈现局部小块青紫时，一般不需要特殊处理，可以自行消退。若局部肿胀疼痛较剧，青紫面积大而且影响到功能、活动时，可先做冷敷止血，24小时后热敷或在局部轻轻按揉，以促使瘀血消散吸收。

（三）动脉出血

多因操作者对动脉解剖位置掌握不准确，或操作手法不当，进针时没有避开浅静脉下的动脉血管，误刺伤动脉所致。刺到动脉时不要紧张，可用无菌纱布或干棉球做局部加压止血，出血即可停止。

九、操作评分标准

三棱针技术操作考核评分标准见表1-6-1。

表1-6-1　三棱针技术操作考核评分标准

项目	分值	技术操作要求	评分等级				评分说明
			A	B	C	D	
仪表	2	仪表端庄、戴表	2	1	0	-	一项未完成扣1分
核对	2	核对医嘱	2	1	0	-	未核对扣2分；内容不全面扣1分
评估	5	年龄、体质、文化层次、主要症状、既往史、是否妊娠、是否在经期	4	3	2	1	一项未完成扣1分
		对疼痛的耐受程度、施术处皮肤情况、患者合作程度	1	0	-	-	一项未完成扣1分
告知	3	三棱针的作用、操作方法及局部感觉，取得患者合作	3	2	1	0	一项未完成扣1分
用物准备	6	洗手，戴口罩	2	1	0	-	未洗手扣1分；未戴口罩扣1分
		备齐并检查用物：治疗卡、治疗盘、弯盘、一次性无菌三棱针、无菌干棉签、皮肤消毒液、手消液、医疗垃圾桶、生活垃圾桶、利器盒	4	3	2	1	少备一项扣1分；未检查一项扣1分，最高扣4分
环境与患者准备	10	病室整洁、光线明亮	3	1	0	-	未进行环境准备扣3分；环境准备不全扣2分
		协助患者取舒适体位	3	1	0	-	未进行体位摆放扣3分；体位不舒适扣2分
		充分暴露治疗部位，注意保暖及遮挡	4	2	0	-	未充分暴露治疗部位扣4分；未注意保暖扣2分

续表

项目	分值	技术操作要求	评分等级 A	B	C	D	评分说明
操作过程	50	核对医嘱	2	1	0	—	未核对扣2分；内容不全面扣1分
		遵医嘱明确叩刺部位，正确取穴，询问患者感受	4	2	0	—	取穴不准确扣4分；未询问患者感觉扣2分
		点刺前，可在拟刺部位或其周围用推、揉、挤、捻等方法使局部充血	6	4	2	0	未按揉扣6分；按揉方法不正确扣2分
		用75%乙醇溶液沿针刺部位由内向外消毒，消毒范围直径>5cm	6	4	2	0	未消毒扣6分；消毒范围有误扣4分；消毒顺序有误扣2分
		点刺时，押手固定点刺部位，刺手持针，对准所刺部位快速刺入退出2～3mm	6	4	2	0	持针方法不准确扣2分；刺入深度不准确扣4分
		三棱针弃入利器盒	4	0	—	—	未弃入利器盒扣4分
		轻轻挤压针孔周围，使出血少许	4	2	0	—	挤压力度不准确扣2分；出血量多或未出血2分
		以无菌干棉签按压针孔	4	2	0	—	未按压针孔扣4分；按压针孔不及时扣2分
		对针刺部皮肤消毒，以防感染	3	1	0	—	未消毒扣3分；消毒不全扣2分
		观察表情及针刺部位有无血肿，询问患者有无不适	3	2	1	0	未观察扣1分；未询问扣1分
		告知患者保持针刺部位清洁干燥，避免感染	2	1	0	—	未告知扣2分；告知不全扣1分
		协助患者取舒适体位，整理床单位	4	2	0	—	未安置患者扣2分；未整理床单位扣2分
		洗手，再次核对	2	1	0	—	未洗手扣1分；未核对扣1分
操作后	6	用物按《医疗机构消毒技术规范》处理	2	1	0	—	处置方法不正确扣1分/项，最高扣2分
		洗手	2	1	0	—	未洗手扣2分；洗手步骤有误扣1分
		记录	2	1	0	—	未记录扣2分；记录不完全扣1分
评价	6	流程合理、技术熟练、询问患者感受	6	4	2	0	一项不合格扣2分，最高扣6分
理论提问	10	三棱针技术的禁忌证	5	3	1	0	回答不全面扣2分/题；未答出扣5分/题
		三棱针技术的注意事项	5	3	1	0	
得分							

第七节　穴位注射技术

一、概念

穴位注射技术又称水针技术，是针刺技术与肌内注射技术相结合的一种操作方法。其是以中西医理论为指导，依据穴位作用和药物性能，在穴位内注入药物以防治疾病的技术操作方法。

二、目的

穴位注射主要是通过注射的方式，把药物注射到穴位、经络或者疼痛点的部位，利用针刺的刺激作用和药物的药理作用对穴位渗透刺激，发挥针刺、穴位和药物的综合效应，具有改善局部循环、利于组织修复的作用，以达到治疗疾病的目的。

三、适应证与禁忌证

（一）适应证

1. 内科疾病　肿瘤、心绞痛、肺源性心脏病、支气管哮喘、各种急性疼痛、头痛、乙型肝炎、肝硬化腹水、胃食管反流、呃逆、急性胃肠炎、慢性胆囊炎、失眠、眩晕、肾病、糖尿病、风湿性关节炎、中风偏瘫、面神经麻痹、三叉神经痛等。

2. 骨伤科疾病　颈椎病、肩周炎、颈肩综合征、肋软骨炎、腰椎间盘突出症、腰肌劳损、膝关节骨性关节炎等。

3. 妇科疾病　痛经、更年期综合征、慢性盆腔炎、不孕症、妊娠呕吐、人工流产术后综合征、妇科症瘕等。

4. 外科疾病　术后腹痛腹胀、胆石症、乳腺增生等。

5. 儿科疾病　小儿腹泻、小儿缺血缺氧性脑病、小儿脑瘫等。

6. 皮肤科疾病　银屑病、荨麻疹、湿疹、带状疱疹、痤疮、皮肤瘙痒症等。

7. 五官科疾病　急性结膜炎、睑腺炎、视神经萎缩、鼻炎、耳鸣、耳聋、慢性咽炎、眼睑下垂等。

（二）禁忌证

1. 月龄较小而体质柔弱的婴儿慎用。

2. 体质虚衰或有晕针史者慎用。

3. 孕妇下腹部及腰骶部禁用。

4. 穴位局部感染或有较严重皮肤病者禁用。

5. 诊断尚不明确的意识障碍患者慎用。

6. 对某种药物过敏者，禁用该药。

7. 有出血倾向及高度水肿者慎用。

8. 疲乏、饥饿或精神高度紧张者慎用。

四、操作流程

穴位注射技术操作流程见图 1-7-1。

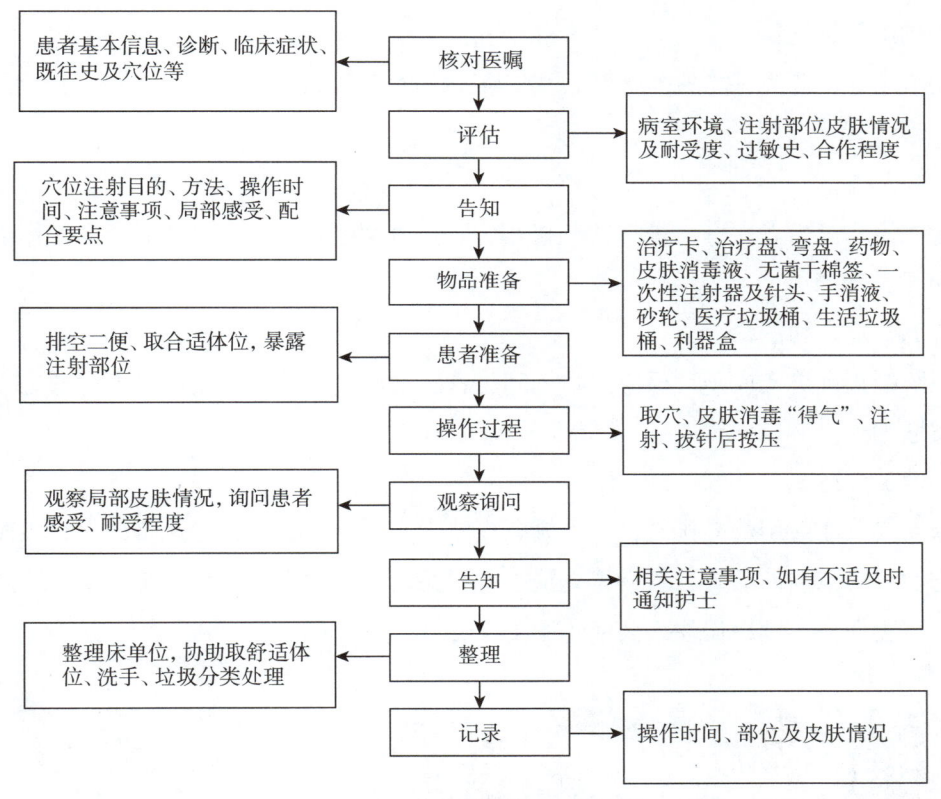

图 1-7-1 穴位注射技术操作流程

五、操作步骤要领

（一）评估

1. 操作者着装整洁，核对医嘱。

2. 核对并评估患者现病史、既往史、过敏史、家族史、是否妊娠。

3. 向患者解释操作目的、主要步骤、配合要点以及相关事项，可先排空大小便，在治疗中勿改变体位等，说明所用药物的作用及可能产生的副作用。告知会有酸、麻、重、胀感或轻微触电的感觉。做好解释工作，取得患者配合。

4. 评估患者注射部位皮肤情况、对疼痛的耐受程度、患者合作程度。

5. 病室环境温度适宜，注意保护隐私。

（二）准备

1. 洗手，戴口罩。

2. 备齐并检查用物：治疗卡、治疗盘、弯盘、药物、合适的一次性注射器及针头、无菌干棉签、皮肤消毒液、砂轮、手消液、医疗垃圾桶、生活垃圾桶、利器盒。携至床旁，再次核对。

（三）药物配置

在治疗室，遵医嘱按操作规程配置药液，放置于无菌盘中备用。检查针头是否平滑、锐利。

（四）体位

备齐用物至患者床旁，进行"三查八对"。协助患者取舒适体位，暴露操作部位，注意保暖及遮挡。

（五）定穴和消毒

遵医嘱正确选穴或阳性反应点，询问患者感受。再次核对，用皮肤消毒液进行注射部位皮肤消毒。

（六）注射

取出穴位注射用药，排气，一手绷紧皮肤，一手持注射器，迅速将注射针头刺入腧穴或阳性反应点。然后将针缓慢推进或上下提插，达到一定深度，产生"得气"感后抽回血，若无回血，则缓慢注入药液（图1-7-2）。

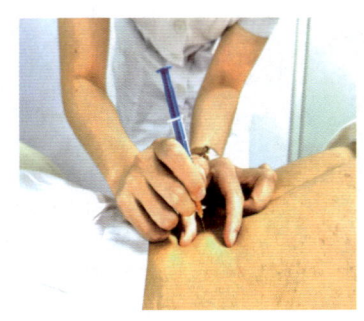
针下得气

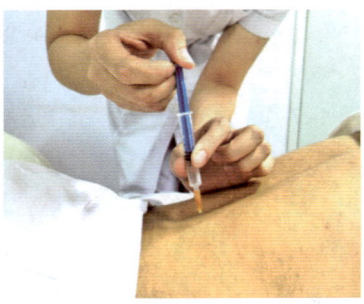
回抽无血

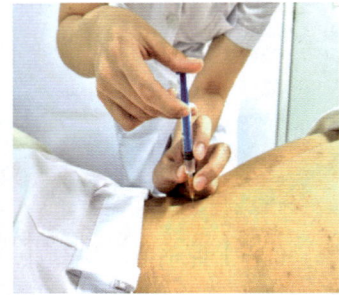
推入药物

图1-7-2　穴位注射程序

（七）观察

随时询问患者有无不适，密切观察患者有无晕针、滞针等异常情况，以及患者局部皮肤情况。如有意外，应紧急处理。

（八）拔针

药液注射完，快速拔针，用无菌干棉签轻按针孔，以防出血，再次核对。

（九）结束

操作完毕，协助患者整理衣着，取安全舒适体位，整理床单位，健康宣教。清理用物，按医院消毒隔离原则处理。洗手，记录签名。

六、注意事项

1. 治疗前应对患者说明治疗特点和注射后的正常反应，如注射后局部可能有酸胀感、轻度不适感，且有时持续时间较长。

2. 注意药物的性能、药理作用、剂量、配伍禁忌、不良反应、过敏反应、药物的有效期、药液有无沉淀变质等现象。凡能引起过敏反应的药物，如盐酸普鲁卡因等，必须先做皮试，阳性反应者不可使用。某些中药制剂有时也可能有不良反应，注射时应注意。不良反应严重的药物，不宜采用；刺激性较强的药物，应谨慎使用。

3. 严格"三查八对"及无菌操作，防止感染。

4. 选穴宜少而精，一般以 1～2 个穴为宜，最多不超过 4 个穴。宜选择肌肉丰满处的穴位或阿是穴。腧穴应交替轮换，同一穴位不宜连续使用。

5. 一般药液不宜注入关节腔、脊髓腔和血管内，否则会导致不良后果。此外，注射点应注意避开神经干，以免损伤神经。

6. 胸背腹部做穴位注射时不宜刺入过深，以免伤及内脏。在脊柱两侧进行穴位注射时，针尖可斜向脊柱，避免直刺，造成气胸。

7. 推注药液时，急性病、体强者可用较强刺激，推液可快；慢性病、体弱者宜用较轻刺激，推液可慢；一般疾病，可用中等刺激，推液也以中等速度。如所用药液较多时，可由深至浅，边推药液边退针，同时观察病情。

8. 孕妇的小腹部、腰部和其他一些慎用针灸的穴位（三阴交、合谷等穴）也不宜做穴位注射，以免引起流产。

9. 年老、体弱者，选穴宜少，药物剂量应酌减。

10. 患者过于饥饿、疲劳、精神过于紧张时，不宜立即进行该操作。治疗结束后患者需要休息片刻方可活动或离开。

七、常见不良反应与处理

（一）局部酸胀

不适感一般可在 4～8 小时内自行消失，大多持续不超过 1 天。如局部反应较重，用艾条温和灸，多能缓解。

（二）药物过敏反应

发生药物过敏反应按药物过敏对症处理。应以预防为主，药液选择应注意药物的性能、药理作用、剂量、配伍禁忌、副作用和过敏反应，某些中草药制剂亦可能引起反应，使用时应该注意观察。凡能引起过敏反应的药物，必须先做皮试，阴性者方可使用。

（三）晕针

发生晕针时，应立即停止注射，并拔针。使患者仰卧，头部放低，松解衣带，注意保暖。给饮温开水或糖水。经以上处理，轻者即可恢复。重者在上述处理基础上，指掐或针刺水沟、合谷、内关、足三里等穴，或灸百会、气海、关元等穴。必要时，应配合医生采取相应急救措施。

（四）滞针

若因患者精神紧张等引起局部肌肉过度收缩造成者，嘱其不要紧张，使局部肌肉放松；也可用行针辅助手法，在局部循环按或用叩弹针柄；或在附近再刺一针，以缓解肌肉的紧张。若因行针不当，或单向捻针而致者，可向相反方向将针捻回，并用刮柄、弹柄法，使缠绕的肌纤维回释，即可消除滞针。若因患者体位挪动造成者，需帮助其恢复原来体位。滞针时，切忌强力硬拔。

八、操作评分标准

穴位注射技术操作考核评分标准见表 1-7-1。

表 1-7-1 穴位注射技术操作考核评分标准

项目	分值	技术操作要求	A	B	C	D	评分说明
仪表	2	仪表端庄、戴表	2	1	0	–	一项未完成扣 1 分
核对	2	核对医嘱	2	1	0	–	未核对扣 2 分；内容不全面扣 1 分
评估	5	年龄、体质、文化层次、主要症状、过敏史、既往史、是否妊娠	4	3	2	1	一项未完成扣 1 分
		对疼痛的耐受程度、施术处皮肤情况、患者合作程度	1	0	–	–	未评估扣 1 分

续表

项目	分值	技术操作要求	评分等级 A	B	C	D	评分说明
告知	3	穴位注射的作用、操作方法及局部感觉,取得患者合作	3	2	1	0	一项未完成扣1分
用物准备	6	洗手,戴口罩	2	1	0	-	未洗手扣1分;未戴口罩扣1分
		备齐并检查用物:治疗盘、药物、一次性注射器、无菌棉签、安尔碘	4	3	2	1	少备一项扣1分;未检查一项扣1分,最高扣4分
环境与患者准备	10	核对医嘱,配制药液	3	1	0	-	未核对医嘱扣3分;药液配置不规范扣2分
		病室整洁、光线明亮	2	1	0	-	未进行环境准备扣2分;环境准备不全扣1分
		协助患者取舒适体位	2	1	0	-	未进行体位摆放扣2分;体位不舒适扣1分
		充分暴露治疗部位,注意保暖及遮挡	3	2	1	0	未充分暴露治疗部位扣1分;未注意保暖扣1分;未遮挡扣1分
操作过程	50	核对医嘱	2	1	0	-	未核对扣2分;内容不全面扣1分
		遵医嘱明确注射部位,正确取穴,询问患者感受	6	4	2	0	取穴不准确扣4分;未询问患者感受扣2分
		用75%乙醇溶液沿注射部位由内向外消毒,消毒范围直径>5cm	5	3	2	0	未消毒扣5分;消毒范围有误扣3分;消毒顺序有误扣2分
		再次核对医嘱,排气	4	2	0	-	未核对医嘱扣2分;未排气扣2分
		一手绷紧皮肤,另一手持注射器,对准穴位快速刺入皮下	4	2	0	-	持注射器方法不准确扣2分
		将针身刺入1/2或2/3,询问患者感受	4	2	0	-	刺入深度不准确扣2分;未询问患者感受扣2分
		回抽无回血,缓慢注入药液	4	2	0	-	未回抽扣2分;注射药液速度不准确扣2分
		注射过程应观察是否晕针、弯针、折针等异常情况	4	2	0	-	未观察扣4分;观察不全面扣2分
		拔针后用无菌干棉签按压针孔片刻	3	2	0	-	未按压针孔扣3分;按压不及时扣1分
		观察表情及针刺部位有无血肿,询问患者有无不适	4	2	0	-	未观察扣2分;未询问扣2分

续表

项目	分值	技术操作要求	评分等级 A	B	C	D	评分说明
操作后	6	告知患者注射部位 24 小时内避免沾水	4	2	0	-	未告知扣 4 分；告知不全扣 2 分
		协助患者取舒适体位，整理床单位	4	2	0	-	未安置患者扣 2 分；未整理床单位扣 2 分
		洗手，再次核对	2	1	0	-	未洗手扣 1 分；未核对扣 1 分
		用物按《医疗机构消毒技术规范》处理	2	1	0	-	处置方法不正确扣 1 分 / 项，最高扣 2 分
		洗手	2	1	0	-	未洗手扣 2 分；洗手步骤有误扣 1 分
		记录	2	1	0	-	未记录扣 2 分；记录不完全扣 1 分
评价	6	流程合理、技术熟练、询问患者感受	6	4	2	0	一项不合格扣 2 分，最高扣 6 分
理论提问	10	穴位注射技术的禁忌证	5	3	1	0	回答不全面扣 2 分 / 题；未答出扣 5 分 / 题
		穴位注射技术的注意事项	5	3	1	0	
得 分							

第二章
推拿类技术

第一节　推拿疗法概要

推拿疗法作为一种古老的治疗方法，是基于中医理论并结合解剖学、生物力学等众多学科，使用肢体或器械以特定的操作方法协调规律地作用于人体体表，来治疗或预防疾病的物理治疗方法，具有疏通经络、调理脏腑、行气活血、解痉镇痛、理筋散结、调整机体状态等作用，对多种疾病均有良好的治疗效果。

推拿在中国几千年的中医药发展历史中，为人类的健康发挥了重要的作用。随着社会的发展，人们在重新认识非药物疗法的优越性时，对于推拿这一传统的不用药即可治愈疾病的自然医疗方法越来越重视，并逐渐形成了推拿学独特的学科体系。

一、历史源流

中医推拿历史悠久，最早的中医推拿专著是《黄帝按摩经》，虽其书已散佚，但在《素问·异法方宜论》中详细载述"按蹻之法"，并对其操作及治疗均有相关论述。其后各大名家对于中医推拿皆有论述，标志着中医推拿从民间技艺上升为比较成熟的理论体系，学科从此走上独立发展之道。

自汉末，按摩疗法在临床中又得到进一步的发展，《金匮要略》中首次提到了"膏摩"一词；三国名医华佗的膏摩方，通过以后的《肘后救卒方》《诸病源候论》《千金方》《外台秘要》等著作得以保存流传；《刘涓子鬼遗方》也有膏摩法的应用记载。隋唐时期，是按摩学和按摩术发展的一个鼎盛时期。在隋代的"太医署"和唐代的"太医院"，这种集医疗与医学教育于一体的中央级医学院，专门设置按摩科，确定按摩博士、按摩师等级，以培养按摩生，在唐代又增加"按摩工"这一职称。宋元时期，宋太医局取消了隋唐按摩科设置，按摩疗法暂时走入低谷。明清时期，按摩发展又出现了新高潮。明初太医院重设按摩科，按摩教育的再度兴起，是按摩走向兴盛的重要标志；《小儿按摩经》可算是我国现存最早的按摩专著，它的问世和一批小儿推拿专著的诞生，标志着小儿推拿体系的建立；吴谦主修的《医宗金鉴》对"正骨八法"的详细论述，使推拿手法成为骨科正骨的主要手段。

二、作用原理

推拿是一种外治法，是在中医基础理论指导下，根据整体观念和辨证论治与辨病施治的原则，通过手法作用于体表的一定穴位和部位，来改变和调节机体的病理和生理状况，从而达到治疗疾病的目的。

由于推拿的适应证范围较为广泛，因此，作用原理也是多方面的，总结起来主要有如下方面。

1. 补泻作用　推拿补泻是指在中医辨证论治的基础上，推拿操作者运用一定的手法，持续一定的操作时间，作用于患者体表相应的部位和穴位，以起到扶正祛邪或促进机体生理功能、抑制亢进脏腑组织活动的中医治疗方法。

2. 止痛作用　推拿在治疗中，通过不同的手法，选用一定的刺激量，在穴位、压痛点上操作，可引动经络之气以疏通经络，气行则血行，经络通行正气、涤除病邪的功能逐渐恢复，局部寒、痰、瘀、毒等病理产物得以运化清除，故疼痛缓解。

3. 神经反射作用　推拿可使皮肤、肌肉、韧带、关节等各种组织受到挤压，经各种组织内的感受器传入中枢神经，再经各级中枢的分析综合后，通过传出神经进行调节，起到舒筋通络效果。这种疗效不仅作用于推拿的局部，也可涉及内脏等部位和神经系统。腹部推拿可通过调节细胞炎性因子，达到治疗疾病的目的。

三、推拿手法的分类和技术要求

视频2-1　推拿基础手法篇

推拿手法的种类很多，手法名称亦不统一。根据手法的动作形态，推拿手法可归纳成为摆动类、摩擦类、振动类、挤压类、叩击类和运动关节类共六类手法，每类各由数种手法组成。操作演示见视频2-1。

1. 摆动类手法　是以指或掌、腕关节做协调的连续摆动。本类手法包括一指禅推法、滚法和揉法等。

（1）一指禅推法

【动作要领】

用大拇指指端、罗纹面或偏锋着力于一定的部位或穴位上，腕部放松、沉肩、垂肘、悬腕，肘关节略低于手腕，以肘部为支点，前臂做主动摆动，带动腕部摆动和拇指关节做屈伸活动。腕部摆动时，尺侧要低于桡侧，使产生的"力"持续地作用于治疗部位上。压力、频率、摆动幅度要均匀，动作要灵活。手法频率为每分钟120～160次。

【临床应用】

本法接触面积较小,但渗透度大,可适用于全身各部穴位。临床常用于头面、胸腹及四肢等处。对头痛、胃痛、腹痛及关节筋骨疼痛等疾患常用本法治疗,具有舒筋活络、调和营卫、祛瘀消积、健脾和胃的功能。

(2)擦法

【动作要领】

沉肩、垂肘,以小指掌指关节背侧为吸定点,手背部第4~5掌骨基底部背侧着力于治疗部位,肘关节微屈并放松,腕关节放松,通过前臂主动推旋,带动腕关节屈伸的复合运动,使产生的力持续作用于治疗部位。手法频率为每分钟120~160次。

【临床应用】

本法压力大,接触面也较大,适用于肩背、腰臀及四肢等肌肉较丰厚的部位。对风湿痹痛、麻木、肢体瘫痪、运动功能障碍等疾患常用本法治疗,具有舒筋活血,滑利关节,缓解肌肉、韧带痉挛,增强肌肉、韧带活动能力,促进血液循环及消除肌肉疲劳等作用。

(3)揉法

【动作要领】

以手掌大鱼际或掌根、手指罗纹面等部位着力,吸定于体表治疗部位上,带动皮肤、皮下组织一起,做轻柔和缓的环旋动作。揉法是众多推拿流派常用手法之一,分为掌揉法、鱼际揉法、指揉法、前臂揉法和肘揉法等。

【临床应用】

揉法具有宽胸理气、消积导滞、活血祛瘀、消肿止痛等作用;治疗脘腹痛、胸闷胁痛、腹泻、便秘、背腰痛,以及外伤所致的红肿疼痛等多种病症。本法接触面可大可小,压力可轻可重,适用于全身各部,老幼皆宜。

2.摩擦类手法　是以掌、指或肘贴附在体表做直线或环旋移动。本类手法包括摩法、擦法、推法等。

(1)摩法

【动作要领】

掌摩法是用掌面附着于一定部位上,以腕关节为中心,连同前臂做节律性的环旋运动。

【临床应用】

本法刺激轻柔缓和,是胸腹、胁肋部常用手法。对脘腹疼痛,食积胀满,气滞及胸胁迸伤等病症常用本法治疗,具有和中理气、消积导滞、调节肠胃蠕动等作用。

（2）擦法

【动作要领】

用手掌的大鱼际、掌根或小鱼际附着在一定部位，进行直线来回摩擦。擦法操作时腕关节伸直，使前臂与手接近相平。手指自然伸开，整个指掌要贴在患者体表的治疗部位，以肩关节为支点，上臂主动，带动手掌做前后或上下往返移动，向掌下的压力不宜太大，但移动的幅度要大。

【临床应用】

本法是一种柔和温热的刺激，具有温经通络、行气活血、消肿止痛、健脾和胃等作用。常用于治疗内脏虚损及气血功能失常的病症，尤以活血祛瘀的作用为强。

（3）推法

【动作要领】

用指、掌或肘部着力于一定的部位上进行单方向的直线移动，用指称指推法，用掌称掌推法，用肘称肘推法。操作时指、掌或肘要紧贴体表，用力要稳，速度要缓慢而均匀。

【临床应用】

推法有通经活血、化瘀消肿、祛风散寒、通便消积的作用。治疗腰腿痛、风湿痹痛、感觉迟钝、头痛失眠、腹胀便秘等病症。

3. 振动类手法　是以较高频率的节律性轻重交替刺激，持续作用于人体。本类手法包括抖法等。

抖法

【动作要领】

用双手握住患者的上肢或下肢远端，用力做连续的小幅度的上下颤动。操作时颤动幅度要小，频率要快。

【临床应用】

抖法具有疏经通络、滑利关节、松解粘连等作用。治疗肩周炎、颈椎病、髋部伤筋、腰椎间盘突出症等病症，为辅助治疗手段。适用于四肢部及腰部。抖法作用和缓，通常为上、下肢治疗的结束手法。

4. 挤压类手法　是用指、掌或肢体其他部分按压或对称性挤压体表。本类手法包括按法、点法、拿法等。

（1）按法

【动作要领】

用拇指指端或指腹按压体表，称指按法。用单掌或双掌，也可用双掌重叠按压体表，称掌按法。

【临床应用】

按法在临床上常与揉法结合应用,组成"按揉"复合手法。指按法适用于全身各部穴位;掌按法常用于腰背和腹部。本法具有放松肌肉、开通闭塞、活血止痛的作用。胃脘痛、头痛、肢体疼痛麻木等病症常用本法治疗。

(2)点法

【动作要领】

拇指点是用拇指指端点压体表。屈指点可屈拇指,用拇指指间关节桡侧点压体表,或屈示指,用示指近侧指间关节点压体表。

本法与按法的区别是:点法作用面积小,刺激量更大。

【临床应用】

本法刺激性很强,使用时要根据患者的具体情况和操作部位酌情用力。常用在肌肉较薄的骨缝处。对脘腹挛痛、腰腿痛等病症常用本法治疗。具有开通闭塞、活血止痛、调整脏腑功能的作用。

(3)拿法

【动作要领】

捏而提起谓之拿。用大拇指和示、中两指,或用大拇指和其余四指做相对用力,在一定的部位和穴位上进行节律性的提捏。

【临床应用】

临床常配合其他手法使用于颈项、肩部和四肢等部位。具有祛风散寒、开窍止痛、舒筋通络等作用。

5. 叩击类手法　是用手掌、拳背、手指、掌侧面等叩打体表。本类手法包括拍法等。

拍法

【动作要领】

用虚掌拍打体表,称拍法。操作时手指自然并拢,掌指关节微屈,平稳而有节奏地拍打患部。

【临床应用】

拍法适用于肩背、腰臀及下肢部。对风湿痹痛、局部感觉迟钝或肌肉痉挛等症常用本法配合其他手法治疗,具有舒筋通络、行气活血的作用。

6. 运动关节类手法　是对关节做被动性活动的一类手法。本类手法包括摇法、拔伸法等。

（1）摇法

【动作要领】

使关节做被动的环转活动，称摇法。

① 颈项部摇法：用一手扶住患者头顶后部，另一手托住下颌，做左右环转摇动。

② 肩关节摇法：用一手扶住患者肩部，另一手握住腕部或托住肘部，做肩关节环转摇动。

③ 髋关节摇法：患者仰卧位，髋膝屈曲。医者一手托住患者足跟，另一手扶住膝部，做髋关节环转摇动。

④ 踝关节摇法：用一手托住患者足跟，另一手握住大趾部，做踝关节环转摇动。

【临床应用】

本法适用于四肢关节及颈项、腰部等。对关节强硬、屈伸不利等症，具有滑利关节、增强关节活动功能的作用。

（2）拔伸法

【动作要领】

拔伸即牵拉、牵引的意思。固定肢体或关节的一端，牵拉另一端的方法，称为拔伸法。

① 头颈部拔伸法：患者正坐，操作者站在患者背后，用双手拇指顶在枕骨下方，掌根托住两侧下颌角的下方，并用两前臂压住患者两肩，两手用力向上，两前臂下压，同时向相反方向用力。

② 肩关节拔伸法：患者坐姿，操作者用双手握住其腕或肘部，逐渐用力牵拉，嘱患者身体向另一侧倾斜（或有一助手帮助固定患者身体），与牵拉之力对抗。

③ 腕关节拔伸法：操作者一手握住患者前臂下端，另一手握住手部，两手同时做相反方向用力，逐渐牵拉。

④ 指间关节拔伸法：用一手捏住被拔伸关节的近侧端，另一手捏住其远侧端，两手同时做反方向用力牵引。

【临床应用】

本法常用于关节错位、伤筋等。对扭错的肌腱和移位的关节有整复作用。

四、推拿的要领

推拿手法应具备持久、有力、均匀、柔和、深透、连贯、协调七个方面的基本要求。手法的规范化有利于学习者对手法的理解、掌握，对提高临床疗效和减少手法可能造成的损伤意义重大。

1. 持久　是指手法在应用中，应根据需要持续操作一定的时间。

2. 有力　是指手法在应用中，应该具有适宜的力量，其力量大小的掌握视患者年龄、体质、病情及受术部位等具体情况而定。

3. 均匀　是指手法在反复操作同一动作时，应具有节律性，并且频率、力量始终保持一致。

4. 柔和　是指手法动作要轻快自如，不能生硬蛮动。

5. 深透　是指手法的力量要达到应受刺激的位置，使机体能产生预计的效应。

6. 连贯　是指两种以上不同手法连续操作时，动作先后连接要自如，衔接要自然。

7. 协调　是指多种手法分别在同一患者体表操作时，要运用有序，配合得当。

这些基本要求之间互相联系，相辅相成。因此，要掌握好手法操作技能，必须经过较长时间的训练和一定时间的岗位实践才能达到。

五、研究现状

在所有的医疗技术中，推拿按摩毋庸置疑是一种最古老的方法。如果说砭刺、灸艾、药物等治法的发明还必须借助于外界物质条件的话，那么推拿按摩仅凭着人类自己的双手就可以进行最原始的医疗活动。推拿手法产生的"功"，一方面直接在人体起着局部治疗作用；另一方面还可以转换成各种不同的能量和信息，通过神经、体液等系统，对人体的神经、循环、消化、呼吸、运动、免疫、内分泌等系统产生正效应，从而治疗不同系统的疾患。

推拿疗法具有整体调节的作用，其作用机制呈现多方面、多角度特点，但目前基础科研相对薄弱，针对推拿手法的作用机制研究尚有诸多不明。由于诸多技术条件的限制，现在关于推拿对于人体调节的诸多假说还未被验证，从提出假说、探索可行有效的研究方法、探索机制再到验证结果还需要很长一段时间。此外，也应对手法质量控制、手法量效研究等影响推拿发展的问题进行深入研究。

第二节　皮部经筋推拿技术

一、概念

十二皮部是十二经脉的功能活动反映于体表的部位，也是络脉之气散布之所在。十二皮部的分布主要是根据十二经脉在皮肤上的分属部位来划分，即十二皮部是十二经脉所属的皮肤分区。

十二经筋，简称"经筋"，是十二经脉连属的筋之总称。十二经筋位于十二经脉相应区域的皮部深层。经筋的主要功能是"连缀百骸、维络周身",主司运动和保护内脏等,起到了"筋为刚,肉为墙"的作用。

皮部经筋推拿技术是以按法、揉法、擦法、滚法等手法作用于全身各部体表,刺激皮部(包括皮肤、皮下组织)、经筋(包括筋膜、肌肉、韧带、关节囊等组织),使皮部受到良性刺激或使经筋张力发生改变的推拿医疗技术。

二、目的

通过皮部经筋推拿,可以放松肌肉,加强局部循环,使局部组织温度升高,有利于肌肉痉挛的缓解和关节功能的恢复,进而消除疼痛。同时能够促进气血运行流畅,从而起到舒筋通络、活血化瘀、祛瘀生新的作用。

三、适应证与禁忌证

(一)适应证

颈椎病、落枕、肩关节周围炎、冈上肌肌腱炎、肩峰下滑囊炎、肱二头肌长头肌腱滑脱、肱二头肌长头肌腱炎、肱骨外上髁炎、慢性腰肌劳损、腰椎间盘突出症、梨状肌综合征、髋关节扭伤、髋关节滑囊炎、退行性膝关节炎、膝关节创伤性滑膜炎、膝关节侧副韧带损伤、膝关节半月板损伤、髌下脂肪垫劳损、踝关节扭伤、踝管综合征、跟腱周围炎、跟痛症等。

(二)禁忌证

1. 各种传染性疾病,如乙型肝炎、获得性免疫缺陷综合征(简称艾滋病)、梅毒等。

2. 结核性和感染性疾病,如肺结核、脑炎、肺炎、肠炎等。

3. 所操作的部位皮肤有烧伤、烫伤或有皮肤破损的皮肤病。

4. 各种恶性肿瘤,特别是与施术面重合或交叉部位的肿瘤。

5. 胃、十二指肠等急性穿孔。

6. 骨折及较严重的骨质疏松症患者。

7. 月经期、妊娠期的腹部、腰骶部操作。

8. 有严重心、脑、肺病患者,有出血倾向的血液病患者。

9. 患有某种精神类疾病,不能合作的患者。

10. 大醉或过饱、过饥、过度劳累的患者。

四、操作流程

皮部经筋推拿技术操作流程见图 2-2-1。

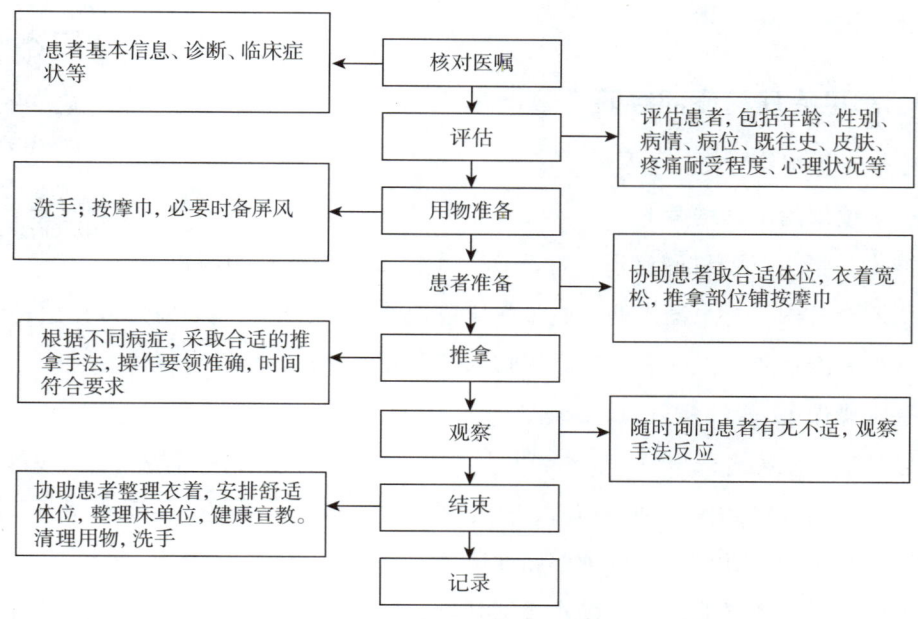

图 2-2-1　皮部经筋推拿技术操作流程

五、操作步骤要领

（一）操作前准备

1. 明确诊断，掌握适应证　要全面了解患者病情，包括年龄、性别、病情、病位、既往史、皮肤、疼痛耐受程度、心理状况等，辨病与辨证相结合，排除推拿禁忌证，并与患者充分沟通和交流，消除患者的紧张情绪。

2. 要注意环境和个人卫生，体现人文关怀　应根据需要选择安静的治疗环境，室内光线要充足，空气要新鲜，温度和湿度要适宜。操作者的手要保持清洁和温暖，指甲须经常修剪，以免给患者带来不适甚至损伤患者皮肤。

（二）操作步骤

1. 评估　操作者着装整洁，核对医嘱，床边评估患者，并做好解释工作，以取得患者合作。

2. 准备　洗手，备齐用物，携至床旁，再次核对。

3. 体位　协助患者取合适体位，可于推拿部位铺一块合适大小的按摩巾，注意保暖。

4. 推拿　根据患者不同的病症，采取合适的推拿手法（见本节"六、常见疾病的皮部经筋推拿技术"）。

5. 观察　随时询问患者有无不适，观察患者对手法的反应情况。

6. 结束　推拿完毕，协助患者整理衣着，安排舒适体位，整理床单位，健康宣教。

清理用物，洗手，记录签名。

六、常见疾病的皮部经筋推拿技术

操作演示见视频 2-2。

（一）项痹病（颈椎病）

颈椎病是指由于颈椎间盘退行性改变、颈椎骨质增生和颈部损伤等因素引起脊柱内、外平衡失调，刺激或压迫颈神经根、椎动脉、脊髓或交感神经等组织而引起的一组症状复杂、影响广泛的临床综合征，又称颈椎综合征等。

【基本操作】

1. 舒筋活血　患者取坐位。操作者站其身后，以滚法或一指禅推法作用于患者颈部、肩部、上背部肌肉，约 5 分钟；随后，操作者一手扶患者前额部，一手拿揉颈项部，重点拿揉肌肉痉挛处，并可配合颈项部屈伸运动，反复 3～5 遍。

2. 解痉止痛　患者取坐位。操作者站其身后，用拇指按揉法作用于颈部、肩背部及肩胛骨内缘痛点，反复 3～5 遍；再用拇指按风池、风府、颈夹脊、大椎、肩井、天宗、阿是穴等穴位，每穴 1 分钟。

3. 理筋整复　患者取坐位。操作者站其身后，对棘突偏歪者进行颈椎旋转扳法，但对椎动脉型及脊髓型颈椎病患者慎用或禁用扳法。

（二）腰椎间盘突出症

腰椎间盘突出症是指由于腰椎间盘的变性、纤维环破裂，以及髓核突出刺激或压迫神经根、马尾神经所引起的以腰痛伴单侧或双侧下肢放射性疼痛等症状为特征的一种综合征，简称"腰突症"，又称为"腰椎间盘纤维环破裂症"。

【基本操作】

1. 疏经通络　患者取俯卧位。操作者站于一侧，先以滚法在脊柱两侧膀胱经施术 3～5 分钟，以腰部为重点；然后再以滚法在患侧臀部及下肢后外侧部施术，3～5 分钟。

2. 解痉止痛　患者取俯卧位。操作者站于一侧，分别以按揉、弹拨等法在患侧腰臀部及下肢后外侧施术，5～7 分钟，以改善肌肉紧张痉挛状态。

3. 行气活血　患者取俯卧位。操作者站于一侧，以拇指或肘尖点压腰阳关、肾俞、居髎、环跳、承扶、委中、阿是穴等穴位；横擦腰骶部，以透热为度。

4. 增宽间隙　患者取俯卧位。操作者站于一侧，在助手配合拔伸牵引的情况下，操作者以拇指顶推或肘尖按压患处，使椎间隙增宽，增加盘外压力，降低盘内压力，促使突出的髓核回纳，减轻突出物对神经根的压迫，并且提高腰部肌肉组织的痛阈。

5. 调整关节　患者取侧卧位。操作者站于一侧，以腰部斜扳法，左右各 1 次，以调整后关节紊乱，松解粘连，改变突出物与神经根的位置。然后再嘱患者仰卧位，强制直腿抬高以牵拉坐骨神经与腘绳肌，可起到松解粘连的作用，并可使脊椎后部和后纵韧带牵拉，增加椎间盘外周的压力，相对减轻了盘内的压力，从而迫使髓核变位或复位。

（三）慢性腰肌劳损

慢性腰肌劳损主要是指腰背部肌肉、筋膜以及韧带等软组织的慢性损伤，导致局部无菌性炎症，从而引起腰臀部单侧或双侧的弥漫性疼痛，又称"功能性腰痛""腰背肌筋膜炎"等。

【基本操作】

1. 舒筋通络　患者取俯卧位。操作者站于一侧，先以㨰法沿两侧膀胱经上下往返施术 5～6 遍，用力由轻到重；然后以双手拇指按揉肾俞、腰阳关、大肠俞、八髎等穴位，以酸胀为度，并以掌根在痛点周围按揉 1～2 分钟。

2. 行气活血　患者取俯卧位。操作者站于一侧，先以揉法在腰臀及大腿后外侧依次施术，并点按秩边、委中、承山等穴位，约 5 分钟。此法能改善局部血供，改善腰部症状。

3. 解痉止痛　患者取俯卧位。操作者站于一侧，以弹拨、点压等法施术于痛点及肌痉挛处，反复 3～5 遍，以达到提高痛阈、松解粘连、解痉止痛的目的。

4. 理筋调整　患者取俯卧位。操作者站于一侧，以小鱼际擦法直擦腰背两侧膀胱经，横擦腰骶部，以透热为度。然后患者取侧卧位。操作者面向患者站立，施腰部斜扳法，左右各 1 次。接着患者再取仰卧位，做屈髋屈膝被动运动数次，以调整腰椎后关节，解除肌肉痉挛。

（四）肩关节周围炎

肩关节周围炎是指肩关节囊及周围滑囊、韧带、肌腱等软组织损伤、退变而引起的一种慢性无菌性炎症，以肩关节疼痛、活动功能障碍和肌肉萎缩为临床主要特征，简称肩周炎，又称为"五十肩""冻结肩""肩凝症""漏肩风"等。

【基本操作】

1. 温经活血　患者取坐位。操作者站于患侧，以一手托住患者上臂使其微外展，另一手施揉法及揉法于肩臂部，重点在肩前部、三角肌部及肩后部等压痛明显处，同时配合患肢的被动外展、旋外和旋内活动，并拿捏上臂部，约 5 分钟，以温通经络。

2. 通络止痛　患者取坐位。操作者站于患侧，以点按、弹拨法依次点压、弹拨肩井、肩髃、肩前、肩贞、天宗、秉风等穴位，约 5 分钟，以酸胀为度。

3. 松解粘连　患者取坐位。操作者站于患侧，对有粘连部位或痛点视患者的疼痛耐受能力酌情施弹拨法，以解痉止痛，松解粘连。

4. 滑利关节　患者取坐位。操作者站于患侧，一手扶住患肩，另一手握住其腕部或托住肘部，以肩关节为轴心做环转摇动，幅度由小到大，反复 10 次；然后做肩关节内收、外展、后伸及内旋的扳动各 3 次。操作者施拿捏法于肩部周围，约 2 分钟，然后握住患者腕部，将患肢慢慢提起，使其上举，并同时做牵拉提抖，反复 10 次。

5. 松筋整理　患者取坐位。操作者站于患侧，以搓法从肩部到前臂，反复上下搓动 3 遍，并牵抖患肢半分钟，自肩部沿上臂外侧向下掌根推 2 次，结束治疗。

（五）膝骨关节炎

膝骨关节炎是指膝关节的退行性改变和慢性积累性关节磨损造成的一种以关节软骨的变性、破坏及骨质增生为主要病理特征的慢性关节病，又称退行性关节炎、老年性关节炎等。膝骨关节炎是最常见的骨关节炎，女性多于男性。本病属中医"骨痹"范畴。

【基本操作】

1. 舒筋通络　患者取仰卧位。操作者站于一侧，以揉法作用于大腿股四头肌，重点在髌骨上部操作，约 5 分钟；点揉鹤顶、内外膝眼、阳陵泉、血海、梁丘、伏兔、风市等穴位，约 3 分钟。

2. 活血化瘀　患者取俯卧位。操作者站于一侧，以擦法作用于大腿后侧、腘窝及小腿后侧，约 3 分钟，点按委中、承山穴数次。

3. 松解粘连　患者取仰卧位。操作者站于一侧，以按揉与弹拨法交替作用在髌韧带、内外侧副韧带，重点在鹤顶、内外膝眼、阳陵泉、血海、梁丘等穴周围进行治疗，约 3 分钟。提拿髌骨数次。以掌擦法擦患膝周围部，以透热为度。

4. 滑利关节　患者取仰卧位，屈髋屈膝。操作者站于一侧，一手扶按患膝髌骨，另一手握持小腿远端，做屈膝摇法，配合膝关节的屈伸、旋转等被动活动数次。

七、注意事项

1. 态度要和蔼，操作要认真，并注意与患者适当交流。操作过程中应密切观察患者的反应，以便适时调整手法刺激量，谨防不良反应或意外发生。

2. 要注意操作顺序及操作时间，确保时效性。操作顺序一般自上而下、从前到后、由浅入深、循序渐进，可依据病情适当调整。

3. 要注意操作要领及操作者的手法、身法、步法的协调一致。操作者要根据患者的病情合理选择操作部位或穴位，选用恰当的手法。

4. 要交代清楚疗程及其他注意事项，最大限度地争取患者的理解和支持，提高依从性。

八、常见不良反应与处理

（一）皮肤破损与瘀斑

皮肤破损是指患者在接受手法治疗时出现局部皮肤发红、疼痛、起疱等皮肤表面擦伤、出血、破损的现象。瘀斑是指患者在接受推拿手法治疗中或治疗后治疗部位的皮下出血，局部皮肤出现青紫、瘀斑现象。两者常同时发生。

1. 皮肤破损者，在损伤处立即停止手法操作，做好局部皮肤的消毒。

2. 局部小块瘀斑，一般不必处理，经过 3 天左右可以自然吸收而消失。局部青紫严重，可先制动、冷敷；待出血停止后，再在局部及其周围使用轻柔的按揉、摩法等手法治疗，并配合湿热敷（10～15 分钟），以消肿、止痛，促进局部瘀血消散、吸收。

（二）软组织损伤

软组织损伤是指软组织或骨骼肌肉受到手法直接或间接暴力，导致组织受创后出现微循环障碍、无菌性炎症，致使局部肿胀疼痛一类的创伤综合征。可立即停止治疗，注意询问和检查患者损伤情况，以便及时处理；24 小时内制动，局部冷敷。

（三）疼痛

疼痛是指患者经推拿手法操作后，特别是初次接受推拿手法治疗的患者，局部组织出现疼痛的感觉，拒按、夜间尤甚，疼痛加重。一般不需要做特别处理，停止推拿 1～2 天后疼痛症状即可自行消失。

（四）骨折脱位

骨折脱位是指操作者在推拿过程中，特别是在做运动关节类手法或较强刺激的按压手法时，因手法运用不当引起患者骨折或脱位的现象。

1. 立即停止手法操作。

2. 制动、固定，并做 X 线、CT 或 MRI 检查等以明确诊断。如不能准确判断病情时可请骨科医生会诊，做必要的针对性处理，及时进行复位、整复和固定。

（五）晕厥

晕厥是指患者在接受推拿手法治疗过程中，突然出现头晕目眩、胸闷恶心、心慌气短等表现。严重者发生四肢厥冷、出冷汗，甚至出现昏厥、晕倒等症状。应立即停止手法操作，使患者平卧于空气流通处，采取头低足高位，并让患者精神放松、配合深呼吸。轻者静卧片刻，饮温开水或糖水后即可恢复。重者，配合按揉内关、合谷，掐人中、十宣，拿肩井等，可以恢复。必要时应配合其他急救措施。

九、操作评分标准

皮部经筋推拿技术操作考核评分标准见表 2-2-1。

表 2-2-1　皮部经筋推拿技术操作考核评分标准

项目	分值	技术操作要求	评分等级 A	B	C	D	评分说明
仪表	2	仪表大方、服装整洁，不佩戴首饰，指甲符合要求	2	1	0	—	一项未完成扣1分
核对	2	核对医嘱	2	1	0	—	未核对扣2分；内容不全面扣1分
评估	5	患者年龄、性别、病情、病位	4	3	2	1	一项未完成扣1分
		既往史、皮肤、疼痛耐受程度、心理状况等	1	0	—	—	一项未完成扣1分
告知	3	解释推拿目的、简单的操作方法、推拿时间，取得患者配合	3	2	1	0	一项未完成扣1分
用物准备	6	洗手，戴口罩	3	2	1	0	未洗手扣2分；未戴口罩扣1分
		备大小合适的按摩巾	3	2	1	0	未准备扣2分；大小不合适扣1分
环境与患者准备	10	病室整洁、光线明亮	2	1	0	—	未进行环境准备扣2分；环境准备不全扣1分
		协助患者取舒适体位	2	1	0	—	未进行体位摆放扣2分；体位不舒适扣1分
		充分暴露治疗部位，必要时协助松开衣着，保暖，铺按摩巾于按摩部位	6	4	2	0	未充分暴露治疗部位扣2分；未保暖扣2分；未铺按摩巾扣2分
操作过程	50	再次核对医嘱	3	2	1	0	未核对扣2分；内容不全面扣1分
		操作者根据具体手法和操作部位选择合适的姿势体位	4	2	0	—	未选择体位扣4分；体位不合适扣2分
		根据操作部位选择合适的手法	12	8	4	0	操作部位不正确扣4分；手法不合适扣4分；操作顺序不正确扣4分
		手法力量、幅度、频率、方向变换自如，操作流畅	16	12	8	4	手法不熟练扣4分；手法幅度、频率不正确扣4分；手法操作方向不正确扣4分；手法变换不自如扣4分
		禁用暴力，推拿时间合理	4	2	0	—	手法暴力扣2分；时间不合理扣2分
		告知患者按摩部位可能会出现的得气感觉	4	3	2	0	未告知扣2分；告知不全面扣1分
		随时询问患者手法反应，及时调整手法或停止操作	4	2	0	—	未询问扣2分；手法调整不合理扣2分
		告知注意事项	3	2	1	0	未告知扣2分；告知不全面扣1分

续表

项目	分值	技术操作要求	评分等级 A	B	C	D	评分说明
操作后	6	撤去按摩巾，协助患者取舒适体位，整理床单位	2	1	0	–	一项未完成扣1分，最高扣2分
		观察局部皮肤，询问患者有无不适	2	1	0	–	一项未完成扣1分
		洗手，再次核对，记录	2	1	0	–	未记录扣2分；记录不完全扣1分
评价	6	手法选取合适、操作正确、技术熟练、局部皮肤无损伤、询问患者感受及目标达到程度	6	4	2	0	一项不合格扣2分，最高扣6分
理论提问	5	皮部经筋推拿的基本手法	5	3	1	0	回答不全面扣2分
	5	皮部经筋推拿的禁忌证	5	3	1	0	
得分							

第三节　脏腑推拿技术

一、概念

脏腑推拿技术是以按法、揉法、摩法、振法等手法作用于胸腹部、头面部等脏腑对应的体表部位，使脏腑受到手法直接刺激的推拿医疗技术。

二、目的

脏腑推拿可通过强健脾胃，促使人体气、血的生成，同时疏通经络和加强肝的疏泄功能来促进气机的调畅，这样又加强了气生血、行血、摄血的功能，进而改善和调整脏腑功能，使脏腑阴阳得到平衡。

三、适应证与禁忌证

（一）适应证

头痛、眩晕、胃痛、腹胀、泄泻、便秘、痛经等。

（二）禁忌证

1. 各种传染性疾病，如乙型肝炎、艾滋病、梅毒等。
2. 结核性和感染性疾病，如肺结核、脑炎、肺炎、肠炎等。
3. 所操作的部位皮肤有烧伤、烫伤或有皮肤破损的皮肤病。

4. 各种恶性肿瘤，特别是与施术面重合或交叉部位的肿瘤。
5. 胃、十二指肠等急性穿孔。
6. 骨折及较严重的骨质疏松症患者。
7. 月经期、妊娠期的腹部、腰骶部操作。
8. 有严重心、脑、肺病患者，有出血倾向的血液病患者。
9. 患有某种精神类疾病，不能合作的患者。
10. 大醉或过饱、过饥、过度劳累的患者。

四、操作流程

脏腑推拿技术操作流程见图2-3-1。

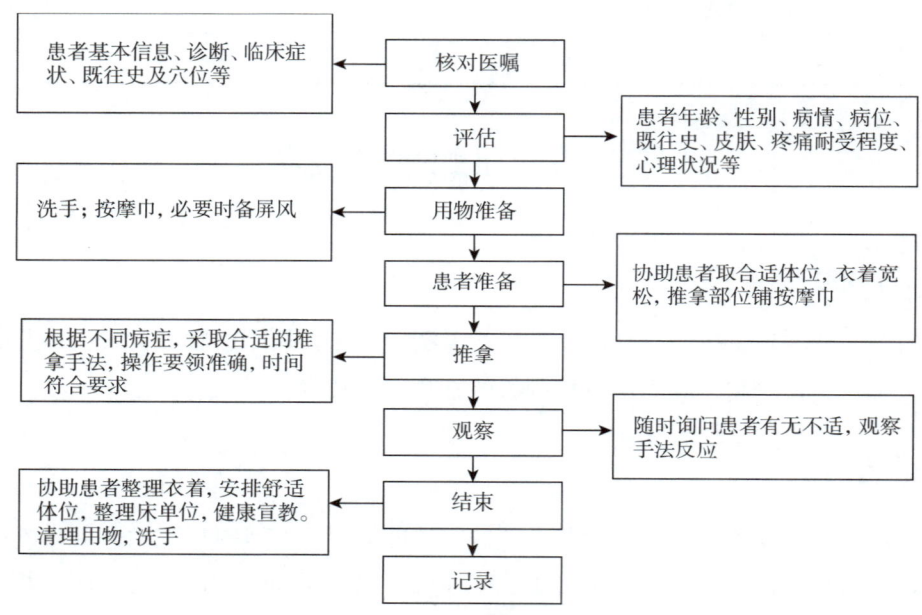

图2-3-1　脏腑推拿技术操作流程

五、操作步骤要领

（一）操作前准备

1. 明确诊断，掌握适应证　要全面了解患者病情，包括年龄、性别、病情、病位、既往史、皮肤、疼痛耐受程度、心理状况等，辨病与辨证相结合，排除推拿禁忌证，并与患者充分沟通和交流，消除患者的紧张情绪。

2. 要注意环境和个人卫生，体现人文关怀　应根据需要选择安静的治疗环境，室内光线要充足，空气要新鲜，温度和湿度要适宜。操作者的手要保持清洁和温暖，指甲须经常修剪，以免给患者带来不适甚至损伤患者皮肤。

（二）操作步骤

1. 评估　操作者着装整洁，核对医嘱，床边评估患者，并做好解释工作，以取得患者合作。
2. 准备　洗手，备齐用物，携至床旁，再次核对。
3. 体位　协助患者取合适体位，可于推拿部位铺一块大小合适的按摩巾，注意保暖（见本节"六、常见疾病的脏腑推拿技术"）。
4. 推拿　根据患者不同的病症，采取合适的推拿手法。
5. 观察　随时询问患者有无不适，观察患者对手法的反应情况。
6. 结束　推拿完毕，协助患者整理衣着，安排舒适体位，整理床单位，健康宣教。清理用物，洗手，记录签名。

六、常见疾病的脏腑推拿技术

操作演示见视频2-2。

（一）头痛

头痛通常是指局限于头颅上半部分，包括眉弓、耳轮上缘和枕外隆突连线以上部位的疼痛，为临床常见症状。可单独出现，也可兼见于多种急、慢性疾病引起。头痛一年四季、任何年龄均可发生。本病属于中医"头风""脑风"等范畴。

【基本操作】

1. 患者取坐位或仰卧位。两手大鱼际分推前额3～5遍。继之指按、指揉印堂、神庭、攒竹、鱼腰、太阳、百会、四神聪等穴位，每穴约1分钟；结合抹前额3～5遍；从前额发际处至风池穴处做五指拿法，反复3～5遍。行双手扫散法，约1分钟；指尖击前额部至头顶，反复3～6遍。

2. 患者取坐位或俯卧位。用一指禅推法沿项部膀胱经、督脉上下往返操作，结合揉、拨、推上述穴位，3～5分钟。继之拿风池穴、项部两侧肌群、肩井穴，各半分钟；在项、肩、上背部施以擦法，约2分钟。

3. 在太阳、头维穴区行一指禅推法，以较重力量按揉风池穴3～5分钟。

4. 肝阳头痛按揉肝俞、阳陵泉、太冲、行间穴，每穴约1分钟；推眉弓30次左右，两侧交替进行；扫散法操作20次。血虚头痛指按揉中脘、气海、关元、足三里、三阴交、膈俞穴，每穴约1分钟；掌摩腹部5分钟左右；擦背部督脉，以透热为度。痰浊头痛用一指禅推法推中脘、天枢穴，每穴约2分钟；摩腹部5分钟左右；指按揉脾俞、胃俞、大肠俞、足三里、丰隆穴，每穴约1分钟。肾虚头痛指按揉肾俞、命门、腰阳关、气海、关元、太溪穴，每穴 1~2 分钟；擦背部督脉、腰骶部，以透热为度。瘀血头痛分抹前额 1~2 分钟；指按揉攒竹、太阳穴，每穴 1~2 分钟；指按揉合谷、血海、太冲穴，每穴约 1 分钟；擦前额部，以透热为度。

（二）胃痛

胃痛是以上腹胃脘部近心窝处发生疼痛为主的一种脾胃系病症，古代又称为"心痛"和"心下痛"。它是临床消化道疾病常见的一个症状，多见于现代医学急慢性胃炎、溃疡病和胃肠功能紊乱等疾病。本症易反复发作，病情缠绵。

【基本操作】

1. 患者取仰卧位。操作者以一指禅推法作用于中脘、气海、天枢穴，每穴 1~2 分钟。掌摩胃脘部 5 分钟，使热量渗透于胃腑。中指揉中脘、气海、天枢穴，每穴 1 分钟，按揉足三里穴 1~2 分钟。

2. 患者取俯卧位。操作者以一指禅㨰法作用于背部脊柱两旁膀胱经第一侧线，从肝俞至三焦俞，往返 3 遍。按揉肝俞、脾俞、胃俞、三焦俞穴，每穴 1~2 分钟；拇指弹拨脾俞、胃俞穴，以左侧为主，以患者能忍受为度，每穴 1 分钟。

3. 患者取坐位。操作者以拿法作用于肩臂部，从肩井穴循臂肘而下至腕部 2 遍。按揉手三里、内关、合谷穴，每穴 1 分钟。搓肩臂，从肩部至腕部 2 遍；搓两胁，由上而下 3 遍；抹两胁，由上而下 3 遍。

（三）便秘

便秘是指大便秘结不通，排便时间延长，或虽有便意，而排便困难为主要表现的病症。本症可单独出现，也可见于多种病症中。其发病无明显季节性，也无性别和年龄的差别，但可能与饮食习惯和缺乏活动有关。它与现代医学的"习惯性便秘""直肠性便秘"等病症相似。

【基本操作】

1. 患者取仰卧位。操作者以点按法作用于中脘、天枢、大横穴，每穴 2~3 分钟。顺时针方向摩腹 8 分钟。

2. 患者取俯卧位。操作者以点按法作用于肝俞、脾俞、胃俞、肾俞、大肠俞、八髎穴，每穴 1~2 分钟。㨰法沿脊柱两侧从肝俞、脾俞到八髎穴往返治疗，约 5 分钟。按揉肾俞、大肠俞、八髎、长强穴，每穴 1 分钟。

（四）痛经

痛经是指女性在行经前后或正值行经期间，出现小腹及腰部疼痛，甚至剧痛难忍，常伴面色苍白、头面冷汗淋漓、手足厥冷、泛恶呕吐等症，并随着月经周期发作，中医学又称为"经行腹痛"。

【基本操作】

1. 患者取仰卧位。操作者以掌摩法顺时针方向按摩小腹部 5 分钟。一指禅推气海、关元穴，每穴约 2 分钟。

2. 患者取俯卧位。操作者以滚法作用于腰部脊柱两旁及骶部 5 分钟。按揉肾俞、八髎穴，每穴 1～2 分钟。掌擦法横擦八髎穴，使之有温热感。

七、注意事项

与"皮部经筋推拿技术注意事项"相同，见第 60 页。

八、常见不良反应与处理

与"皮部经筋推拿技术常见不良反应与处理"相同，见第 61 页。

九、操作评分标准

脏腑推拿技术操作考核评分标准见表 2-3-1。

表 2-3-1　脏腑推拿技术操作考核评分标准

项目	分值	技术操作要求	A	B	C	D	评分说明
仪表	2	仪表大方、服装整洁，不佩戴首饰，指甲符合要求	2	1	0	-	一项未完成扣 1 分
核对	2	核对医嘱	2	1	0	-	未核对扣 2 分；内容不全面扣 1 分
评估	5	患者年龄、性别、病情、病位	4	3	2	1	一项未完成扣 1 分
		既往史、皮肤、疼痛耐受程度、心理状况等	1	0	-	-	一项未完成扣 1 分
告知	3	解释推拿目的、简单的操作方法、推拿时间，取得患者配合	3	2	1	0	一项未完成扣 1 分
用物准备	6	洗手，戴口罩	3	2	1	0	未洗手扣 2 分；未戴口罩扣 1 分
		备大小合适的按摩巾	3	2	1	0	未准备扣 2 分；大小不合适扣 1 分
环境与患者准备	10	病室整洁、光线明亮	2	1	0	-	未进行环境准备扣 2 分；环境准备不全扣 1 分
		协助患者取舒适体位	2	1	0	-	未进行体位摆放扣 2 分；体位不舒适扣 1 分
		充分暴露治疗部位，必要时协助松开衣着，保暖，铺按摩巾于按摩部位	6	4	2	0	未充分暴露治疗部位扣 2 分；未保暖扣 2 分；未铺按摩巾扣 2 分

续表

项目	分值	技术操作要求	评分等级 A	B	C	D	评分说明
操作过程	50	再次核对医嘱	3	2	1	0	未核对扣2分；内容不全面扣1分
		操作者根据具体手法和操作部位选择合适的姿势体位	4	2	0	—	体位不合适扣2分；未选择体位扣4分
		根据操作部位选择合适的手法	12	8	4	0	操作部位不正确扣4分；手法不合适扣4分；操作顺序不正确扣4分
		手法力量、幅度、频率、方向变换自如，操作流畅	16	12	8	4	手法不熟练扣4分；手法幅度、频率不正确扣4分；手法操作方向不正确扣4分；手法变换不自如扣4分
		禁用暴力，推拿时间合理	4	2	0	—	手法暴力扣2分；时间不合理扣2分
		告知患者按摩部位可能会出现的得气感觉	4	3	2	0	未告知扣2分；告知不全面扣1分
		随时询问患者手法反应，及时调整手法或停止操作	4	3	2	0	未询问扣2分；手法调整不合理扣1分
		告知注意事项	3	2	1	0	未告知扣2分；告知不全面扣1分
操作后	6	撤去按摩巾，协助患者取舒适体位，整理床单位	2	1	0	—	一项未完成扣1分
		观察局部皮肤，询问患者有无不适	1	0	—	—	一项未完成扣1分
		洗手，再次核对，记录	3	2	1	0	未洗手扣1分；未核对扣1分；未记录扣1分
评价	6	手法选取合适、操作正确、技术熟练、局部皮肤无损伤、询问患者感受及目标达到程度	6	4	2	0	一项不合格扣2分，最高扣6分
理论提问	10	常见症状的脏腑推拿手法	5	3	1	0	回答不全面扣2分
		常见脏腑推拿的不良反应及处理	5	3	1	0	
得分							

第四节 经穴推拿技术

一、概念

经穴推拿是通过按法、点法、推法、叩击法等手法作用于经络腧穴,将机械能转化为热能,以扩张局部的毛细血管,加速血液循环,增强组织的血运,起到推动经气、调节脏腑功能等作用的推拿医疗技术。

二、目的

经穴推拿是中国传统医学中古老而独特的防治疾病的方法之一,它以中医的气血、经络和脏腑学说为理论基础,运用手法技巧直接作用于人体经络穴位上,以达到调节人体生理机能、畅通气血、消除疲劳、防治伤病的目的。

三、适应证与禁忌证

(一)适应证

推拿作为中医外治技术,可用于临床医学、康复医学、预防医学和保健医学,涵盖临床各科。

1. 骨伤科病证

(1)脊柱病证:包括落枕、颈椎病、颈椎间盘突出症、寰枢关节失稳、前斜角肌综合征、胸胁进伤、棘上(间)韧带损伤、脊椎小关节紊乱、急性腰扭伤、腰肌劳损、腰背肌筋膜炎、第三腰椎横突综合征、腰椎退行性骨关节炎、腰椎滑脱症、腰椎间盘突出症、腰骶部劳损、特发性脊柱侧弯、骶髂关节损伤等。

(2)肢关节病证:包括肩关节周围炎、冈上肌腱炎、肩袖损伤、肱二头肌长头肌腱腱鞘炎、肩峰下滑囊炎、肱骨外上髁炎、桡骨茎突狭窄性腱鞘炎、腕关节扭伤、腱鞘囊肿、腕管综合征、弹响指、指关节扭伤、髋关节滑囊炎、梨状肌综合征、臀上皮神经损伤、膝关节内(外)侧副韧带损伤、半月板损伤、髌骨软骨软化症、髌下脂肪垫劳损、膝关节创伤性滑膜炎、膝关节骨性关节炎、腓肠肌痉挛、踝关节扭伤、踝管综合征、跟痛症等。

2. 内科病证 包括感冒、咳嗽、头痛、眩晕、不寐、哮喘、胁痛、郁证、胸痹、心悸、胃脘痛、胃下垂、呕吐、呃逆、泄泻、便秘、面瘫、面肌痉挛、淋证、癃闭、阳痿、消渴(操作演示见视频2-2)、痹证、痿证、中风等。

3. 儿科病证 包括婴儿腹泻、便秘、疳积、厌食、脑性瘫痪、小儿肌性斜颈、咳嗽、哮喘、发热、感冒、遗尿、尿频、惊风、夜啼等。

4. 妇科病证　包括月经不调、痛经、闭经、慢性盆腔炎、围绝经期综合征、带下病、产后痛、产后缺乳、乳痛、乳癖等。

5. 五官科病证　包括牙痛、颞下颌关节功能紊乱征、近视、斜视、高眼压症、干眼症、慢性咽炎、慢性鼻炎、耳鸣等。

（二）禁忌证

推拿作为一种物理治疗方法，应严格掌握适应证，下列情况列为推拿禁忌证。

1. 急性传染病，如呼吸道、肠道以及结核等。

2. 皮肤有破损，如烫伤、烧伤、感染等。

3. 恶性肿瘤的局部，包括转移灶的局部。

4. 感染性疾病的局部。

5. 局部有出血以及有止血或凝血功能障碍的，如急性软组织损伤，局部仍在出血者；内脏溃疡、穿孔；血友病等。

6. 内脏器官功能衰竭或者体质极度虚弱者。

7. 严重的骨质疏松。

8. 精神疾病患者、极度疲劳或酒醉后不能配合者。

9. 经期或妊娠期妇女的腹部和腰骶部。

四、操作流程

经穴推拿技术操作流程见图 2-4-1。

五、操作步骤要领

（一）用物准备

治疗巾，必要时备纱布、介质、屏风。

（二）评估

1. 病室环境，保护患者隐私安全。

2. 主要症状、既往史、是否妊娠或处于月经期。

3. 推拿部位皮肤情况。

4. 对疼痛的耐受程度。

（三）基本操作方法

1. 核对医嘱，评估患者，做好解释，调节室温。腰腹部推拿时嘱患者排空二便。

2. 备齐用物，携至床旁。

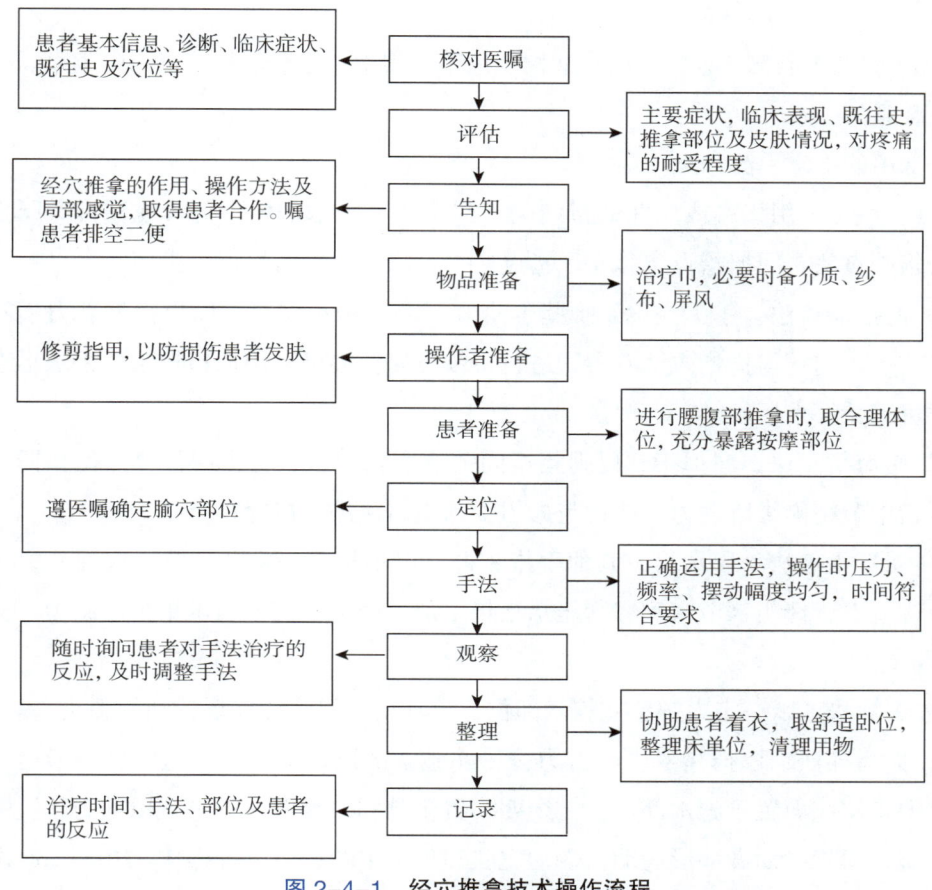

图 2-4-1　经穴推拿技术操作流程

3. 协助患者取合理、舒适体位。

4. 遵医嘱确定腧穴部位、选用适宜的推拿手法及强度。

5. 推拿时间一般宜在饭后 1～2 小时进行。每个穴位施术 1～2 分钟，以局部穴位透热为度。

6. 操作过程中询问患者的感受。若有不适，应及时调整手法或停止操作，以防发生意外。

7. 常见疾病推拿部位和穴位：

（1）头面部：取穴上印堂、太阳、头维、攒竹、上睛明、鱼腰、丝竹空、四白等。

（2）颈项部：取穴风池、风府、肩井、天柱、大椎等。

（3）胸腹部：取穴天突、膻中、中脘、下脘、气海、关元、天枢等。

（4）腰背部：取穴肺俞、肾俞、心俞、膈俞、华佗夹脊、大肠俞、命门、腰阳关等。

（5）肩部及上肢部：取穴肩髃、肩贞、手三里、天宗、曲池、极泉、小海、内关、合谷等。

（6）臀及下肢部：取穴环跳、居髎、风市、委中、昆仑、足三里、阳陵泉、梁丘、血海、膝眼等。

8.常用的推拿手法：

（1）点法：用指端或屈曲的指间关节部着力于施术部位，持续地进行点压。此法包括拇指端点法、屈拇指点法和屈示指点法等，临床以拇指端点法常用。

① 拇指端点法：手握空拳，拇指伸直并紧靠于示指中节，以拇指端着力于施术部位或穴位上。前臂与拇指主动发力，进行持续点压。亦可采用拇指按法的手法形态，用拇指端进行持续点压。

② 屈拇指点法：屈拇指，以拇指指间关节桡侧着力于施术部位或穴位，拇指指端抵于示指中节桡侧缘以助力。前臂与拇指主动施力，进行持续点压。

③ 屈示指点法：屈示指，其他手指相握，以示指第一指间关节突起部着力于施术部位或穴位上，拇指末节尺侧缘紧压示指指甲部以助力。前臂与示指主动施力，进行持续点压。

（2）揉法：以一定力按压在施术部位，带动皮下组织做环形运动的手法。

① 拇指揉法：以拇指罗纹面着力按压在施术部位，带动皮下组织做环形运动的手法。以拇指罗纹面置于施术部位上，余四指置于其相对或合适的位置以助力，腕关节微屈或伸直，拇指主动做环形运动，带动皮肤和皮下组织，每分钟操作120～160次。

② 中指揉法：以中指罗纹面着力按压在施术部位，带动皮下组织做环形运动的手法。中指指间关节伸直，掌指关节微屈，以中指罗纹面着力于施术部位上，前臂做主动运动，通过腕关节使中指罗纹面在施术部位上做轻柔灵活的小幅度的环形运动，带动皮肤和皮下组织，每分钟操作120～160次。为加强揉动的力量，可以示指罗纹面搭于中指远侧指间关节背侧进行操作，也可用无名指罗纹面搭于中指远侧指尖关节背侧进行操作。

③ 掌根揉法：以手掌掌面掌根部位着力按压在施术部位，带动皮下组织做环形运动的手法。肘关节微屈，腕关节放松并略背伸，手指自然弯曲，以掌根部附着于施术部位上，前臂做主动运动，带动腕掌做小幅度的环形运动，使掌根部在施术部位上做环形运动，带动皮肤和皮下组织，每分钟操作120～160次。在临床治疗的实际运用中，上述这些基本操作方法可以单独或复合运用，也可以选用属于经穴推拿技术的其他手法，比如按法、点法、弹拨法、叩击法、拿法、掐法等，视具体情况而定。

（3）叩击法：用手特定部位，或用特制的器械，在治疗部位反复拍打叩击的一类手法。各种叩击法操作时，用力应果断、快速，击打后将术手立即抬起，叩击的时间要短暂。击打时，手腕既要保持一定的姿势，又要放松，以一种有控制的弹性力进行叩击，使手法既有一定的力度,又感觉缓和舒适,切忌用暴力打击,以免造成不必要的损伤。

9. 操作结束协助患者着衣,安置舒适卧位,整理床单位。

(四)观察

随时询问患者有无不适和对手法的反应,观察患者局部皮肤情况,及时调整手法。

(五)整理

协助患者整理衣着,取舒适体位,整理床单位,健康宣教。洗手,记录治疗时间、手法、部位及患者反应,并签名。

六、注意事项

1. 手法操作要熟练,用力要适中,先轻后重,由浅入深,严禁暴力或蛮劲损伤皮肤筋骨;手法应协调柔和,切忌生硬粗暴,应在练习手法有一定的基础上为他人进行推拿。
2. 在推拿前要明确诊断,禁止不明病情,不分穴位,不通手法即进行推拿。
3. 患者和推拿者都应选择舒适体位,无论是卧位、坐位、俯位,都应感觉舒适。推拿者应发力自如,患者应肢体肌肉放松,以利安全、有效治疗。
4. 注意辨证取穴;循经取穴,离穴不离经;常与脏腑推拿技术组合应用。
5. 注意疾病所处的不同发展阶段,推拿治疗的方案亦有所不同,如某些骨伤科疾病在急性期伴有局部水肿、充血等局部炎症表现,常不在受伤部位行推拿手法,以防加重血肿,应予消炎镇痛药,也可辨证循经远取或在经验效穴处操作。
6. 推拿者可在患者皮肤上涂擦润滑剂,以保护皮肤,防止擦伤。介质可以是植物油、滑石粉、止痛药水、活血酒、药酒等。
7. 操作过程中,注意保暖,保护患者隐私。

七、常见不良反应与处理

推拿作为一种无创伤性物理治疗方法,没有明显的副作用,但在手法操作过程中,由于多方面因素影响,个别患者会出现某些不良反应。这些不良反应主要表现为晕厥、瘀斑和疼痛加重。

(一)晕厥

晕厥是指在推拿治疗过程中,突然出现头晕目眩、心慌气短、胸闷泛恶。严重者四肢逆冷,出冷汗,甚至出现昏厥、晕倒等症状。

1. 发生原因

(1)对患者来说,大多数是因其接受治疗时精神过度紧张、体质特别虚弱、饥饿状态、过度劳累、大量出汗后虚脱造成晕厥。

（2）对医者来说，治疗时患者体位不适，医者操作时手法操作过重、刺激过强是晕厥发生的主因。

2. 处理方法

（1）立即终止手法操作；采取平卧位或头低足高位休息，可配合掐人中、十宣，拿肩井，按揉合谷等。

（2）出现心慌气短、脸色苍白、冷汗等症状，少量频服温开水或糖水，空腹所致者可少量进食。

（3）以上方法无效者立即展开药物治疗并要求患者留院。

（二）瘀斑

瘀斑是指推拿治疗中及治疗后，治疗部位局限性皮下出血，瘀斑或血肿形成。

1. 发生原因

（1）手法操作过重，或刺激量过大，或时间过长。

（2）患者有出血或凝血功能障碍。

2. 处理方法

（1）局部小块瘀斑，一般无须处理，可自然吸收。

（2）血肿明显者，首先采取冰敷，使血管收缩止血，冰敷时间不宜超过8分钟；视出血程度在24～48小时后予以湿热敷，以消肿，促进血肿吸收。

（3）对有出血或凝血功能障碍者，终止推拿治疗。

（三）疼痛

疼痛是指患者推拿治疗后，局部皮肤出现疼痛、肿胀等不适感或原有病变部位疼痛加重。常伴随肿胀出现。

1. 发生原因

（1）手法不熟练、操作动作生硬、施术部位出汗潮湿、施术时间过长、手法刺激强度过大。

（2）患者初次接受推拿治疗或病情正处于急性期发作阶段。

2. 处理方法

（1）一般无须特别处理，经休息疼痛可自行消失。

（2）若疼痛较剧烈的，可临时性服用非甾体抗炎药止痛，局部配合湿热敷。

（3）原有病变部位疼痛加重，应该对症处理，必要时做相关检查，排除其他原因。

八、操作评分标准

经穴推拿技术操作考核评分标准见表2-4-1。

表 2-4-1 经穴推拿技术操作考核评分标准

项目	分值	技术操作要求	评分等级 A	B	C	D	评分说明
仪表	2	仪表大方，举止端庄，态度和蔼，服装、鞋帽整齐	2	1	0	—	一处不符合要求扣1分
核对	2	核对医嘱，对患者评估正确、全面	2	1	0	—	未核对扣1分；未评估扣1分
用物准备	8	洗手、戴口罩、指甲符合要求	2	1	0	—	一处不符合要求扣1分
		治疗盘、推拿巾、介质、屏风、纱布	6	5	4	3	物品缺一项扣1分
环境与患者准备	8	核对床号、姓名、诊断，解释，患者理解与配合	5	4	3	0	漏一项扣1分；不解释或解释不到位扣2分
		体位舒适合理，暴露按摩部位，保暖	3	2	1	0	一项不符合要求扣1分
操作过程	50	再次核对，准确选择腧穴及推拿手法	15	10	5	0	未核对扣5分；取穴不准确扣5分；手法选取不当扣5分
		根据腧穴部位不同选择合适手法，正确运用	15	10	5	0	手法操作不正确扣5分；摆动幅度不均匀扣5分；频率不符合要求扣5分
		用力均匀，禁用暴力，按摩时间合理	15	10	5	0	力度不均匀扣5分；用暴力扣5分；按摩时间不合理扣5分
		随时观察患者反应，及时调整手法或停止操作	5	3	2	0	未询问患者感受扣3分；未根据患者感受调整手法及力度扣2分
操作后	17	协助患者衣着，合理安排体位，整理床单位	3	2	1	0	一处不符合要求扣1分
		清理用物并归还原处，洗手	2	1	0	—	一处不符合要求扣1分
		询问患者感受及预期目标达到的程度	6	3	0	—	未询问扣3分，与预期目标相差甚远扣3分
		操作体现人文关怀，有相关健康宣教	6	4	2	0	一处不符合要求扣2分
评价	3	按要求记录及签名	3	2	1	0	未记录扣2分；记录不全扣1分
理论提问	10	经穴推拿技术的注意事项	5	3	1	0	回答不全面扣2分
		经穴推拿的常见不良反应	5	3	1	0	
得分							

第五节　导引技术

一、概念

导引技术是以易筋经、八段锦、太极拳等传统功法为主要手段指导患者进行主动训练的推拿医疗技术，以指导患者进行功法推拿训练为主，也可以在功法训练的同时进行手法治疗。

二、目的

导引技术的目的在于进行功法训练以达到扶助正气、强身健体，配合手法治疗可以增加治疗疗效。

三、适应证与禁忌证

（一）适应证

1. 外科病证　跌打损伤、颈椎病、腰椎间盘突出症、非特异性腰痛、肩周炎、肱骨外上髁炎等。

2. 内科病证　高血压、面瘫、头痛、失眠等。

（二）禁忌证

患者肢体关节有严重损伤如骨折未愈合、交叉韧带断裂、半月板破裂等，请根据患者病情酌情运用。

四、操作流程

导引技术操作流程见图 2-5-1。

五、操作步骤要领

（一）评估

1. 病室环境应宽敞，无可能绊倒的物品，温度适宜、空气流通。

2. 主要症状、既往史。

（二）操作方法

1. 核对医嘱，评估患者，做好解释，调节室温。嘱咐患者着适合运动的衣物及鞋。

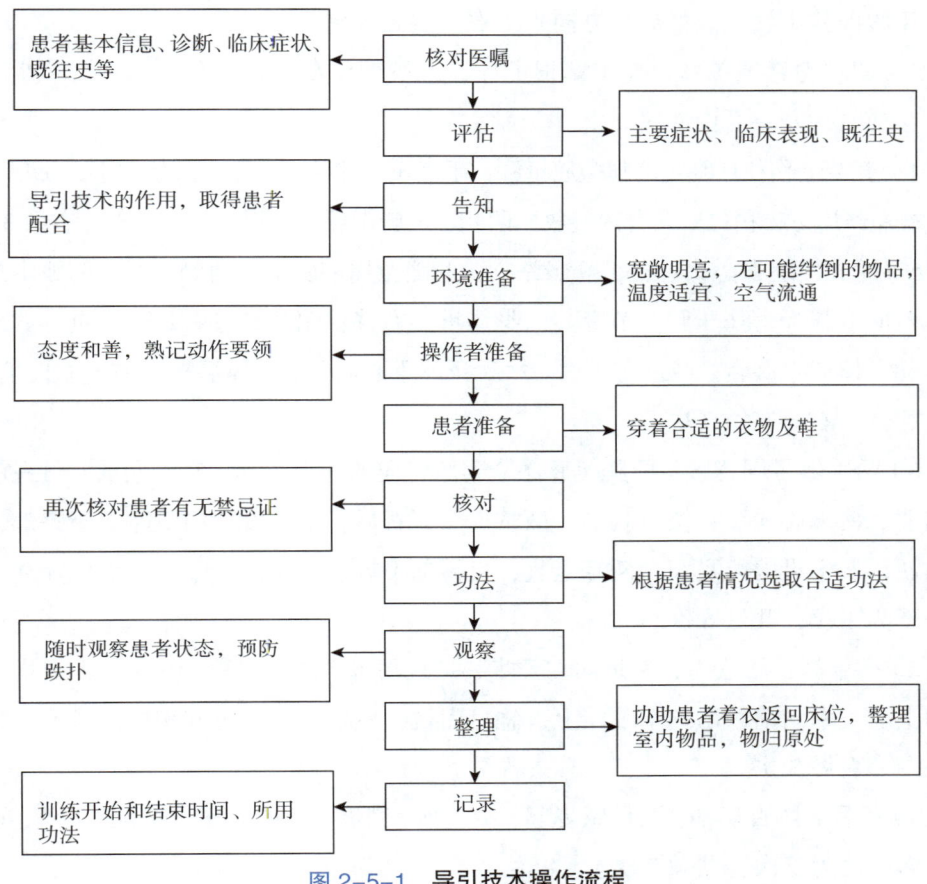

图 2-5-1　导引技术操作流程

2. 根据患者情况选取强度合适的功法及体位。

3. 态度和善，阳光大方，积极引导患者进行训练前准备。

4. 功法训练时间应选择晨起餐后 1 小时进行。

5. 过程中应时刻注意患者状态，预防跌扑的发生。熟记动作要领，引导患者充分活动。

（三）常用训练方法

1. 八段锦

【操作要领】

（1）两手托天理三焦：两掌五指分开，腹前交叉，双腿伸直，两掌上托于胸前，内旋向上托起，掌心向上，抬头目视，然后手掌停一停，目视前方。膝关节微屈，两臂下落，两掌心向上捧于腹前。这样一上一下为 1 次，共做 6 次。

（2）左右开弓似射雕：左足向左开步，两掌向上交叉于胸前。两腿马步，就像左右开弓射箭一样，右掌拉至右胸前，左掌呈八字掌（大拇指和示指呈八字，其余三指屈曲）向左推出，把弓拉到最圆，眼光盯着指尖。然后重心右移，右手划弧，左足回收，两掌捧于腹前并步站立。然后反方向来1次，共做3次。

（3）调理脾胃须单举：左手掌根上撑，上举至头左上方，右掌根下按。然后左臂下落于腹前。一左一右做3次。

（4）五劳七伤往后瞧：两腿微屈挺膝，手臂于两侧伸直，掌心外旋向上，头尽量向后转，目视左斜后方，稍停。两臂内旋收回两侧，两腿微屈，目视前方。一左一右做3次。

（5）摇头摆尾去心火：右足开步站立，两腿微屈，两掌经两侧上举，两腿半蹲为马步，两臂向双腿降落扶于膝关节上方。身体重心右移，俯身经过右足面，重心放低，由尾闾带动上体向左旋转，经过左足面。然后身体重心后移，上体后摇由右向左向前旋转，身体立起。一右一左做3次。

（6）两手攀足固肾腰：两腿挺膝站立，两臂向前向上举起，掌心向前，目视前方。两臂屈肘，两掌心向下，按至胸前，两掌反穿至背后，沿着脊背向下摩运至臀部，同时上体前屈，两掌沿腿至足面，两膝挺直，目视前下方。两掌前举上升，脊柱随之升起。一上一下为1次，共做6次。

（7）攒拳怒目增气力：左足向左开步，足蹬马步，两掌握拳于腰侧，大拇指在内，拳眼向上。左拳向前冲出，拳眼向上，怒目而视，左拳变掌，再旋腕握固成拳，收回腰处。一左一右做3次。

（8）背后七颠百病消：两足跟提起，头上顶，稍停，目视前方。两足跟下落，轻震地面。一起一落为1次，共做7次。

（9）收式：最后两掌合于腹前，呼吸均匀，周身放松。

2. 易筋经十二式

【操作要领】

（1）韦驮献杵式：自然呼吸，两腿挺膝，两足跟内侧相抵，足尖外撇，成立正姿势，躯干正直，头顶之百会穴与裆下的长强穴要成一条直线；两掌自然下垂于体侧；目平视，定心凝神；然后双手向前分抬合十，停于胸前膻中穴外，式定后约静立1分钟。

（2）横担降魔杵式：接上式；自然呼吸，两掌从胸前向体侧平开，手心朝上，成双臂一字状；同时两足后跟跷起，足尖着地，两目瞪睛平视；心平气和。式定约静立半分钟。

（3）掌托天门式：接上式；逆呼吸，两掌分别上抬，至双臂成U字状时，双肘微弯，掌心朝上，尽力上托；同时咬齿，舌抵上腭，气布胸际。式定后约静立半分钟。

（4）摘星换斗式：

右式：接上式；逆呼吸单吸不呼法，两足后跟落地，全足掌着地。左掌回收于背后，掌心朝下，尽力下按；同时扭项，目视右掌。式定后要气布胸际，深长鼻吸自由。

左式：左右手势互换，右掌下落于背后，掌心朝下，尽力下按，同时左掌自体后擎天而起，扭颈，目视左掌。式定后用逆呼吸单吸不呼法，约静立半分钟。

（5）倒拽九牛尾式：

右式：接上式；逆呼吸，右足跨前一步，成右弓步，同时右掌从体后向体前变握拳，翻腕上抬，拳心朝上停于面前。左掌顺式变拳，拳心朝上停于体后，两肘皆微屈；力在双膀，目视右拳。式定后约静立半分钟。

左式：左右手腿势互换，左腿蹬力，身体随之前移，重心落于右腿，继左足提起跨前一步，成左弓步，同时左拳从体后向体前翻抬，右拳从面前向体后翻落，成左式。式定后约静立半分钟。

（6）出爪亮翅式：接上式；逆呼吸，左腿蹬力，提左足落于右足内侧成立正姿势；同时双拳回收于腰际，拳心朝上，继而鼻吸气，挺身，怒目，双拳变立掌，向体前推出，掌心朝前，掌根尽力外挺；自然鼻呼气，双掌再变握拳，从原路回收于腰际，拳心向上；再鼻吸气，双拳变立掌前推。

（7）九鬼拔马刀式：

右式：接上式；顺呼吸，右拳变掌从腰际外分上抬，至大臂与耳平行时，拔肩，屈肘，弯腰，扭项，右掌心朝内停于左面侧前，如抱头状；同时左拳变掌，回背于体后，尽力上抬。式定后约静立半分钟。

左式：左右手势互换，左臂伸直，左掌从体后向体侧上抬，同时右臂伸直，右掌顺式从头后经体侧下落，成左式。式定后约静立半分钟。

（8）三盘落地式：接上式；自然呼吸，左足外开成马步，同时左掌下落，右掌从体后往体前上抬，至两掌心朝上于胸前相遇时，即外翻，双肘微屈，掌心朝下按力于双膝之前外侧。式定后舌抵上腭，瞪睛，注意牙齿，静蹲0.5~1分钟。

然后双腿起立，两掌翻为掌心朝上，向上托抬如有重物；至高与胸平时，再翻为掌心朝下，变马步，再成8式。凡三起三落，共蹲桩静立1.5~3分钟。

（9）青龙探爪式：

右式：接上式；顺呼吸，两目平视，左足回收于右足内侧，成立正姿势；鼻呼，左掌自胸前变拳，顺式回收于腰际，右掌自胸前变爪，五指微屈，力周肩背，向体左伸探。

左式：左右手势互换，鼻吸，俯身，腰前屈，右爪从左至右经膝前围收；鼻呼，直身，变握拳停于腰际，同时左拳变爪，从腰际向体右伸探。左右式反复做3遍。

（10）打躬式：接上式；顺呼吸，上右足平行于左足内侧，距离约与肩宽；然后变为弓腰，垂脊，挺膝。头部探于胯下，同时两肘用力，两掌心掩塞两耳两掌夹抱后脑，意在双肘尖。

（11）卧虎扑食式：

右式：接上式；逆呼吸，两目平前视，上式结式为双拳停于腰际。右足向前迈一大步。左足跟掀起，足尖着地，成右弓步；同时俯身、拔脊、塌腰、昂头，两臂于体前垂直，两掌十指撑地，意在指尖。式定后约静立半分钟。

左式：身体起立，左足向前跨一大步，成左弓步，做卧虎扑食左式，凡动作相反，为左右互换。式定后约静立半分钟。

（12）掉尾式：接上式；顺呼吸，挺膝，十趾尖着地，两手下落，微屈，两掌相附，手心拒地；同时瞪目视鼻准，昂头，塌腰垂脊，凝神益志，意存丹田。式定后足跟落地，再掀起，三次后即伸膀挺肘一次；共足跟顿地21次，伸膀7次；然后起立，成立正姿势。

3. 简化24式太极拳

【操作要领】

（1）起式：太极起式要自然，含胸拔背头顶悬。屈膝松腰向前看，松肩垂肘气丹田。

（2）左右野马分鬃：野马分鬃抱球起，一前一按斜上举。弓步向前似猫行，虚实转换要清晰。

（3）白鹤亮翅：白鹤亮翅展翅娇，左按右挑至眉梢。右实左虚足尖点，沉肩坠肘要记牢。

（4）搂膝拗步：搂膝拗步斜中行，一手按膝一手拥。坐腕舒掌朝前打，分清虚实转换灵。

（5）手挥琵琶：手挥琵琶抱在胸，左前右后身前迎。右实左虚足跟点，沉肩坠肘要记清。

（6）左右倒卷肱：坠身退步倒卷肱，撤步足尖点地行。退步之后成虚步，转腰松胯手前拥。

（7）左揽雀尾：棚手前举要撑圆，将手用劲在掌中。挤手着力在手背，按手劲起在腰功。

（8）右揽雀尾：棚手前举要撑圆，将手用劲在掌中。挤手着力在手背，按手劲起在腰功。

（9）单鞭：左手推出拉单鞭，右手钩子在后边。弓步足跟先着地，虚实转换记心间。

（10）云手：云手三进上下翻，一左一右在面前。

（11）单鞭：左步横跨数两次，再拉单鞭又一遍。

（12）高探马：高探马上拦手穿，左拦右边马上边。足尖点地左虚步，沉肩垂肘要记全。

（13）右蹬足：右蹬足式腿上功，力发腰部要记清。左足站立身要稳，右足提起向前蹬。

（14）双峰贯耳：双峰贯耳两笔圆，二拳钳形在眼前。

（15）左蹬足：提膝弓步向前迈，转身左足蹬一番。

（16）左下式独立：下式独立随峰连，一钩一掌往前穿。

（17）右下式独立：下式独立随峰连，一钩一掌往前穿。

（18）左右穿梭：摇化单臂向上送，一托一推手上功。弓步向前两斜角，左右穿梭一般同。

（19）海底针：海底金针手下插，左按右插顶勿斜。左虚右实足尖点，气沉丹田松腰胯。

（20）闪通臂：闪通臂上托架功，右架左推向前拥。提膝弓步向前迈，松胯松腰记心中。

（21）转身搬拦捶：转身搬拦捶向前，右搬左拦莫等闲。右足外撇左足进，弓步捶打护肘间。

（22）如封似闭：如封似闭护正中，前后仰俯不可行。向后下按足尖跷，向前双手朝前拥。

（23）十字手：十字手法变无穷，两臂环抱交在胸。右足要向左足靠，松腰垂肘腰要松。

（24）收式：收式下按不可匆，太极合手式完成。伏九寒暑勤习练，日久天长见奇功。

六、常见不良反应与处理

导引技术多数为中低强度的有氧运动，为非介入手段，主要不良反应常见因肌肉力量不足而出现的系列症状。

疼痛是指在锻炼过程中突然出现身体关节疼痛。

1. 发生原因

（1）患者本身患有较严重的关节退行性病变。

（2）所选功法超出患者肌肉力量承受范围。

2. 处理

（1）休息和恢复：首要之务是给予身体充分的休息时间。避免进一步的导引或其他剧烈运动，以允许受累肌肉或组织得到修复。

（2）冷热疗法：采用冰敷和热敷的交替应用，即所谓的冷热疗法。冰敷有助于减轻炎症和肿胀，而热敷则促进血液循环和肌肉松弛。

（3）限制活动：在疼痛时避免剧烈活动，但可以进行一些轻度的有氧运动，以防止肌肉僵硬。避免过度使用受伤区域，以免造成进一步的损伤。

（4）专业咨询：如果疼痛持续或加重，建议寻求专业医生或物理治疗师的意见。

七、操作评分标准

导引技术操作考核评分标准见表2-5-1。

表2-5-1 导引技术操作考核评分标准

项目	分值	技术操作要求	评分等级 A	B	C	D	评分说明
仪表	2	仪表大方，举止端庄，态度和蔼，服装、鞋帽整齐	2	1	0	-	一处不符合要求扣1分
核对	2	核对医嘱	2	1	0	-	一处不符合要求扣1分
评估	5	遵照医嘱要求，对患者评估正确、全面	5	4	3	2	一项未完成扣1分
用物准备	6	洗手、戴口罩	3	2	1	0	一处不符合要求扣1分
		宽敞明亮、温度适宜、空气流通	3	2	1	0	未确认环境扣3分；确认不全面扣1分
环境与患者准备	6	核对床号、姓名、诊断，解释，患者理解与配合	3	2	1	0	未核对患者信息扣2分；未与患者沟通扣1分
		选取合适体位，嘱咐患者着正确衣物	3	2	1	0	未选择合适体位扣3分；嘱咐内容不全面扣1分
操作过程	50	根据患者情况选择合适功法	15	10	5	0	选取难度不合适扣10分
		根据选择的功法正确指导运动	25	20	15	0	动作不标准每个动作扣5分，最多扣25分
		阳光大方，积极引导患者进行活动	5	3	2	0	态度消极扣3分；动作不熟练扣2分
		随时观察患者状态，预防跌扑发生	5	3	1	0	未做预防扣5分；未观察患者状态扣2分
操作后	16	协助患者返回床位	3	2	1	0	未协助扣3分
		整理室内物品，归还原处	2	1	0	-	不符合要求扣2分
		患者感受及预期目标达到的程度	5	3	1	0	未评价扣5分；未询问患者感受扣2分
		操作体现人文关怀，有相关健康宣教	6	3	0	-	未体现人文关怀扣3分；未做健康宣教扣3分
评价	3	按要求记录及签名	3	2	1	0	未记录扣3分；记录不全扣1分
理论提问	10	八段锦的操作要领	5	3	1	0	回答不全面扣2分
		太极拳的操作要领	5	3	1	0	
得分							

第六节　小儿推拿技术

一、概念

小儿推拿学是运用中医学理论和临床知识，研究用手法作用于小儿体表穴位，预防和治疗儿科常见疾病的一门临床学科，是中医推拿学的重要组成部分。它是随着整个中医学的发展，经历了漫长的历史时期逐渐形成、发展起来的非药物治疗的专门学科。古代医家在长期的医疗实践中积累了丰富的理论知识和宝贵的临床经验，使其在推拿学中自成体系，独具特色，千百年来为小儿的健康作出了不可磨灭的贡献。随着社会的发展，人们重新认识让疾病不药而愈的自然医疗方法的优越性时，小儿推拿更加备受世人瞩目，在当今的小儿保育和疾病防治中继续发挥着重要作用。

二、目的

小儿推拿是一种中医外治疗法。以中医基础理论为指导，根据小儿的生理病理特点，运用手法作用于体表特定穴位或部位，调整脏腑、经络、气血等功能，达到防治疾病目的。

三、适用证与禁忌证

（一）适应证

1. 消化系统：厌食、腹泻、腹痛、呕吐、便秘、疳积、小儿口疮病、地图舌等。
2. 呼吸系统：发热、咳嗽、哮喘、鼻炎、扁桃体炎等。
3. 神经系统：脑性瘫痪、臂丛神经损伤、癫痫、重症肌无力等。
4. 肌肉骨骼系统：小儿斜颈、髋部扭伤、桡骨头半脱位。
5. 精神和行为障碍：夜惊症、多动秽语综合征、多动症、儿童孤独症等。
6. 泌尿生殖系统：遗尿、尿潴留。
7. 小儿保健及预防。

（二）禁忌证

小儿推拿属于外治疗法，安全稳妥，运用广泛且疗效显著。尽管如此，小儿推拿也有一些禁忌证，应严格掌握。

1. 急性传染病，如猩红热、水痘、肝炎、肺结核等。
2. 出血性疾病及正在出血和内出血的部位。
3. 骨与关节结核和化脓性关节炎，以及骨折、脱位、肿瘤等情况。

4. 各种皮肤病患处，以及烧伤、烫伤和皮肤破损的局部。

5. 极度虚弱的危重病患者和严重的心脏、肝、肾疾病。

6. 诊断不明，不知其治疗原则的疾病。

四、操作流程

小儿推拿技术操作流程见图 2-6-1。

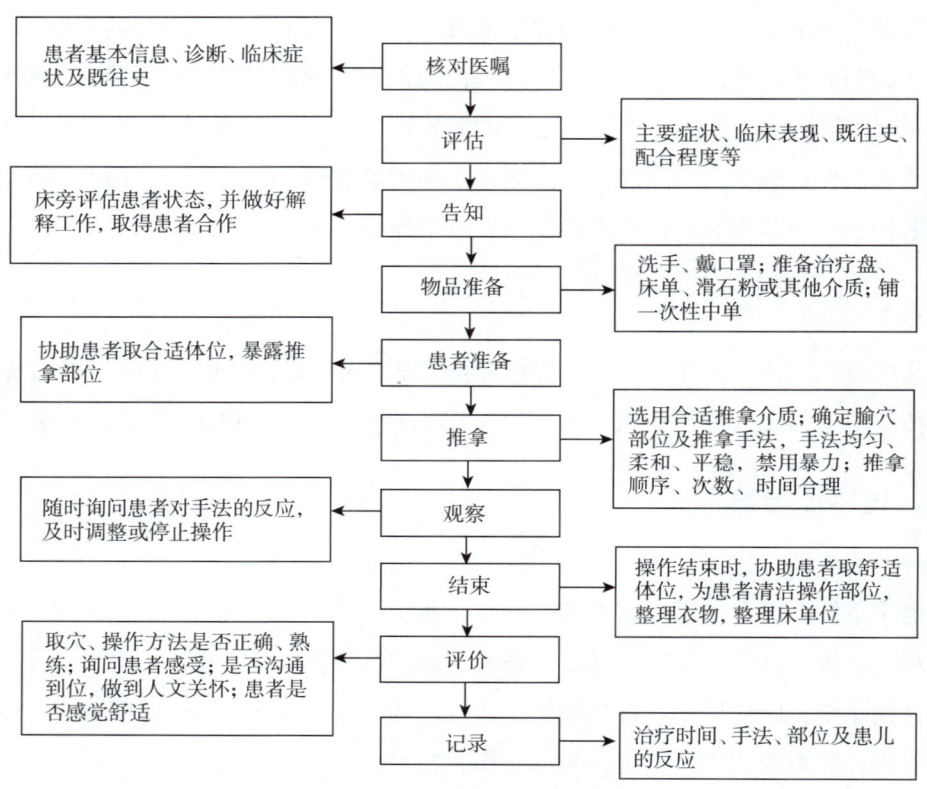

图 2-6-1　小儿推拿技术操作流程

五、操作步骤要领

（一）评估

操作者着装整洁，核对医嘱，评估患者，并做好沟通工作，以取得患者合作。

（二）准备

洗手，根据患儿情况备齐用物，如推拿介质滑石粉、爽身粉、薄荷水、葱姜水、凉水、外用药膏等，并再次核对。

（三）体位

铺一次性中单，协助患者取合适体位，暴露推拿部位，如头面、胸腹部可选仰卧位，手部推拿可选仰卧位或者坐位，背部推拿选俯卧位等。同时注意保暖，必要时屏风遮挡。

（四）推拿

根据手法要求和穴位的不同，准确定位腧穴部位及推拿手法，并使用介质、正确运用手法。手法均匀、柔和、平稳，禁用暴力。推拿顺序、次数、时间合理（见"六、常见小儿疾病的推拿技术"）。

（五）观察

随时询问患者有无不适，症状有无缓解。

（六）结束

推拿完毕，协助患者整理衣着，安排舒适体位，整理床单位，健康宣教。清理用物，洗手，记录、签名。

六、常见小儿疾病的推拿技术

（一）便秘

便秘是大便秘结不通，排便时间延长，或欲大便而艰涩不畅的一种病症。小儿便秘主要是由于饮食不节，过食辛热厚味，以致肠胃积热，气滞不行，或于热病后耗伤津液，导致肠道燥热，津液失于输布而不能下润，或者身体虚弱，气血亏虚，大肠传送无力，血虚则津少不能滋润大肠等原因，导致大便秘结，难于排出。

【基本操作】

1. 患儿取仰卧位。顺时针摩腹 2 分钟，揉天枢穴 100 次，按揉膊阳池、足三里穴各 100 次。

2. 患儿取俯卧位。推下七节骨 100 次，揉龟尾穴 200 次，捏脊 10 次。

3. 患者取坐位。实证便秘加清大肠 300 次，退六腑 200 次。虚证便秘加补脾经 300 次。

（二）夜啼

小儿白天正常，入夜则啼哭，或每夜定时啼哭，哭后仍能入睡，或啼哭不止，甚则通宵达旦者，称夜啼。多见于半岁以内的乳婴儿。婴儿因夜间饥渴或尿布潮湿等因素所致之夜间啼哭，不属本病的范畴。

【基本操作】

1. 患儿取仰卧位。补脾经 300 次，清肝经 200 次，捣小天心 200 次，掐揉五指节 3~5 遍。

2. 患儿取仰卧位。脾寒者加推三关 300 次，摩腹 100 次；心热者加清天河水 200 次，清小肠 200 次。惊恐者加清天河水 200 次，揉百会穴 100 次。

（三）发热

发热是儿童常见的一种症状，是指体温异常升高。以临床上常见的外感发热为例，其主要是由于小儿体质偏弱，抗邪能力不足，加之寒热不知调节，家长衣物增减不及时，易为风寒外邪所侵，邪气侵袭体表，而致外感发热。

【基本操作】

患儿取仰卧位。清肺经 300 次，清天河水 300 次；推攒竹、推坎宫、揉太阳各 200 次；风寒者加推三关 200 次，掐揉二扇门、拿风池各 100 次。风热者加推脊、多清天河水以清热解表。

（四）咳嗽

外感或脏腑功能失调导致肺气宣降失常，肺气上逆，发出咳声或伴咯痰的病症称为咳嗽。咳嗽是肺系疾病的主要症状之一。以外感咳嗽为例。

【基本操作】

患儿取仰卧位。开天门、推坎宫、揉太阳、推攒竹各 200 次。推揉膻中、揉乳旁、揉乳根、揉肺俞、分推肩胛骨各 100 次。清肺经、平肝经各 300 次。风寒者加推三关、掐揉二扇门各 100 次；风热者加清天河水 200 次；痰多喘咳，有干、湿性啰音加推小横纹，揉掌小横纹各 200 次。

七、注意事项

1. 治疗过程中要认真操作，态度和蔼，耐心细致，仔细观察。

2. 操作前应准备各种推拿介质及消毒用品。

3. 操作者应保持两手清洁，指甲修剪圆润，防止操作时伤及小儿（拇指甲可稍长些）。

4. 天气寒冷时，要保持两手温暖，可搓热后再操作，以免凉手刺激患儿，产生惊惧，影响治疗。

5. 治疗室内要空气流通，温度适宜，清静整洁，尽量减少不必要人员。

6. 操作时，应先用柔和的手法，争取患儿配合，再按要求治疗。

7. 惊厥的患儿，施术后，如症状仍不减轻，一方面当使其侧卧，以压舌板置其口中，使呼吸通畅，防止发生窒息；另一方面，及时请有关科室会诊处理，以免贻误病情。

8. 每推拿完一名患儿后，要清洗双手，保持清洁，避免交叉感染。

八、常见不良反应与处理

小儿推拿无药物毒副作用的弊端，运用手法作用于小儿体表穴位，疗效显著。但小儿推拿应严格遵守操作规范，遵循适应证、禁忌证要求，同时对危、急、重病证者应慎用。

九、操作评分标准

小儿推拿技术操作考核评分标准见表2-6-1。

表2-6-1 小儿推拿技术操作考核评分标准

项目	分值	技术操作要求	评分等级 A	B	C	D	评分说明
仪表	2	仪表端庄、态度和蔼	1	0	-	-	不符合要求扣1分
		服装、鞋帽整洁，指甲符合要求	1	0	-	-	一项不符合要求扣1分
核对	2	核对医嘱	2	1	0	-	未核对扣2分；内容不全面扣1分
评估	5	评估患儿基本情况，是否有禁忌证	5	4	3	2	一项未完成扣1分
告知	3	介绍并解释相关操作，争取患者理解与配合	3	2	1	0	一项未完成扣1分
用物准备	6	洗手，戴口罩	2	1	0	-	一项未完成扣1分
		备齐并检查用物，治疗盘、床单、滑石粉（或其他介质）	4	3	2	1	少备一项扣1分；未检查一项扣1分，最高扣4分
环境与患者准备	10	病室整洁、光线明亮	2	1	0	-	未进行环境准备扣2分；环境准备不全扣1分
		协助患者取舒适体位，俯卧位要将上衣口袋、裤子口袋内物品取出	2	1	0	-	未进行体位摆放扣2分，体位不舒适扣1分，未提示取出物品扣1分，最高扣2分
		充分暴露治疗部位，保暖，保护隐私	6	3	0	-	未充分暴露治疗部位或暴露推拿部位不正确扣3分；未保暖扣3分；未保护隐私扣3分
操作过程	50	洗手，再次核对医嘱	3	2	1	0	未核对扣2分；内容不全面扣1分
		根据手法要求和穴位的不同，准确定位腧穴部位及推拿手法，正确运用手法和介质	12	9	6	3	腧穴部位不准确扣3分；手法运用不正确一处扣3分；推拿过程中未使用介质扣3分
		手法均匀、柔和、平稳，禁用暴力	15	12	9	6	操作不规范，酌情扣分，如用力不均匀扣3分

续表

项目	分值	技术操作要求	评分等级 A	B	C	D	评分说明
操作后	6	推拿顺序、次数、时间合理（依据具体手法而定。譬如：临床一般推法、揉法操作次数较多，而摩法时间较长；掐法则重、快、少，在掐后常继以揉法，通常放在治疗最后操作）	12	9	6	3	推拿顺序、次数、时间不合理，酌情扣分，如推拿时间过长或过短扣3分
		随时询问患者对手法的反应，及时调整或停止操作	2	1	0	—	未询问扣2分；询问不全面扣1分
		操作结束时，协助患者取舒适体位，为患儿清洁操作部位，整理衣物	4	2	0	—	未安置体位扣2分；未清洁及整理衣物扣2分
		洗手，再次核对	2	1	0	—	未洗手扣1分；未核对扣1分
		用物按《医疗机构消毒技术规范》处理	2	1	0	—	处置方法不正确扣1分/项，最高扣2分
		整理床单位；洗手	2	1	0	—	未整理床单位扣1分；未洗手扣1分
		记录	2	1	0	—	未记录扣2分；记录不全扣1分
评价	6	流程合理、取穴准确、手法正确、操作熟练、询问患者感受	6	4	2	0	一项不合格扣2分，最高扣6分
理论提问	10	不同手法的操作部位	5	3	1	0	口述含糊或错误，酌情扣分，回答不全面扣2分
		不同手法的操作禁忌证	5	3	1	0	
得分							

第七节　器械辅助推拿技术

一、概念

器械辅助推拿技术又称器械按摩法，是以特定器具、器械辅助推拿的医疗技术。器械辅助推拿技术中，常用木料、牛角、金属、塑料或其他材料加工成一定形状，医者手持器械作用于人体，代替手进行按法、点法、揉法、推法、拍击法、弹拨法、刮法等操作。

二、目的

发挥推拿手法和器械两者的协同作用，以增强推拿手法的力度，扩大其作用范围，使其作用于手法不能或难以达到的部位或深度，减轻操作者的劳动强度。

三、适应证和禁忌证

（一）适应证

适用范围包括推拿临床各种适应证和相关疾病。

1. 骨伤科疾病及外科疾病　颈椎病、落枕、肩周炎、急性腰扭伤、腰肌劳损、腰椎间盘突出症、软组织扭伤、退行性膝关节炎、各型骨折及关节脱位的恢复治疗；骨性关节炎、腓肠肌痉挛、踝关节扭伤、踝管综合征、跟痛症等。肠粘连、慢性前列腺炎、慢性阑尾炎、下肢静脉曲张、乳痈等。

2. 内科疾病　头痛、感冒、哮喘、胃脘痛、失眠、泄泻、便秘、中风后遗症、尿潴留等。

3. 儿科疾病　发热、咳嗽、泄泻、呕吐、疳积、惊风、痛证、便秘、脱肛、肠套叠、遗尿、夜啼、小儿麻痹后遗症、小儿肌性斜颈等。

4. 妇科疾病　产后缺乳、痛经、闭经、月经失调、子宫脱垂、慢性盆腔炎等。

5. 五官科疾病　近视、麻痹性斜视、鼻炎、耳聋、耳鸣等。

（二）禁忌证

禁忌证包括一般推拿治疗的禁忌证。

1. 急性传染病，如呼吸道、肠道传染病以及结核等。

2. 皮肤有破损，如烫伤、烧伤、感染等。

3. 恶性肿瘤的局部，包括转移灶的局部。

4. 感染性疾病的局部。

5. 局部有出血以及有止血或凝血功能障碍的，如急性软组织损伤，局部仍在出血者；内脏溃疡、穿孔；血友病等。

6. 内脏器官功能衰竭或者体质极度虚弱者。

7. 严重的骨质疏松。

8. 精神疾病患者、极度疲劳或酒醉后不能配合者。

9. 经期或妊娠期妇女的腹部和腰骶部。

另外，由于器械辅助推拿在一般推拿上增加了刺激强度，因此更强调体质过度虚弱者、小儿及有出血倾向或有严重凝血功能障碍者不宜使用。

四、操作流程

器械辅助推拿技术操作流程见图 2-7-1。

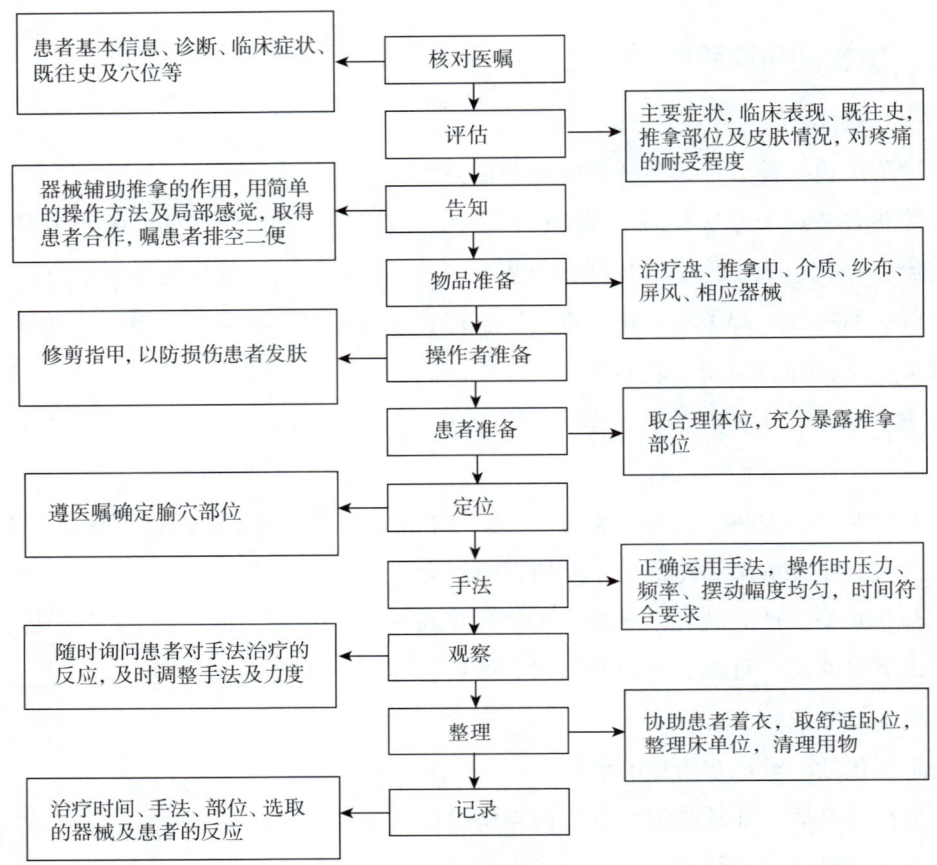

图 2-7-1　器械辅助推拿技术操作流程

五、操作步骤要领

（一）评估

操作者着装整洁，核对医嘱，床边评估患者，并做好解释工作，以取得患者合作。

（二）准备

洗手，备齐用物，携至床旁，再次核对；铺一次性中单，注意保暖，必要时屏风遮挡。

（三）体位

协助患者取合适体位，暴露推拿部位。体位选择有利于患者心身放松、舒适、安全的体位并有利于疾病治疗需要和医者推拿操作。

(四)手法

由于器械能够增大术者的手法强度,所有手法都须注意:力量先轻后重,使其达到肌肉深度组织,使患者产生酸、麻、胀、痛感为宜。撤力时也仍须缓慢减轻力量。

1. 揉法　手持特定器具置于施术部位或穴位上,沉肩,腕关节放松,呈微屈或水平状,以肘关节为支点,前臂做主动运动,带动腕关节并使特定器具在体表施术部位上做轻柔灵活的环旋揉动。频率为每分钟 120～160 次。

2. 点法　手持特定器具置于施术部位或穴位上,腕关节悬屈,前臂主动发力进行点压。

3. 压法　手持特定器具置于施术部位或穴位上,腕关节悬屈,以腕关节为支点,做与施术部位相垂直的按压。当按压力达到所需的力度后,要稍停片刻,即所谓的"按而留之",然后松劲撤力,再做重复按压,使按压动作既平稳又有节奏性。

4. 拨法　手持特定器具置于施术部位或穴位上,腕关节悬屈,以特定器具深按于治疗部位,下压至一定的深度,做与肌纤维、肌腱或韧带成垂直方向的单向或来回拨动,或往返拨动。

5. 拍击法　手持特定器具(如棒、拍等),以其前 1/3 为击打着力面,腕关节适度放松,上下挥臂,平稳而有节律性地平击施术部位。

(五)观察

随时询问患者有无不适,观察患者局部皮肤情况。

(六)结束

治疗完毕,协助患者整理衣着,安排舒适体位,整理床单位,健康宣教。清理用物,洗手,记录、签名。

六、注意事项

包括使用一般推拿技术时的注意事项,如下。

(一)术者

1. 仪表端正,接待患者有礼有节;推拿操作掌握分寸,自然得体。

2. 注意个人卫生,推拿操作结束要洗手,尤其是做擦法操作后或在足部操作后;不宜浓妆异香;要勤剪指甲,以免指甲过长或有分叉,刺痛患者或伤皮出血等。

3. 推拿操作时不宜戴手表、戒指、手链及其他饰物,以免擦伤患者皮肤或钩破衣服。

4. 站立操作时应含胸拔背,蓄腹收臀,两腿呈弓步姿势,通过胯部的扭转来调节适合推拿操作的姿势,不宜脚步过多地移动,以免显得杂乱无序。

5. 推拿操作时要保持精神饱满、集中,身心放松,使患者在轻松的环境下接受推拿治疗。

6. 要掌握患者的心理，通过看、听及手下的触觉来体察患者的反应。推拿时如患者皱眉，发出"啧、啧"的声音，扭动体位回避手法刺激或手下感觉肌肉收紧等，表示可能手法刺激过重，应及时调整刺激强度。

7. 推拿时可通过交流沟通，及时了解患者的思想状况，做好心理疏导，帮助患者消除顾虑。

8. 当推拿手法更换时，要协调连贯，避免断续停顿，或忽轻忽重，忽快忽慢，使患者难以适应。

9. 给异性患者治疗时应有操作者和第三方在场，治疗隐私部位或有较大风险时，应提前告知并获得患者同意，必要时需要签署书面知情同意书。

（二）患者

1. 注意个人清洁卫生，衣服潮湿或身上有汗时不宜操作，以免损伤皮肤。

2. 推拿治疗时应穿棉质衣裤，松紧要适宜，穿脱要方便；不宜穿奇装异服或过度暴露的衣服，不宜穿裙子推拿，以免影响推拿操作；不宜穿面料昂贵的衣物，以免损坏或污染。

3. 妥善保管好贵重物品，如钱包、戒指、手表、手链及其他首饰，以防失窃或损坏，造成经济损失。

4. 推拿前排空大、小便，以防中途硬忍或出现意想不到的事情。

5. 选择好合适的体位，以利于推拿操作，配合完成推拿治疗。

6. 需要做特殊手法操作时，应配合操作需要，如进行擦法操作时裸露部分要充分，以免污染衣服，或影响操作。

7. 过饥、过饱、过度疲劳时不宜推拿治疗；精神紧张、大汗淋漓、情绪不稳定时，不宜马上进行推拿，应待缓解后才能操作。

8. 在推拿过程中出现胸闷、心慌、心跳突然加快或减慢、出汗过多等异常情况，应立即告诉医生，以便立即停止推拿，采取相应措施。

（三）环境

1. 操作环境内应有合理的空间和回旋余地，治疗床与治疗床之间不宜过度拥挤，以免妨碍推拿操作；卧姿治疗与坐姿治疗最好有独立的空间，以免相互影响。

2. 保持环境内整齐清洁，尤其是诊疗台、治疗床、治疗椅上要收拾整洁，保持舒适的诊疗环境。

3. 推拿时要用治疗巾，避免不文明操作。床单、枕套、治疗巾要勤换勤洗，努力创造条件实行一人一单、一人一巾、一单一巾一操作，避免交叉感染。

4. 保持一定的室温，诊室内应配备必需的风扇和取暖设备，有条件的应安装冷暖空调。不宜在温度过低或过高的环境下推拿，以防患者感冒或中暑，同时也影响推拿疗效和推拿操作。

5.操作环境内应设有保护隐私的装置，如移动式挂帘、屏风等，以满足女性患者或特殊人群检查或治疗的需要。

6.保持室内良好的通风和照明，按照院内感染防治的要求对诊室实行紫外线消毒。

另外，由于器械辅助推拿在一般推拿上增加了刺激强度，再次强调使用器械辅助推拿技术时，须随时注意患者的承受能力。

七、常见不良反应与处理

由于器械辅助推拿技术仍以推拿技术为主，器械多用于增大刺激量，故其常见不良反应多与刺激量过大有关。

（一）晕厥

晕厥是指在推拿治疗过程中，突然出现头晕目眩、心慌气短、胸闷泛恶。严重者四肢厥冷，出冷汗，甚至出现昏厥、晕倒等症状。

1.发生原因

（1）患者精神过度紧张；或体质虚弱；或饥饿状态；或过度劳累，大量出汗后虚脱。

（2）治疗时患者体位不适；医者操作时手法操作过重、刺激过强。

（3）患者自身基础疾病所致等。

2.处理方法

（1）立即终止手法操作；采取平卧位或头低足高位休息，可配合掐人中、十宣，拿肩井，揉合谷等。

（2）询问病史及进行体格检查，结合辅助检查，如心电图、指尖血糖测定等，明确诊断并寻找导致晕厥的病因，对症处理。

（3）必要时送急诊收入院系统救治。

（二）瘀斑及血肿

瘀斑及局部血肿是指推拿治疗中及治疗后，局限在治疗部位的皮下出血，初期可能为局部肿块，时间较长后形成瘀斑。

1.发生原因

（1）手法操作过重或刺激量过大、时间过长。

（2）患者有出血或凝血功能障碍。

2.处理方法

（1）局部小块瘀斑及血肿，一般无须特殊处理，可自然吸收；如患者要求处理，局部小血肿形成 1 小时内可采用局部按压促进吸收；瘀斑可在产生 12～24 小时后予局部湿热敷。

（2）血肿明显者，首先采取冰敷，使血管收缩止血，冰敷时间不宜超过 8 分钟；视出血程度在 24～48 小时后予以湿热敷，以消肿散瘀，促进血肿吸收。

（3）对有出血或凝血功能障碍者，终止推拿治疗。

（三）疼痛

疼痛是指患者推拿治疗后，局部皮肤出现疼痛、肿胀等不适感；或原有病变部位疼痛加重。

1. 发生原因

（1）手法不熟练，操作动作生硬；或施术部位出汗潮湿；或施术时间过长，手法刺激强度过大。

（2）患者初次接受推拿治疗；或病情正处于急性期发作阶段。

2. 处理方法

（1）一般无须特别处理，经休息疼痛可自行消失。

（2）若疼痛较剧烈的，可临时性服用非甾体抗炎药止痛，局部配合湿热敷。

（3）原有病变部位疼痛加重，应该对症处理，必要时做相关检查，排除其他原因。

八、操作评分标准

器械辅助推拿技术操作考核评分标准见表 2-7-1。

表 2-7-1　器械辅助推拿技术操作考核评分标准

项目	分值	技术操作要求	评分等级 A	B	C	D	评分说明
仪表	2	仪表大方，举止端庄，态度和蔼，服装、鞋帽整齐	2	1	0	-	一处不符合要求扣 1 分
核对	2	核对医嘱	2	1	0	-	未核对扣 2 分；核对不全面扣 1 分
评估	2	对患者评估正确、全面	2	1	0	-	未评估扣 2 分；评估不全面扣 1 分
用物准备	6	洗手、戴口罩、指甲符合要求	2	1	0	-	一处不符合要求扣 1 分
		治疗盘、推拿巾、介质、屏风、纱布、相应器械	4	3	2	1	物品缺一项扣 1 分，最高扣 4 分
环境与患者准备	8	核对床号、姓名、诊断、解释，取得患者理解与配合	5	4	3	0	漏一项扣 1 分；不解释或解释不到位扣 2 分
		体位舒适合理，暴露按摩部位，保暖	3	2	1	0	一项不符合要求扣 1 分

续表

项目	分值	技术操作要求	A	B	C	D	评分说明
操作过程	50	再次核对，准确选择腧穴、推拿手法以及对应辅助器械	15	10	5	0	未核对扣5分；取穴不准确扣5分；手法选取不当扣5分；器械选取不当扣5分
		根据腧穴部位不同选择合适手法及对应辅助器械，正确运用	15	10	5	0	手法不正确每穴扣5分；摆动幅度不均匀扣5分；频率不符合要求扣5分
		用力均匀，禁用暴力，按摩时间合理	10	5	0	—	力度不均匀扣5分；时间不符合要求扣5分
		随时观察患者反应，及时调整手法或停止操作	10	8	6	4	未询问患者感受扣2分，未根据患者感受调整手法及力度每穴扣2分
操作后	17	协助患者衣着，合理安排体位，整理床单位	3	2	1	0	一处不符合要求扣1分
		清理用物并归还原处，洗手	2	1	0	—	一处不符合要求扣1分
		询问患者感受及预期目标达到的程度	6	3	0	—	未询问扣3分；与预期目标相差甚远扣3分
		操作体现人文关怀，有相关健康宣教	6	4	2	0	一处不符合要求扣2分
评价	3	按要求记录及签名	3	2	1	0	未记录扣2分；记录不全扣1分
理论提问	10	器械辅助推拿的适用范围和注意事项	10	8	5	0	回答不全面扣5分；回答含糊扣2分；未答出扣10分
得分							

第八节　膏摩技术

一、概念

膏摩疗法是由"膏"和"摩"两部分组成。"膏"是指将中药经过一定的加工而制成的药膏，"摩"是指推拿按摩手法。中药膏摩疗法是在中医基础理论的指导下，将辨证处方后的中药制成药膏，涂抹在治疗部位的表面，再运用一定的推拿按摩手法进行治疗的一种方法。

二、目的

中药膏摩疗法是将药物外治和局部按摩有机地结合在一起，发挥药、摩的综合作用，以达到疏通经络、促进气血运行、调整脏腑功能、治愈疾病、增强人体免疫力的目的。

三、适应证与禁忌证

（一）适应证

1. 胃脘痛、关节痛、痛经、腰背痛、卒腹痛等痛症。
2. 膝骨性关节炎、肩背肌筋膜炎、尺骨鹰嘴滑囊炎、强直性脊柱炎等炎症。
3. 小儿咳喘、感冒、肺功能康复等。
4. 便秘、腹胀、小儿厌食症、小儿伤食泻等。

（二）禁忌证

1. 局部皮肤破溃、皮肤传染病等。
2. 有出血倾向者慎用。
3. 妇女妊娠期、月经期，以及腹膜炎、未明确诊断的腹痛等禁止腹部膏摩治疗。
4. 对药物过敏者。

四、操作流程

膏摩技术操作流程见图 2-8-1、视频 2-3。

视频 2-3　中药膏摩技术

五、操作步骤要领

（一）评估

操作者着装整洁，核对医嘱，床边评估患者，并做好解释工作，以取得患者合作。

（二）准备

1. 洗手，备齐用物，携至床旁，再次核对。
2. 膏剂的选择：根据不同的病证，选择不同的中药膏剂。膏剂均应经过医生的辨证。
3. 膏剂的制作：磨成粉末状的中药方剂过筛，凡士林加热与之混匀，调成稀糊，冷却后凝固备用。

（三）体位

协助患者取合适体位，暴露操作部位，铺中单，注意保暖，保护患者隐私，屏风遮挡。

（四）选穴及手法

1. 腹部　辨证取穴。取适量膏剂于神阙穴，用手掌将药膏均匀推开，进行开穴 1 分钟，随后沿腹部顺时针紧推慢移，力量适中，持续 10～15 分钟，使热量渗透。

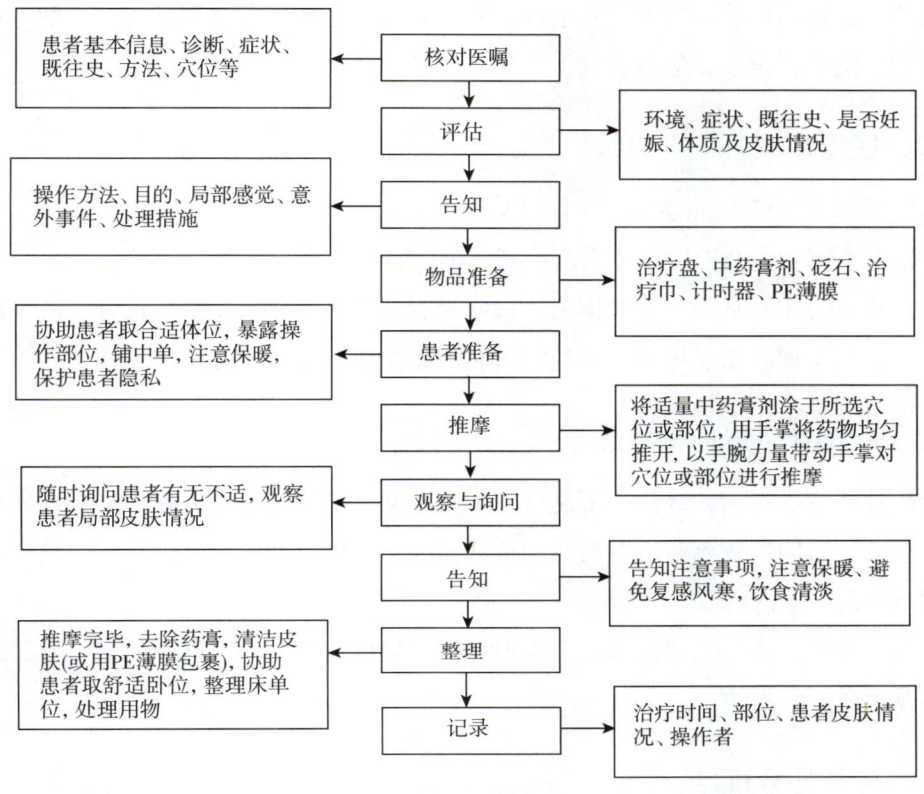

图 2-8-1 膏摩技术操作流程

2. 背部　腰背部沿脊柱及其两侧的膀胱经、夹脊穴、骶髂关节周围进行往复推摩 10 分钟。

3. 操作要领

（1）采用同身寸方法选取穴位。

（2）将适量中药膏剂涂于所选穴位，用手掌将药膏均匀推开，范围应多出穴位边缘 2cm，膏剂的厚度以 2mm 为宜，以手腕关节力量带动手掌对穴位进行推摩。

（3）根据辨证推摩手法分为补、泻两种。补法逆时针推摩，泻法顺时针推摩。实证患者宜快，虚证患者宜慢，根据患者感受随时调整。

（4）每次推摩时间 10～15 分钟。

（五）观察

随时询问患者有无不适；观察患者局部皮肤情况，皮肤微红属正常现象，若出现红疹、破损等现象停止操作，报告医生，配合处理。

（六）结束

推摩完毕，去除药膏，清洁皮肤或根据患者意愿用 PE 薄膜包裹于药膏上 2 小时后再去除药膏,清洁皮肤,协助患者整理衣着,安排舒适体位,整理床单位,健康宣教。清理用物,洗手,记录、签名。

六、注意事项

1. 膏剂的厚度以 2mm 为宜。

2. 推摩力度均衡适中,以不引起患者不适为宜。

3. 操作过程中,加强与患者沟通,询问患者感受、操作力度是否适宜,观察局部及全身情况,若出现红疹、瘙痒及其他不适时停止操作,并报告医生,配合处理。

七、常见不良反应与处理

中药膏摩疗法安全、绿色,不良反应少,偶见过敏反应主要表现为局部皮肤瘙痒、发红、丘疹,多因药物刺激皮肤所致。可适当缩短每次推摩治疗时间,亦可延长两次治疗的间歇时间。

皮损:去除药膏,生理盐水清洁皮损部位,碘伏消毒,保持局部清洁干燥,必要时无菌纱布覆盖。

八、操作评分标准

中药膏摩技术操作考核评分标准见表 2-8-1。

表 2-8-1 中药膏摩技术操作考核评分标准

项目	分值	技术操作要求	评分等级				评分说明
			A	B	C	D	
仪表	2	仪表端庄、戴表	2	1	0	-	未戴表扣 1 分;仪表不符合要求扣 1 分
核对	2	核对医嘱	2	1	0	-	未核对扣 2 分;内容不全面扣 1 分
评估	6	临床症状、既往史、药物过敏史、月经史	4	3	2	1	一项未评估扣 1 分
		操作部位皮肤情况、对疼痛的耐受程度	2	1	0	-	一项未评估扣 1 分
告知	4	解释作用、简单的操作方法、局部感受、操作前排空二便,取得患者配合	4	3	2	1	一项未告知扣 1 分

续表

项目	分值	技术操作要求	评分等级 A	B	C	D	评分说明
用物准备	6	洗手，戴口罩	2	1	0	—	未洗手扣1分；未戴口罩扣1分
		备齐并检查用物	4	3	2	1	少备一项扣1分；未检查一项扣1分
环境与患者准备	8	病室整洁、光线明亮	2	1	0	—	未进行环境准备扣2分；环境准备不全扣1分
		协助患者取舒适体位	2	1	0	—	未进行体位摆放扣2分；体位不舒适扣1分
		暴露操作部位，用垫巾保护衣物，注意保暖，保护隐私	4	2	1	0	未保护患者衣物扣1分；未注意保暖扣1分；未保护隐私扣2分
操作过程	50	核对医嘱	2	1	0	—	未核对扣2分；内容不全面扣1分
		以"推拿按摩"的手法涂抹膏剂于局部皮肤	10	8	6	2	手法不正确扣4分；涂抹不均匀扣4分；时间不足扣2分
		推拿按摩相应穴位	10	8	6	0	手法不正确扣4分；取穴不正确扣2分/穴
		操作过程中力度均匀、询问患者力度是否适宜	10	8	4	0	力度不均匀扣6分；未询问患者感受扣2分
		揉摩结束后，清洁皮肤，根据患者要求可在施膏部位覆盖PE薄膜2小时，注意保暖，询问感受	8	6	4	2	未清洁皮肤扣6分；皮肤清洁不到位扣2分；敷膜不美观扣2分；未询问患者感受扣2分
		操作完毕，协助患者着衣，安排舒适体位，整理床单位	4	3	2	0	未协助着衣扣1分；体位不舒适扣2分；未整理床单位扣1分
		询问患者对操作的感受，告知注意事项	4	2	0	—	未询问感受扣2分；未告知注意事项扣2分
		消手，再次核对	2	1	0	—	未消手扣1分；未核对扣1分
操作后	6	用物按《医疗机构消毒技术规范》处理	2	1	0	—	处置方法不正确扣1分/项。最高扣2分
		洗手	2	1	0	—	未洗手扣2分；洗手不规范扣1分
		记录	2	1	0	—	未记录扣2分；记录不完全扣1分
评价	6	流程合理、取穴准确、手法正确、操作熟练、询问患者感受	6	4	2	0	一项不合格扣2分；出现皮肤损伤扣6分

续表

项目	分值	技术操作要求	评分等级 A	B	C	D	评分说明
理论提问	10	中药膏摩的适应证	5	3	1	0	回答不全面扣2分/题；未掌握扣5分/题
		中药膏摩的注意事项	5	3	1	0	
得 分							

第三章
刮痧类技术

第一节　刮痧疗法概要

刮痧疗法又称"挑痧"，是《黄帝内经》砭石疗法、刺络疗法的一种。其是指在中医经络腧穴理论指导下，用边缘光滑的刮痧板、铜钱、水牛角、纽扣或瓷匙等钝圆形器具蘸药酒、刮痧油、凡士林或清水等介质在患者皮肤表面相应的经络腧穴做反复刮动、摩擦，使皮肤局部出现红色粟粒状，或暗红色出血点或现紫红色、暗红色的血斑等"痧"样变化，具有活血透痧、疏通经络、调节脏腑、祛邪排毒等功能，从而达到防病治病目的的一种具有中医特色的非药物外治法。

一、历史源流

刮痧是中医学宝库中非药物治疗方法之一，属于中医外治法。刮痧疗法有着十分悠久的历史，相传此种疗法起源于旧石器时代，人类在日常生活和劳动实践中发现，用手或者石片抚摩、捶击身体表面的某一部位，能使疾病得到缓解，久而久之，逐步形成了砭石治病的方法，这也是"刮痧"疗法的雏形。公元1337年元代医家危亦林撰成的《世医得效方》有文字记载刮痧的记录，对"搅肠沙"进行了论述："心腹绞痛，冷汗出，胀闷欲绝，俗谓搅肠沙。"当时的"痧"字写作"沙"。最早"沙"是指一种病证。到了明代医学家张凤逵在《伤暑全书》中才将"沙"字变成了"痧"。《伤暑全书》中记载，对于痧症这个病的病因、病机、症状都有具体的描述。唐代时人们就有用苎麻刮治痧病的记载。宋代民间已广泛地应用汤匙、铜钱等硬质物蘸水或油刮背部，以治疗感冒、腹痛、发热等症的经验。元明时期，刮痧疗法得到了进一步的发展，传统刮痧疗法在世间得到了广泛的应用，例如用瓷调羹蘸香油刮背使邪气随降的方法。明代医书《医学正传》中记载："治痧证，或先用热水搭臂膊而以苎麻刮之。"其意思是治疗痧症，蘸热水搭在胳膊上，用苎麻团刮，中医称这种方法为"戛掠"，戛就是刮的意思。明清诸多医家的医著中多有痧症的记录。如清代郭志邃著有《痧胀玉衡》一书，王庭在序中所说：

"先是乡人用粪秽感痧，例制用钱蘸油而刮，然行之大都为妇人，为名医所不道。"其完整地记录了百余种各类痧症，从临床证候、病因病机，到辨证以及治疗方法均有较为系统的总结，对后世刮痧疗法有极大的影响。

刮痧疗法在民间有长期的实践，后因为疗效显著逐渐被越来越多的医家重视并丰富发展，刮痧治疗范围已在传统刮痧主要治疗痧症的基础上广为扩大，已能治疗内科、妇科、男科、儿科、外科、皮肤科、伤科、眼科等11大类400多种病症。

二、作用机理

刮痧是以脏腑经络学说为理论指导，《灵枢·经脉》篇中所言："经脉者，所以能决生死，处百病，调虚实，不可不通。"经络是人体气血运行的主要通道，也是人体生理病理信息的主要传递通路。而《灵枢·海论》说："凡十二经脉者，内属于脏腑，外络于肢节。"《素问·皮部论》记载了人体肌肤和经络与脏腑在生理和病理上都是相互联系的。《黄帝内经》有云："皮者脉之部也，邪客于皮则腠理开，开则邪入客于络脉，络脉满则注于经脉，经脉满则入舍于府藏也。"可以把人体看作一个有机的整体，由体表、经络、脏腑构成。刮痧疗法是通过刺激人体体表的经络腧穴，使阻滞经络的邪气从肌肤表面散开，起到调畅气机、疏经通络、活血祛瘀、调节脏腑气血等作用，从而恢复脏腑功能而防治疾病的一种治疗方法。

三、器具与材料

（一）刮痧板

刮痧板是刮痧的主要器具。在刮痧工具上，用精制的水牛角、玉石、砭石等刮板取代了过去的铜钱、瓷片等。常用的刮痧板有半圆形、长方形、鱼形、三角形、椭圆形等，可根据刮拭不同的部位选择不同形状的刮痧板。

1.牛角类　牛角类刮痧板临床上尤以使用水牛角为多。水牛角味辛、咸、寒，辛可发散行气、活血消肿；咸能软坚润下；寒能清热解毒、凉血定惊。其药性与犀牛角相似，常为犀牛角的代用品。水牛角刮痧板质地坚韧、光滑耐用、原料丰富、加工简便，具有发散行气、清热解毒、活血化瘀的作用。注意事项：忌热水长时间浸泡、火烤或电烤；刮痧后需要立即把刮板擦干，涂上橄榄油，并存放于刮板套内。

2.玉石类　玉，性平味甘，入肺经，润心肺，清肺热。《本草纲目》记载：玉具有清音哑、止烦渴、定虚喘、安神明、滋养五脏六腑的作用。古人常将玉制品佩戴在手腕、颈部及胸部。玉石具有润肤生肌、清热解毒、镇静安神、辟邪散浊等作用。其质地温润光滑，便于持握。因其触感舒适，适宜面部刮痧。注意事项：用完后要注意清洁，避免碰撞，避免与化学试剂接触。

3. 砭石类　砭石采用的材质是泗滨浮石，这种石材含有多种微量元素，红外辐射频带极宽，可以疏通经络、清热排毒、软坚散结，并能使人体局部皮肤增温。用于刮痧的砭石刮痧板边厚小于3mm。注意事项：因砭石可能含有有害物质，购买时需要认真辨别真伪。

（二）刮痧介质

刮痧时涂以润滑剂不但可减轻疼痛，加速病邪外排，还可保护皮肤，预防感染，使刮痧安全有效。

1. 液体类　主要有凉开水、植物油（如芝麻油、茶籽油、菜籽油、大豆油、花生油、橄榄油）、药油（如红花油、跌打损伤油、风湿油）等，不仅可防止刮痧板划伤皮肤，还可起到滋润皮肤、开泄毛孔、活血行气的作用。另外，还可以根据病情选用具有清热解毒、活血化瘀、通络止痛等作用的中草药，煎成药液。注意事项：刮痧油宜避火使用和保存，皮肤过敏者禁用，外伤、溃疡、瘢痕、恶性肿瘤局部禁用。

2. 乳膏类　选用质地细腻的膏状物质，如凡士林、润肤霜、蛇油、扶他林乳膏等。亦可将具有活血化瘀、通络止痛、芳香开窍等作用的中药提取物制备成乳膏剂使用。注意事项：避光，阴凉干燥处保存，宜根据病情需要选择适当的刮痧介质，如扶他林乳膏有镇痛、抗炎作用，用于风湿性关节疾病疗效较好。

四、原则与方法

（一）刮痧的补泻

刮痧疗法分为补法、泻法和平补平泻法。补和泻是相互对立、作用相反又相互联系的两种手法。其与刮拭力量的轻重、速度的快慢、时间的长短、刮拭的长短、循经方向等诸多因素有关。

1. 补法

（1）按压力度小，速度慢，刺激时间较长，顺经脉方向刮拭。

（2）痧痕点数少。

（3）刮拭后加温灸。

临床多用于年老、体弱者，久病、重病或形体瘦弱的虚证患者。

2. 泻法

（1）按压力度大，速度快，刺激时间较短，逆经脉运行方向刮拭。

（2）痧痕点数多。

（3）刮拭后可加拔罐。

临床多用于年轻、体壮者，新病、形体壮实的患者。

3. 平补平泻法　亦称平刮法，介于补法和泻法之间。具体有3种。

（1）刮拭按压力度大，速度慢。

（2）刮拭按压力度小，速度快。

（3）刮拭按压力度及速度均适中。

常用于正常人的保健、虚实不明显或虚实夹杂患者的治疗。

（二）刮痧手法

刮痧的方向要由上到下、由内到外，要单方向刮拭，不能来回刮。一般来说，刮痧时的刮拭顺序依次为头部、颈部、背部（胸椎部、腰椎部、骶椎部）、胸部、腹部、上肢部、下肢部。根据刮痧的用力程度、速度、方向等，还可以将刮痧分为轻刮法、重刮法、快刮法、慢刮法、直线刮法、弧线刮法、逆刮法、摩擦法等。

1. 轻刮法　刮痧板接触皮肤面积大，速度慢、下压力量小。患者一般无疼痛等不适，适用于年老体弱、妇女、儿童及颜面部的刮拭。

2. 重刮法　刮痧板接触皮肤面积小，速度快、下压力量大。以患者能承受为宜，适用于身强体壮及后背部、脊柱两侧、双下肢及骨关节肌肉较丰满处。

3. 快刮法　刮拭的次数每分钟30次以上，力量有轻重之别。力量重、速度快，多用于体质强壮的人；力量轻、速度快，多用于体质虚弱或整体保健的人。主要刮拭背腰部、胸腹部、下肢等部位，以舒适为度。

4. 慢刮法　刮拭的次数每分钟30次以内，力量也有轻重之别。力量重、速度慢，多用于体质强壮的患者，主要刮拭腹部、关节部位和一些疼痛明显的部位；力量轻、速度慢，多用于体质虚弱或面部保健的患者，主要刮拭背腰部正中、胸部、下肢内侧等部位，以不感觉疼痛为度。

5. 直线刮法　也称直板法，就是利用刮痧板的上下边缘在体表进行直线刮拭。一般用右手拿住刮痧板，拇指放在刮痧板的一侧，示指和中指或其余四指全部放在刮痧板的另一侧，与体表成45°角，刮痧板薄的一面1/3或1/2与皮肤接触，利用腕力下压并向同一方向直线刮拭，要有一定长度。此种方法适用于对身体比较平坦部位的经脉和穴位如背部、胸腹部和四肢部位。

6. 弧线刮法　刮拭方向呈弧线形，刮拭后体表出现弧线形的痧痕，操作时刮痧板多循肌肉走行或骨骼结构特点而定。对胸部肋间隙、颈项两侧、肩关节前后和膝关节周围刮痧多用此法。

7. 逆刮法　刮痧方向与常规的由里向外、由上向下方向相反，即由下向上或由外向里进行刮拭。多用于下肢静脉曲张、下肢浮肿或按常规方向刮痧效果不理想的部位。逆刮法操作宜轻柔和缓，从近心端部开始逆刮，逐渐延长至远心端，其方向是由远心端向近心端。其目的是促进静脉血液回流，减轻水肿或疼痛。

8. 摩擦法　将刮板的边、角或面与皮肤直接紧贴或隔衣、布进行有规律的旋转移动或直线往返移动的刮拭，使皮肤产生热感为度并向深部渗透。其左右移动的力量大于垂直向下的压按用力。操作时动作轻柔、移动均匀，可快可慢，一个部位操作完成后再进行下一个部位。多用于对麻木、发凉或绵绵隐痛部位刮痧，如肩胛内侧、腰腹部。

9. 梳刮法　使用刮痧板或刮痧梳子，从前额发际处及双侧太阳穴处向后发际处做有规律的单方向刮拭。刮痧板或梳子与头皮成 45° 角，轻柔和缓地刮拭。常用于头晕、头痛、失眠的治疗。

10. 点压法　也称点穴手法，多用于对穴位或痛点的点压，与按摩法配合使用，用刮痧板的厚边角与皮肤成 90° 角，力量逐渐加重，以耐受为度，保持数秒后快速抬起，重点操作 5～10 次。此法适用于肌肉丰满、刮痧力量不能深达或不宜直接刮拭的部位和骨骼关节凹陷部位，如环跳、委中、犊鼻、水沟穴以及背部脊柱棘突之间等。它是一种较强的刺激手法，具有镇静止痛和解痉作用，多用于实证。

11. 按揉法　是用刮痧板在皮肤经络穴位做点压按揉，向下有一定压力，点下后做往复来回或顺逆旋转的手法。操作时刮痧板紧贴皮肤不移，频率较慢，每分钟 50～100次。常用于足三里、内关、太冲、涌泉、太阳穴等穴位。

12. 角刮法　使用特制的角形刮痧板，让刮痧板的棱角接触皮肤，并成 45° 角，自上而下或由里向外刮拭，手法要灵活，不宜生硬。适宜于四肢关节、脊柱双侧、骨突周围、肩部穴位（如风池、内关、合谷等穴位）。

13. 边刮法　是最常用的一种刮痧方法。将刮痧板的两侧长条棱边或厚边或薄边与皮肤接触成 45° 角进行刮拭。适用于腹部、背部、下肢等。

五、常见不良反应

（一）晕痧

出现心慌汗出、头晕、眼前发黑、恶心欲吐或突然昏倒等。立即停止刮痧，使患者取平卧位，给予吸氧，饮用适量温糖开水，神昏者可指按人中、百会等穴。

（二）皮损

注意刮痧力度，及时询问患者感受。一旦出现皮肤破损应立即停止刮痧，涂抹皮肤消毒剂避免感染。

六、研究现状

通过文献检索发现，对刮痧的研究大多是在20世纪90年代以后，且大多数都是临床研究型文献，缺乏系统研究，从论文设计方面也缺乏严谨性，随机对照设计不规范，导致文献质量普遍不高。刮痧疗法的规范研究具有重要的指导意义，今后在临床设计研究上还需要提高。此外，对刮痧的作用机制的研究还不够深入，实验研究更少，因此要把临床与实验研究结合起来，促进刮痧疗法在临床中高质量发展。

第二节　刮痧技术

一、概念

刮痧是指在中医经络腧穴理论指导下，用边缘钝滑的器具如刮痧板、铜钱、瓷匙、水牛角、檀香木板等钝圆形器，蘸上水、刮痧油、凡士林或润滑剂等介质，在人体某一部位的皮肤相应的经络腧穴上进行反复刮动、摩擦，使局部皮肤出现红色粟粒状或暗红色痧斑或痧痕等"痧"样变化的一种外治法（图3-2-1）。

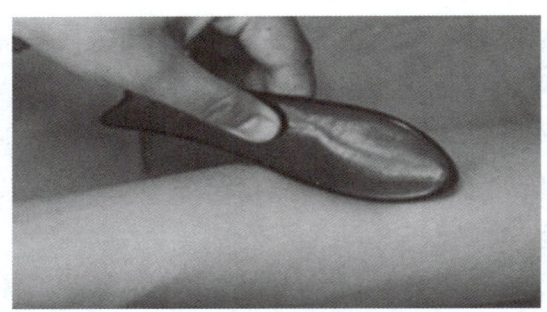

图3-2-1　刮痧技术

二、目的

通过运用一定的工具刮摩人体皮肤，作用于人体经络腧穴，产生一定的刺激作用，使机体气血流畅、疏通腠理、通调营卫、补虚泻实、和谐脏腑，从而达到防病治病的目的。

三、适应证与禁忌证

（一）适应证

1.颈肩腰腿痛、头痛、咳嗽、失眠、眩晕等。

2. 夏秋季各种急性疾病，如中暑、腹泻、呕吐、痢疾等。

3. 痛经、月经不调、小儿积滞、耳鸣耳聋等。

（二）禁忌证

1. 重症心脏病、肾衰竭、出血倾向者、皮肤破损处、大血管明显处。

2. 女性经期或妊娠期。

3. 形体过于消瘦、过度疲劳、过饥过饱均不宜刮痧。

4. 小儿囟门未闭合者禁刮。

5. 皮肤有感染、溃疡、瘢痕、肿瘤的部位禁刮。

四、操作流程

刮痧技术操作流程见图 3-2-2、视频 3-1。

视频 3-1 刮痧技术

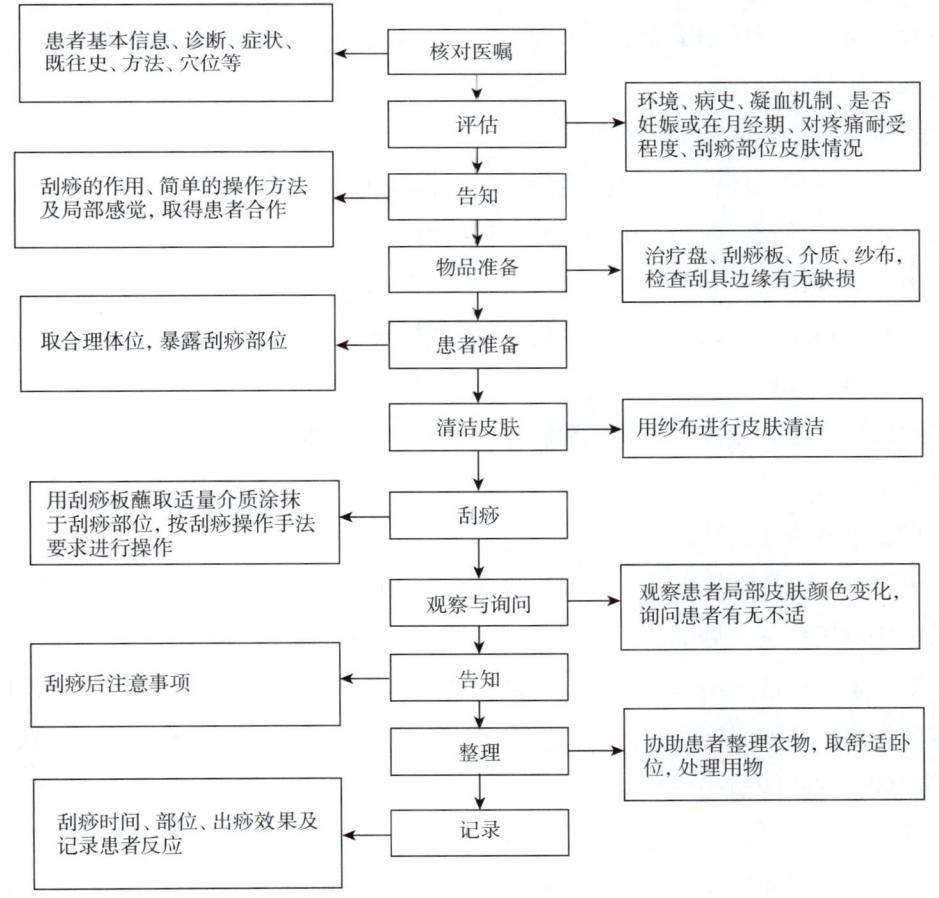

图 3-2-2 刮痧技术操作流程

五、操作步骤要领

（一）评估
操作者着装整洁，洗手，核对医嘱，床边评估患者，做好解释工作，以取得患者合作。

（二）准备
洗手，备齐用物，携至床旁，再次核对。

（三）体位
协助患者取合适体位，暴露刮痧部位，注意保暖，必要时屏风遮挡。

1. 仰卧位　适用于头面部、颈部、胸腹部、四肢前侧。

2. 俯卧位　适用于头颈部、肩背部、腰部、四肢后侧。

3. 侧卧位　适用于一侧的面部，肩部和四肢的外侧部，胸部肋间隙，背部肋间隙。

4. 俯伏坐位　适用于头颈项部，肩背部及上肢部，下肢部及后侧部。

5. 仰靠坐位　适用于头面部，颈前及喉骨两旁，胸部肋间隙等部位或穴位。

（四）定位
1. 根据医嘱，正确选择刮痧部位。

2. 一般先刮颈项部，再刮脊柱两侧，然后再刮胸部及四肢。

3. 刮背时应向脊柱两侧，由肋间隙呈弧线由内向外刮。

（五）检查刮具
检查刮具边缘是否光滑，有无缺损，以免划伤患者。

（六）涂抹介质
在刮痧部位皮肤涂抹润滑剂（刮痧油、精油、凡士林）。

（七）刮痧
1. 根据患者辨证，结合补泻原则选择不同的经穴手法。

2. 一手正确握持刮痧板，一般拇指放在刮痧板的一侧，其余四指放在刮痧板的另一侧，另一手固定患者刮痧部位，使刮具与刮拭方向保持45°～90°角。

3. 根据患者病情及刮痧部位选择适合的刮痧方法。一般选择从上至下，从内向外，单一方向刮痧，不要来回刮动。刮动数次后，感觉刮板涩滞有阻力时，需要蘸取介质继续刮，刮痧时间一般20分钟左右。

（八）观察
刮痧过程中询问患者有无不适，皮肤出现紫红色，或出现丘疹样、粟粒状、片状、条索状等变化，局部会有热感或疼痛。

（九）结束

操作完毕，清洁局部皮肤，协助患者整理衣物，安排舒适体位，整理床单位，健康宣教。清理用物，消毒刮具，洗手，记录、签名。

六、注意事项

1. 保持室内温度适宜，避免对流风。

2. 注意刮痧力度，以患者能耐受为宜，避免刮破皮肤。

3. 刮痧过程中，若不出痧不可强行刮出痧。

4. 刮痧过程中询问患者有无不适，如出现心慌、汗出、头晕等及时停止操作，报告医生。

5. 刮痧后不可立即洗澡，可饮少量温开水。

6. 刮痧后1～2天局部出现刮痧部位轻微疼痛，局部皮肤有热感、痒感等属于正常现象，不必紧张，休息后可恢复正常。

7. 夏季出痧部位忌风扇或空调直吹；出痧后30分钟忌洗凉水澡；冬季应注意保暖。

8. 刮痧的条数多少，应视具体情况而定，一般每处刮2～4条，每条长2～3寸即可。

9. 刮痧疗法的体位可根据需要而定，一般有仰卧、俯卧、仰靠、俯靠等，以患者舒适为度。

10. 一般刮拭后半小时左右，皮肤表面的痧点会逐渐融合成片状，告知患者不必紧张。刮出的痧一般5～7天自行消退。

七、常见不良反应与处理

（一）晕痧

出现心慌汗出、头晕、眼前发黑、恶心欲吐或突然昏倒等，立即停止刮痧，使患者取平卧位，给予吸氧，饮用适量温糖开水，神昏者可指按人中、百会等穴。

（二）皮损

注意刮痧力度，及时询问患者感受。一旦出现皮肤破损应立即停止刮痧，涂抹皮肤消毒剂避免感染。

八、操作评分标准

刮痧技术操作考核评分标准见表3-2-1。

表 3-2-1 刮痧技术操作考核评分标准

项目	分值	技术操作要求	A	B	C	D	评分说明
仪表	2	仪表端庄、戴表	2	1	0	–	一项未完成扣1分
核对	2	核对医嘱	2	1	0	–	未核对扣2分；内容不全面扣1分
评估	6	临床症状、既往史、是否有出血性疾病、是否妊娠或在月经期	4	3	2	1	一项未评估扣1分
		刮痧部位皮肤情况、对疼痛的耐受程度	2	1	0	–	一项未评估扣1分
告知	4	解释作用、简单的操作方法、局部感受，取得患者配合	4	3	2	1	一项未告知扣1分
用物准备	6	洗手，戴口罩	2	1	0	–	未洗手扣1分；未戴口罩扣1分
		备齐并检查用物	4	3	2	0	少备一项扣1分；未检查一项扣1分，最高扣4分
环境与患者准备	8	病室整洁、保护隐私、注意保暖、避免对流风	4	3	2	1	一项未完成扣1分
		协助患者取舒适体位，暴露刮痧部位	4	3	2	1	未进行体位摆放扣2分；体位不舒适扣1分；未充分暴露刮痧部位皮肤扣2分
操作过程	50	核对医嘱	2	1	0	–	未核对扣2分；内容不全面扣1分
		刮痧板蘸取适量介质涂抹于刮痧部位	6	4	2	0	未蘸取刮痧介质扣4分；介质量过多或过少扣2分；部位不准确扣2分
		拇指、示指和中指夹住刮板，无名指、小指紧贴刮板边角，从三个角度固定，刮板与皮肤之间夹角约为45°	4	2	0	–	握板不正确扣2分；刮板与皮肤之间夹角过大或过小扣2分
		刮痧顺序：先上后下，先内侧后外侧	4	3	2	1	刮痧顺序一项不正确扣1分
		用力均匀，由轻到重，以患者能耐受为度，单一方向，不要来回刮	10	8	6	4	用力不均匀扣2分；未由轻到重扣2分；来回刮扣2分；皮肤受损扣10分
		观察皮肤出痧情况，询问患者感受，调节手法力度	8	6	4	2	未观察皮肤扣2分；未询问患者感受扣2分；未调整手法力度扣4分
		6次为一组，刮5组，一般刮痧3～5分钟，至局部出现红紫色痧点或痧斑，不可强求出痧	4	2	0	–	刮痧方法一项不正确扣2分

续表

项目	分值	技术操作要求	A	B	C	D	评分说明
操作后	6	告知相关注意事项	4	2	0	—	未告知扣4分；告知不全扣2分
		清洁皮肤	2	1	0	—	未清洁皮肤扣2分；清洁不彻底扣1分
		协助患者取舒适体位，整理床单位	4	2	0	—	未安置体位扣2分；未整理床单位扣2分
		洗手、再次核对	2	1	0	—	未洗手扣1分；未核对扣1分
		用物按《医疗机构消毒技术规范》处理	2	1	0	—	处置方法不正确扣1分/项，最高扣2分
		洗手	2	1	0	—	未洗手扣2分；洗手不规范扣1分
		记录	2	1	0	—	未记录扣2分；记录不完全扣1分
评价	6	流程合理、技术熟练、局部皮肤无损伤、询问患者感受	6	4	2	0	一项不合格扣2分，最高扣6分
理论提问	10	刮痧的禁忌证	5	3	1	0	回答不全面扣2分/题；未答出扣5分/题
		刮痧的注意事项	5	3	1	0	
得分							

第三节　撮痧技术

一、概念

撮痧是指操作者以手指或手掌为工具，在患者特定体表部位，通过撮、扯、拧、提、推、挤等手法，使皮肤出现紫红色痧斑为特征的一种治疗疾病的技术，具有行气开闭、调畅气机、宣泄痧毒等功效，常用于外感性疾病、疼痛性疾病等。

撮痧法也称"揪痧法"，是一种在民间广泛流传的刮痧手法，因其简便易行且疗效显著一直沿用至今。其在学术上如何认知，发展源流如何，相关文献记载较少。"撮痧"一名首见于清代赵学敏《串雅·绪论》（1759年），其书云："负笈行医，周游四方……用针曰挑红，用刀曰放红，撮痧曰标印，艾火曰秉离。"在此，仅提及"撮痧""标印"之名，并未对具体操作等进行阐述。

二、目的

通过撮痧作用于人体经络腧穴，以达到疏风清热、醒神、利咽等功效。

三、适应证与禁忌证

（一）适应证

1. 头风（头痛）　外感引起的头痛以及其他原因所致头痛，如偏头痛、肌紧张性头痛，以及感冒、高血压、眼、耳、鼻等疾病引起的头痛。

2. 中暑　暑热侵袭引起的头昏、头痛、口渴、多汗、全身疲乏、心悸、注意力不集中、动作不协调的病症。

3. 喉痹（急、慢性咽炎）　外邪客于咽部引起的咽部不适、咽痛、咽黏膜肿胀等病症。

（二）禁忌证

1. 咽喉严重感染者或凝血障碍者禁用。
2. 血管瘤部位、不明原因的肿块部位，以及痈肿、疮疡、皮肤溃烂或损伤部位禁用。
3. 身体严重虚弱、极度消瘦者禁用。

四、操作流程

撮痧技术操作流程见图 3-3-1。

五、操作步骤要领

（一）评估

操作者着装整洁，洗手，核对医嘱，床边评估患者，做好解释工作，以取得患者合作。

（二）准备

洗手，备齐用物，携至床旁，再次核对。

（三）体位

协助患者取合适体位，暴露部位，注意保暖，必要时屏风遮挡。常用体位有：

1. 俯伏坐位　坐于椅上俯首靠椅背上，暴露后项及背腰部，用于撮后项、肩部及背腰部。

2. 仰靠坐位　仰坐于靠背椅上，暴露颈部，用于撮头部、腹部、颈部。

3. 俯卧位　面部朝下，俯卧于床上，暴露后项及背腰部，用于撮后项及背腰部。

（四）施术

根据医嘱，正确选择撮痧部位和手法。

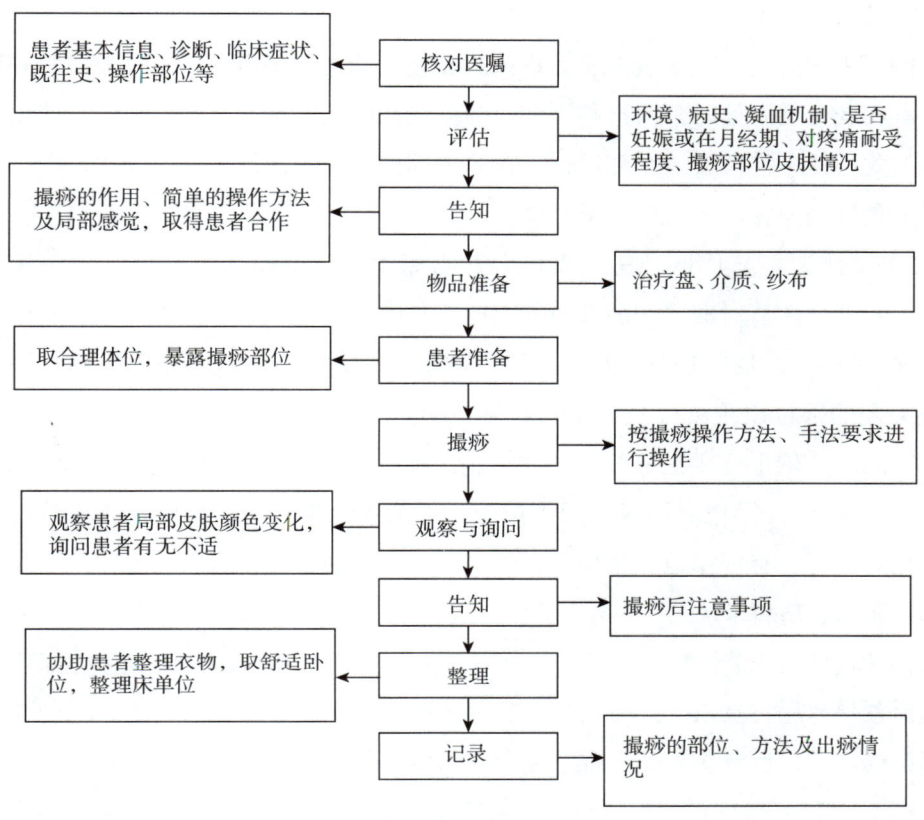

图 3-3-1 撮痧技术操作流程

1. 常用施术部位

（1）头部：印堂穴位于两眉毛内侧端中间的凹陷处。太阳穴位于眉梢与目外眦之间，向后约一横指凹陷处。

（2）颈部：颈前常用廉泉穴位于颈前区，喉结上方，舌骨上缘凹陷中，前正中线上。天突穴位于颈前区胸骨上窝中央，前正中线上。廉泉与天突连线之中点及中点左右各旁开1寸处。颈后常用大椎穴位于第7颈椎棘突下凹陷中，后正中线上。大椎直上后发际处、大椎与后发际连线之中点及中点左右各旁开1寸处。

（3）胸部：从璇玑起，分别向左右每隔1寸取一处。

（4）腹部：下脘穴位于脐中上2寸，前正中线上。石门穴位于脐中下2寸，前正中线上。天枢穴位于横平脐中，前正中线旁开2寸。

（5）肩部：肩井穴位于第7颈椎棘突与肩峰最外侧连线的中点。

（6）背部：督脉及膀胱经穴位及经脉循行线，根据病情选取。

（7）腰部：督脉及膀胱经穴位及经脉循行线，根据病情选取。

2. 常用撮痧手法

（1）拧痧法：操作者五指屈曲，以大拇指与示指对准撮痧部位，用力夹紧并扯起，提拧患者皮肤至最高处时，两指和被夹起的皮肤一同适度旋转，然后松开，使皮肤恢复原状。如此一提一拧一放，反复进行，在同一部位可连续操作10～30次，撮拧至皮肤出现紫红色痧斑为度。此法多用于颈部。

（2）扯痧法：又称揪痧法。操作者五指屈曲，将中指和示指弯曲如钩状，用示指、中指的第二指节对准撮痧的部位，把皮肤与肌肉夹起，用力向外滑动，然后松开。如此一夹一扯一放，反复进行，以有"叭叭"声响为佳。在同一部位可连续操作10～30次，扯至被夹起的部位出现紫红色或暗红色痧斑为度。也可用大拇指和示指第二指节，夹起皮肤与肌肉，依上述手法扯拉。本法适用于面部的鼻根、前额以及颈、背部等处。

（3）挤痧法：操作者用两手拇指指腹，或两手示指、拇指指腹，或单手示指、拇指指腹相对用力，有规律地互相挤压，挤压至皮肤出现紫红色痧斑为度。此法主要用于头面部、颈部、肩背部。

（4）抓痧法：操作者以拇、示、中三指用力或五指并用，在体表相应部位，将肌肉迅速抓紧提起后自然松开，手指依次在患者体表移动，并交替、持续、均匀地提起施治的部位或穴位，反复至皮肤出现痧痕斑点为度。此法主要用于背部、腹部。

（5）推痧法：操作者用拇指指腹、大鱼际、小鱼际或手掌根紧贴相应的治疗部位，以适当的压力在皮肤上，进行单方向的直线移动，反复推按20～30次，至皮肤充血出现痧痕为度。此法主要用于背腰部。

（五）治疗原则及方法

1. 疏风清热，醒脑止痛

（1）撮头部：患者取仰靠坐位，充分暴露颈前部，术者用扯痧手法或挤痧手法，撮挤前额印堂和双侧太阳穴，每穴10～20次，至皮肤出现紫红色瘀斑为止。

（2）撮后颈部：患者取俯伏位，充分暴露颈后部，操作者首先用推痧法推大椎与后发际正中之连线，从上往下推20～30次；沿枕骨粗隆从风池向乳突方向挤压推按，然后用扯痧法或挤痧法，撮挤风池、大椎穴各10～20次，至皮肤出现紫红色瘀斑为止。

2. 清暑解热醒神

（1）撮头部：患者取仰坐位，操作者用扯痧手法或挤痧手法，撮挤前额印堂和双侧太阳穴，每穴10～20次，至皮肤出现紫红色瘀斑为止。

（2）撮颈部：患者取俯伏位，充分暴露颈后部，操作者用扯痧法或拧痧法，撮拧风池、大椎穴各20～30次，至皮肤出现紫红色瘀斑为止。

（3）撮背部：患者取俯伏位或俯卧位，充分暴露背部，操作者用推痧法，首先从上往下推背部督脉陶道至命门穴循行区域，推20～30次；然后从上往下推膀胱经从大杼至脾俞、胃俞循行区域，推20～30次，至皮肤出现紫红色瘀斑为止。

3. 清热利咽止痛

（1）撮颈前部：患者取仰靠坐位，充分暴露前颈部，操作者用扯痧手法或拧痧手法，撮扯颈部廉泉、天突以及廉泉与天突连线中点三处以及喉结两侧等，每处撮扯10～20次，至皮肤出现紫红色瘀斑为止。

（2）撮颈后部：患者取俯伏位，充分暴露颈前部，操作者首先用推痧法推大椎与后发际正中之连线，从上往下推20～30次；然后用扯痧法或挤痧法，撮挤大椎穴10～20次，至皮肤出现紫红色瘀斑为度。

（六）涂抹介质

在刮痧部位皮肤涂抹润滑剂（刮痧油、精油、清凉油、清水等）以润湿手指。

（七）观察

撮痧过程中询问患者有无不适，皮肤出现紫红色或暗红色瘀斑等变化，局部会有热感或疼痛。

（八）结束

操作完毕，清洁局部皮肤，协助患者整理衣物，安排舒适体位，整理床单位，健康宣教。清理用物，消毒用具，洗手，记录、签名。

六、注意事项

1. 撮痧治疗室要宽敞明亮，空气流通，但要注意保暖，防止患者冒风受邪。

2. 撮痧部位要做常规消毒后再施撮痧术。

3. 撮痧手法要轻重适宜，手法要轻快。不能用猛力，以耐受为度，以挤出紫红痧斑为宜。

4. 手法的轻重、抓撮穴位的多少、每穴抓撮的次数，要视患者的年龄、体质、疾病性质、疾病轻重等具体情况而定。儿童与年老体弱者，手法宜轻，撮穴宜少，防止撮伤皮肤，引起感染；体质壮实者，手法宜重，撮穴宜多。

5. 撮痧过程中，如见冷汗不止、吐泻不止、脉象沉伏等情况，应停止撮痧，并及时综合抢救，防止发生意外。

6. 撮痧术后，患者需要卧床休息，适量饮用温开水或姜汤，禁食生冷油腻食物。

7. 在用此法治疗的同时，可配合药物、针灸、推拿等技术，以求尽快治愈疾病。

七、常见不良反应与处理

（一）皮损

注意撮痧力度，及时询问患者感受。一旦出现皮肤破损应立即停止操作，涂抹皮肤消毒剂避免感染。

（二）疼痛

及时询问患者感受，调整撮痧力度。

八、撮痧技术操作评分标准

撮痧技术操作考核评分标准见表3-3-1。

表3-3-1 撮痧技术操作考核评分标准

项目	分值	技术操作要求	A	B	C	D	评分说明
仪表	2	仪表端庄、戴表	2	1	0	–	一项未完成扣1分
核对	2	核对医嘱	2	1	0	–	未核对扣2分；内容不全面扣1分
评估	6	临床症状、既往史、是否有出血性疾病、是否妊娠或在月经期	4	3	2	1	一项未完成扣1分
		撮痧部位皮肤情况、对疼痛的耐受程度	2	1	0	–	一项未完成扣1分
告知	4	解释作用、简单的操作方法、局部感受，取得患者配合	4	3	2	1	一项未完成扣1分
用物准备	6	洗手，戴口罩	2	1	0	–	未洗手扣1分；未戴口罩扣1分
		备齐并检查用物	4	3	2	1	少备一项扣1分；未检查一项扣1分，最高扣4分
环境与患者准备	8	病室整洁、保护隐私、注意保暖、避免对流风	4	3	2	1	一项未完成扣1分
		协助患者取舒适体位，暴露撮痧部位	4	3	2	1	未进行体位摆放扣2分；体位不舒适扣1分；未充分暴露撮痧部位皮肤扣2分
操作过程	50	核对医嘱	2	1	0	–	未核对扣2分；内容不全面扣1分
		蘸取适量介质涂抹于撮痧部位	6	4	2	0	未蘸取撮痧介质扣4分；介质量过多或过少扣2分；部位不准确扣2分
		根据操作部位选择适宜的操作手法	8	6	3	1	手法不正确扣5分；部位选择不正确扣2分

续表

项目	分值	技术操作要求	评分等级 A	B	C	D	评分说明
		手法要轻重适宜，轻快，不能用猛力，以耐受为度，以挤出紫红痧斑为宜	10	8	6	0	用力不均匀扣2分；未由轻到重扣2分；皮肤受损扣10分
		观察皮肤出痧情况，询问患者感受，调节手法力度	8	6	4	0	未观察皮肤扣2分；未询问患者感受扣2分；未调整手法力度扣4分
		撮痧至局部出现红紫色痧点或瘀斑，不可强求出痧	4	2	0	–	撮痧方法一项不正确扣2分，共扣4分
		告知相关注意事项	4	2	0	–	未告知扣4分；告知不全扣2分
		清洁皮肤	2	1	0	–	未清洁皮肤扣2分；清洁不彻底扣1分
		协助患者取舒适体位，整理床单位	4	2	0	–	未安置体位扣2分；未整理床单位扣2分
		洗手、再次核对	2	1	0	–	未洗手扣1分；未核对扣1分
操作后	6	用物按《医疗机构消毒技术规范》处理	2	1	0	–	处置方法不正确扣1分/项，最高扣2分
		洗手	2	1	0	–	未洗手扣2分；洗手不规范扣1分
		记录	2	1	0	–	未记录扣2分；记录不完扣1分
评价	6	流程合理、技术熟练、局部皮肤无损伤、询问患者感受	6	4	2	0	一项不合格扣2分，最高扣6分
理论提问	10	撮痧的禁忌证	5	3	1	0	回答不全面扣2分/题；未答出扣5分/题
		撮痧的注意事项	5	3	1	0	
得分							

第四节 砭石治疗技术

一、概念

砭石治疗技术，简称"砭术"，是指使用特制的砭具，遵循中医经络理论治疗疾病的一种外治方法，是一种中医石制工具医疗保健技术。砭石是以泗滨浮石为原料的一种中医石制工具，质地细腻，与人体摩擦使人感到舒适。经检测，其中含有三十多种微量元素，可以产生大量丰富的超声脉冲，能够感应增温、极宽的红外辐射频带、超声脉冲等数种对人体有益的生物物理效应。

二、目的

砭石（泗滨浮石）疗法通过激发人体经络之气，增强机体的抗病与应变能力，从而强健身体，防止疾病发生，减轻疾病的损害程度。砭石疗法有感应增温效应，可以温助阳气、养筋荣脉；与人体摩擦产生大量丰富的超声波脉冲，推动气血运行，可宣导气血、疏通经络；对红肿热痛的炎症反应及碰撞、扭挫伤表现出良好的治疗作用，可祛瘀止痛、清热消肿；具有石类重镇沉降的特性，用于外治可潜阳安神、止悸定惊。综合而言，具有良好的平衡阴阳、扶正祛邪的作用。

在医疗机构使用的砭具应符合一类医疗器械的标准。根据不同的使用方法，砭具也有不同的类型，如按摩类、温熨类、割刺类和佩戴类。还可根据砭具的形状和组合方式分为板形、锥棒形、块形、球形、复合砭具（砭镰、砭擀指）、电热型和振动型等。根据施术部位、作用、功效等的不同，选择适合的砭具，这也是砭石技术的主要特色之一。目前临床常用的是电热型，如图3-4-1所示。

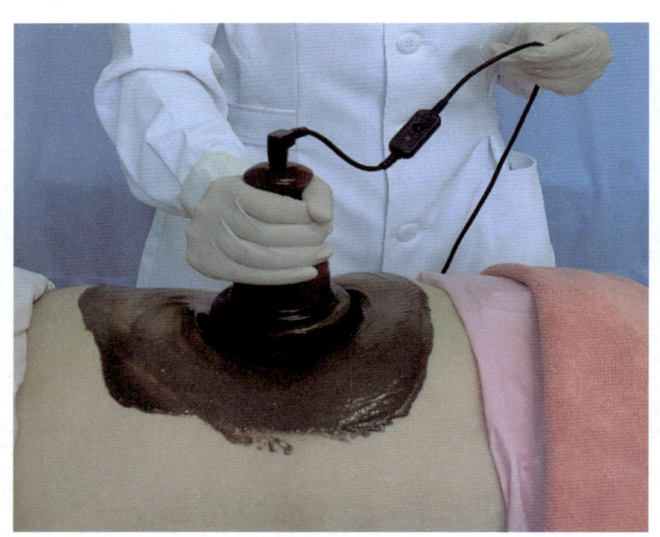

图3-4-1 砭石治疗技术

三、适应证与禁忌证

（一）适应证

1. 网球肘、肩关节周围炎、颈椎病、腱鞘炎、软组织损伤、坐骨神经痛、肩关节半脱位、膝关节骨性关节病等，可温阳养筋、祛瘀消痹。

2. 风湿病、脑卒中、慢性阻塞性肺疾病、再生障碍性贫血、失眠、高血压、胸痹、便秘、流行性感冒等，可宣导气血、疏通经络、逐寒祛湿。

3. 坐骨神经痛、痛经等，可解痉舒筋、消肿止痛。

（二）禁忌证

1. 感染性疾病或急性传染病，如丹毒、骨髓炎、急性肝炎。
2. 凝血功能障碍，有出血倾向者，如血友病或外伤出血者。
3. 操作部位皮肤有烫伤、化脓性感染的患者。
4. 妊娠妇女的腰骶部、臀部和腹部禁忌使用砭石技术。
5. 过饱、过饥、情绪激动、疲劳过度、精神紧张等情况，不宜立即使用砭石技术。

四、操作流程

砭石治疗技术操作流程见图 3-4-2。

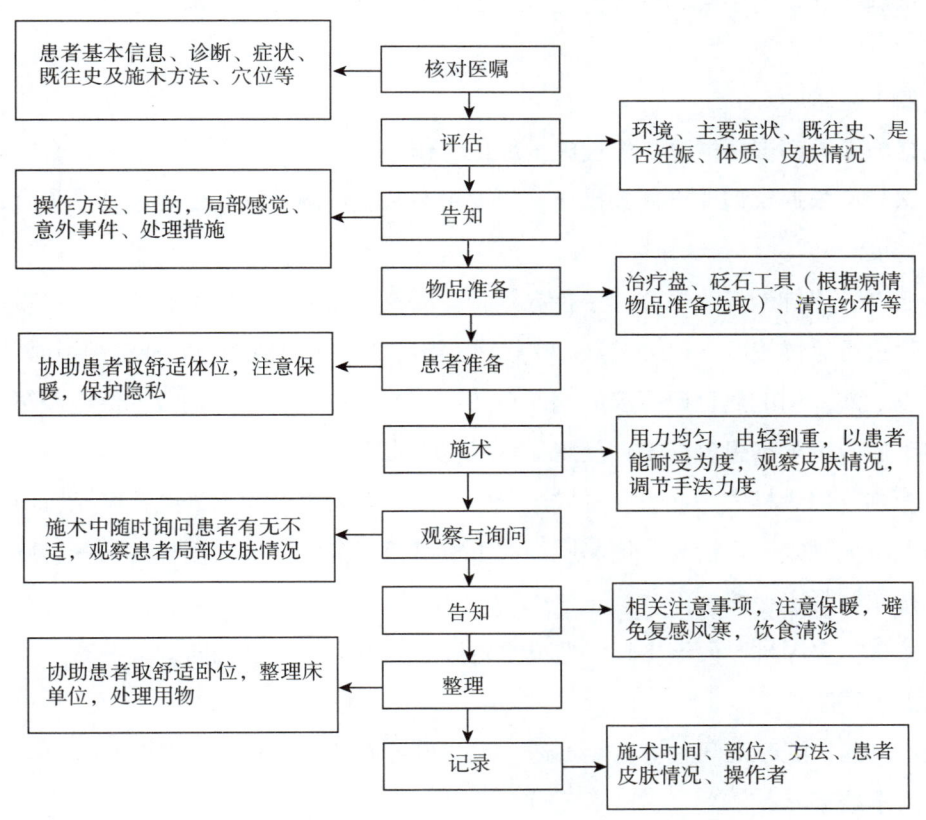

图 3-4-2　砭石治疗技术操作流程

五、操作步骤要领

（一）核对及评估
操作者着装整洁，双人核对医嘱，床边评估患者情况，做好解释工作，取得患者合作。

（二）准备
1. 环境清洁，温度适宜，适合操作，必要时关门窗或置屏风。
2. 根据患者的年龄、体重、施术部位的面积，选择不同型号的电热型砭石仪，提前加热，减少患者等待时间。
3. 操作者剪指甲，衣帽整齐，七步洗手法洗手，戴口罩。
4. 患者着宽松衣物，排空二便。
5. 携至床旁，再次核对。

（三）体位
协助患者取合适体位，充分暴露施术部位，注意保暖，必要时屏风遮挡。施术部位为腹部，则松解衣裤，上至剑突下至髋部；施术部位为背部，则退去上衣暴露大椎穴至肾俞穴；施术部位为手臂，则手臂充分外展，手臂下垫支撑板。保护隐私，可用屏风或隔帘遮挡。

（四）施术
观察施术局部皮肤情况。根据施术部位、作用、功效等的不同，选择适合的砭具及操作手法。应根据疾病要求循经操作，力度由轻到重逐渐增加，以患者耐受为宜，以皮肤微红为度。

1. 腹部　以神阙穴为中心，手持电热型砭石仪紧贴皮肤，用手腕关节力量带动电热型砭石仪进行缓慢按摩，每次 15～20 分钟，需泻法则顺时针按摩，补法则逆时针按摩。同时配以点穴，用电热型砭石仪的侧面点按相应的穴位，给予强刺激，促进经络疏通。按摩结束后，可根据患者需求，使用保鲜膜包裹腹部延长余热时间。

2. 背部　以大椎穴为起点，开穴 1 分钟，沿一侧膀胱经向下画圈按摩至肾俞穴，由督脉向上至大椎穴，再沿另一侧膀胱经向下按摩至肾俞穴，如此循环。两侧膀胱经以外部位，按照肋骨走行按摩。

3. 手臂　多因淋巴回流不畅，造成手臂肿胀。方向：由远端向近端按摩。

（五）观察
施术过程中随时询问患者有无不适，观察患者面色变化及局部皮肤情况。

（六）结束
施术完毕，协助患者整理衣物，安排舒适体位，整理床单位，健康宣教，告知相关注意事项。按院感要求处理用物，电热型砭石仪可用75%乙醇清洁消毒。处理完毕后，洗手，记录于治疗单上并签名。

六、注意事项

1. 在砭石治疗技术操作过程中，操作者要认真观察患者的反应情况，经常询问患者的感觉及查看局部皮肤的情况，必要时调整手法。

2. 使用拍法和叩法时，控制好力量，不宜过大，着力点要浅，次数不宜过多，以防软组织损伤。

3. 面部有痤疮者或疮疤时，不要使用力度较大的手法，如刮法等。

4. 施术部位有动脉时，如颈部，在进行点揉按压时不宜持续时间过长，以免影响血流供应。

5. 使用砭具操作前，应检查砭具边缘有无破损、裂痕，以免划伤皮肤。

6. 砭石治疗技术调理应以行经前为宜。

7. 治疗初期手法宜轻，根据患者耐受情况逐渐加重。

七、常见不良反应与处理

砭石治疗技术所使用的砭石工具类型较多，其功效全面，使用灵活。砭石工具表面细腻光滑，操作安全。砭石治疗技术可能出现的不良反应可按以下方法对症处理。

（一）疼痛

砭石治疗技术实施过程中，因砭石与皮肤的摩擦，会有轻微的疼痛现象，属正常现象。疼痛的程度与患者的年龄、性别及皮肤状况等有一定关系，但均在可接受范围。待治疗结束后，可自行缓解。如有患者表示疼痛剧烈，不能忍受，应立即停止操作，并给予相应处理。

（二）皮肤局部灼伤

使用电热砭石时，在砭石内部或一面增加电加热和温度传感器等装置，连接到加热控温仪上，以此使砭石加热到一定温度，并保持恒温和精细地控温。但个体感受不一，如老年人、糖尿病等末梢神经功能障碍的患者，对温度感受不灵敏，易出现皮肤局部灼伤。此时应立即停止操作，给予降温及外涂湿润烧伤膏处理，保持局部清洁，外用消毒敷料覆盖，密切观察局部皮肤情况，定期换药。

（三）皮肤红肿

砭石具有特殊的微晶结构，表面光滑细腻，摩擦力较小。实施砭石治疗技术过程中，施术部位通常只会出现轻微红热，即局部毛细血管扩张，很少出现因毛细血管破裂而产生的"痧相"。患者对于砭石治疗技术的接受程度较高，但也有患者皮肤薄弱，治疗后出现局部皮肤红肿，需要密切观察皮肤变化，给予对症处理。

（四）晕刮

砭石作为刮痧工具操作时，患者可能会因为体弱、过度紧张、病室空气不流通等原因出现头晕目眩、面色苍白、心慌、四肢发冷、无力等表现。此时应立即停止操作，取平卧位，注意保暖，通知医生做全面检查。轻症者可饮用温水，给予心理疏导，重症者立即点掐人中、内关、合谷等穴，必要时给予抢救措施。

八、操作评分标准

砭石治疗技术操作考核评分标准见表3-4-1。

表3-4-1 砭石治疗技术操作考核评分标准

项目	分值	技术操作要求	评分等级 A	B	C	D	评分说明
仪表	2	仪表端庄、戴表	2	1	0	-	一项未完成扣1分
核对	2	核对医嘱	2	1	0	-	未核对扣2分；内容不全面扣1分
评估	5	临床症状、既往史、过敏史、是否妊娠	3	2	1	0	一项未完成扣1分
		施术部位皮肤情况	2	1	0	-	一项未完成扣2分
告知	3	向患者解释操作方法、操作时间，取得患者配合	3	2	1	0	一项未完成扣1分
用物准备	6	洗手，戴口罩	2	1	0	-	未洗手扣1分；未戴口罩扣1分
		备齐并检查用物	4	3	2	0	少备一项扣1分；未检查一项扣1分，最高扣4分
环境与患者准备	10	病室整洁、光线明亮	4	2	0	-	未进行环境准备扣2分；环境准备不全扣2分
		协助患者取舒适体位	3	2	1	0	未进行体位摆放扣3分；体位不适宜操作扣2分；体位不舒适扣1分
		充分暴露治疗部位，保暖，保护隐私	3	2	1	0	未充分暴露治疗部位扣2分；未保暖扣1分；未保护隐私扣2分

续表

项目	分值	技术操作要求	评分等级 A	B	C	D	评分说明
操作过程	50	核对医嘱	3	2	1	-	未核对扣2分；内容不全面扣1分
		选取施术部位或穴位，观察局部皮肤情况	4	3	2	0	未选取扣2分；部位不准确扣1分；未观察扣2分
		再次检查砭石工具的边缘是否光滑，有无破损，根据病情选择适合的手法	12	8	4	0	未再次检查砭石工具扣4分；砭石边缘有破损扣4分；手法不适宜扣4分
		用力均匀，由轻到重，以患者能耐受为度	10	6	4	0	力度不均匀扣4分；患者不能耐受扣6分
		观察皮肤情况，调节手法力度	8	6	4	0	未观察皮肤情况扣2分；观察未到位扣2分；未及时调整手法力度扣2分；手法不正确扣2分
		询问患者感受，有无不适	3	2	0	-	未询问扣3分；询问不全面扣1分
		告知相关注意事项	4	3	2	0	未告知扣4分；告知不正确扣2分；告知不全面扣1分
		协助患者取舒适体位，整理床单位	4	2	0	-	未安置体位扣2分；未整理床单位扣2分
		洗手，再次核对	2	1	0	-	未洗手扣1分；未核对扣1分
操作后	6	用物按《医疗机构消毒技术规范》处理	2	1	0	-	处置方法不正确扣1分/项，最高扣2分
		洗手	2	1	0	-	未洗手扣2分；洗手不规范扣1分
		记录	2	1	0	-	未记录扣2分；记录不完全扣1分
评价	6	流程合理、技术熟练、局部皮肤无损伤、询问患者感受	6	4	2	0	一项不合格扣2分，最高扣6分
理论提问	10	砭石技术的适用范围	5	3	1	0	回答不全面扣2分/题；未答出扣5分/题
		砭石技术的注意事项	5	3	1	0	
得 分							

第四章
拔罐类技术

第一节 拔罐法概要

拔罐法在我国历史悠久，源远流长。拔罐疗法是中医外治法的一种，在我国已有2000余年的历史，并形成一种独特的治病方法。

一、历史源流

早在原始社会时期，人们就利用动物的角（如牛角、羊角等）制成罐后，以角吸出脓血，治疗外科的疮疡脓肿等，如在治疗痔疮时"以小角角之，吹而张角，系以小绳，剖以刀"，其中"以小角角之"即是用小兽角吸拔脓液。这便是最早的拔罐疗法。其最早的文字记载见于1973年湖南长沙马王堆汉墓出土的帛书《五十二病方》中。这就表明我们的祖先至少在公元前200年就已经开始采用拔罐疗法对患者进行救治了。

晋唐时期东晋人葛洪在其所撰的《肘灸心法要诀》中还提到一种用大嘴砂酒壶治疗疯狗咬伤的特殊拔罐之法。到了隋唐时期，拔罐的工具有了大大的改进，开始用经过加工的竹罐来代替兽角。竹罐具有取材简便、质地轻巧、吸拔力强、价廉等特点，非常适合普及和推广。其后，宋金元时代，竹罐得到了广泛的应用，并在竹罐的基础上发明了药罐，是至今还在沿用的煮罐法。至清代，拔罐法得到了进一步更新，拔罐工具出现了陶罐，并正式提出了"火罐"一词。清代赵学敏的《本草纲目拾遗》对其进行了详细的描述：火罐，在江右及闽中皆有之，系窑户烧售。凡患风寒，皆用此罐，可使"风寒尽出，不必服药"。目前普遍应用的玻璃罐也是出现于清朝，在民间也有"以小纸烧见焰，投入罐中，即将罐合于患处，罐得火气舍于肉，即牢不可脱，须待其自落……肉上起红晕，罐中有气水出"。此类拔罐法至今仍是颇为常用的投火法，而且其治疗范围也在逐渐扩大。

新中国成立以后，随着中医非药物疗法的不断发展壮大，拔罐疗法从罐具种类、操作方法、应用范围等方面不断创新扩大，已能治疗内、外、妇、儿、五官各科等上百种疾病。

二、作用机理

拔罐是一种温热的物理刺激,拔罐的负压和温热作用可使局部毛细血管通透性增加,引起自身局部溶血,释放组胺、神经递质,可以通过皮肤感受器的反射途径传到中枢神经系统,调节大脑皮质的兴奋与抑制过程,加强大脑皮质对身体各部分的调节。同时拔罐还能够产生整体效应调节,可激发人体的体液免疫和细胞免疫,加速血液循环,加快新陈代谢,促进代谢产物排出,改善机体免疫功能,增强自身抵抗力。

三、器具与材料

目前拔罐常用的罐具种类较多,有竹罐、玻璃罐、抽气罐、陶土罐等。

(一)竹罐

1. 制作材料　竹罐是采用直径3～5cm坚固无损的竹子,制成6～8cm或8～10cm长的竹管,一端留节作底,另一端作罐口,用刀刮去青皮及内膜,制成形如腰鼓的圆筒,用砂纸磨光,使罐口光滑平整即可。

2. 优点　取材方便、制作简单、轻便耐用、便于携带、经济实惠、不易破碎;竹罐吸附力大,不仅可以用于肩背等肌肉丰满之处,而且可应用于腕、踝、足背、手背、肩颈等皮薄肉少的部位,与小口径玻璃罐相比,吸附力具有明显的优势;另外,竹罐疗法在应用时可放于煮沸的药液中煎煮后吸拔于腧穴或体表,既可通过负压改善局部血液循环,又可借助药液的渗透起到局部熏蒸作用,形成双重功效,加强治疗作用。

3. 缺点　易燥裂漏气且不透明,难以观察罐内皮肤反应,故不宜用于刺血拔罐。

(二)玻璃罐

1. 制作材料　玻璃罐由耐热玻璃加工制成,形如球状,下端开口,小口大肚。按罐口直径及腔大小分为不同型号。

2. 优点　罐口光滑,质地透明,便于观察拔罐部位皮肤充血、瘀血程度,从而掌握留罐时间;是目前临床应用最广泛的罐具,特别适用于走罐、闪罐、刺络拔罐及留针拔罐。

3. 缺点　导热快,易烫伤,容易破损。

(三)抽气罐

1. 制作材料　抽气罐用有机玻璃或透明的工程树脂材料制成,采用罐顶的活塞来控制抽排空气,利用机械抽气原理使罐体内形成负压,使罐体吸附于选定的部位。

2. 优点　抽气罐不用火、电,排除了安全隐患且不会烫伤皮肤;操作简便,可普遍用于个人和家庭的自我医疗保健,是目前较普及的新型拔罐器。

3. 缺点　无火罐的温热刺激效应。

（四）陶土罐

1. 制作材料　由陶土烧制而成，口小肚圆而大，厚度适宜，罐口光滑，可有不同型号。

2. 优点　不易受腐蚀，不易受外界温度影响，外表光滑美观，隔热性好，不起化学反应。

3. 缺点　不透明，比较笨重，易碎。

四、分类与方法

（一）按形成负压原理分

1. 火罐法　是利用火在罐内燃烧时产生的热力排出罐内空气，形成负压，使罐吸附在皮肤上的方法。具体有以下几种：

（1）闪火法：用长纸条或用止血钳夹乙醇棉球1个，用火将纸条或乙醇棉球点燃，使火在罐内绕1～3圈后，将火退出，迅速将罐扣在应拔的部位，即可吸附在皮肤上。此法在罐内无火，比较安全，是最常用的吸拔方法。但需要注意切勿将罐口烧热，以免烫伤皮肤。

（2）投火法：用易燃纸片或棉花，点燃后投入罐内，迅速将罐扣在应拔的部位，即可吸附在皮肤上。此法由于罐内有燃烧物质，容易落下烫伤皮肤，故适宜于侧面横拔。

（3）滴酒法：用95%乙醇或白酒，滴入罐内1～3滴（切勿滴酒过多，以免拔罐时流出，烧伤皮肤），沿罐内壁摇匀，用火点燃后，迅速将罐扣在应拔的部位。

（4）贴棉法：用大小适宜的乙醇棉花一块，贴在罐内壁的下1/3处，用火将乙醇棉花点燃后，迅速扣在应拔的部位。此法需要注意棉花浸乙醇不宜过多，否则燃烧的乙醇滴下时容易烫伤皮肤。

2. 抽气罐法　是先将抽气罐的瓶底紧扣在穴位上，用注射器或抽气筒通过橡皮塞抽出罐内空气，使其产生负压，即能吸住。

3. 煮罐法　是在煮锅内加入水或者中药液，将竹罐放在锅内煮5～10分钟，用长镊子夹住罐底，罐口朝下，迅速用毛巾吸去表面水分，立即扣在应拔部位。

（二）按操作手法分

1. 留罐法　也叫作坐罐法，是将罐子吸附在皮肤后留置一段时间（5～10分钟）的拔罐方法。可分为多罐和单罐两种。临床上主要适用于治疗风湿痹症、感冒咳嗽、腹痛或泄泻等病症。

2. 走罐法　在拔罐时先在所拔部位的皮肤或罐口上涂一层凡士林等润滑剂，再将罐吸住。然后用右手握住罐子，向上、下或左、右等需要拔的部位进行往返地推动，直到拔至皮肤出现红润、充血或瘀血时，将罐取下。这种方法适用于面积比较大、肌肉比较丰厚的部位。

3. 闪罐法　将罐拔在应拔部位后，立即起下，如此反复多次进行操作，至皮肤潮红、充血，或瘀血。本法多用于痿弱、皮肤麻木、疼痛、中风后遗症等。

4. 刺血拔罐法　是在将拔罐部位的皮肤消毒以后，用三棱针进行点刺出血或用皮肤针叩打以后，再将火罐吸拔于点刺的部位上，使之出血。本法多用于治疗丹毒、扭伤、乳痈、热证、瘀血等。

5. 摇罐法　在留罐的基础上和缓摇动，多方向摇动。用力和缓、均匀。负压不宜过大。适用于体弱多病及疾病恢复期的患者。

6. 抖罐法　垂直神经或经络方向快速抖动，从上到下，从左到右。此法为典型的泻法，常用于实热型疾病，具有清热泻火、活血化瘀等功效。常用部位有腰、背、骶、上肢正中神经、下肢坐骨神经。频率要求每分钟 100～120 次。手应空心握罐，手腕灵活。

7. 擦罐法　沿神经或经络走行直线双向擦动。常治疗内脏虚损、气血失常等病，用于年老体弱、疾病恢复期的患者。

8. 推罐法　沿神经或经络走行直线单向擦动。具有提高神经、肌肉兴奋性，改善血液循环，推动新陈代谢的功效，常用于治疗偏瘫后遗症、中枢神经系统、外周神经病变的患者。

9. 摩罐法　涂润滑剂，以腧穴为中心，做环旋运动。注意负压不宜过大，润滑剂要涂均匀，动作要有节律。多用于腹部疾患，对于胃脘部胀满有较好效果。

10. 弹罐法　站在患者同侧，在负压的基础上提起一侧罐口，用另一侧垂直神经或经络方向，来回拨动。弹罐对周围神经和中枢神经有很强的调节作用，还可提高肌肉的兴奋性，调节脏腑功能，消除劳损，对疲劳综合征等有明显的疗效。

五、常见不良反应及处理

（一）水疱

拔罐后如局部出现小水疱，可不必处理，待水疱自行吸收；如果水疱较大，应消毒局部皮肤后，用无菌注射器吸出液体，覆盖无菌纱布。

（二）烫伤

拔罐过程中若出现烫伤应立即使用冷水冲洗，进行局部降温，在医生的指导下使用烧烫伤膏。

（三）晕罐

拔罐时如患者出现头晕、心慌、眼前发黑等晕罐先兆时，应立即停止，让患者平卧，饮少量温开水,休息片刻即可恢复,重者应立即告知医生及时处理。

六、研究现状

拔罐疗法作为中医外治法,目前研究取得一些进展,但仍有不足之处,研究的深度还需要进一步挖掘,对于其作用机理和理论机制的研究还不够深入。缺乏系统的疗效评价机制,对于拔罐的手法、时间、轻重、程度等还需要明确,故应进一步探索研究其作用机理,制定系统可量化的疗效评价体系、操作规范,使其得到更好的传承与发展。

第二节 拔罐技术

一、概念

拔罐疗法又称角法、吸筒法,是以罐为工具,利用燃烧、抽吸、挤压等方法,排出罐内空气形成负压,使罐吸附于腧穴或体表的一定部位,使局部皮肤充血、瘀血,从而防治疾病的一种外治法(图4-2-1)。

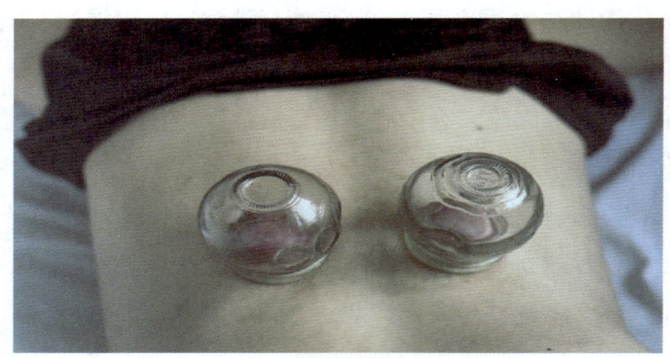

图4-2-1 拔罐技术

二、目的

通过罐具吸拔于人体经络、腧穴,将体内的风寒、热毒、瘀血等经过罐体在皮肤上吸拔,将外邪、内毒素排出体外,以疏通经络、调达气机,从而达到治疗疾病的目的。

三、适应证与禁忌证

(一)适应证

1. 外感风寒头痛、面瘫、咳嗽、消化不良、泄泻、月经不调、痛经等。

2. 颈肩腰腿痛、关节疼痛、目赤肿痛。

3. 睑腺炎、丹毒、疮疡初起未溃等以及蛇伤急救排毒。

（二）禁忌证

1. 心力衰竭、呼吸衰竭、肾衰竭、肺结核活动期等。

2. 凝血机制障碍者、有自发性出血倾向或损伤后出血不止者。

3. 皮肤过敏、溃疡破溃处、水肿、肿瘤和大血管处、外伤骨折、静脉曲张处。

4. 妊娠期妇女的腹部、腰骶部。

5. 醉酒、过饥、过饱、过渴、过劳者。

四、操作流程

拔罐技术操作流程见图 4-2-2、视频 4-1。

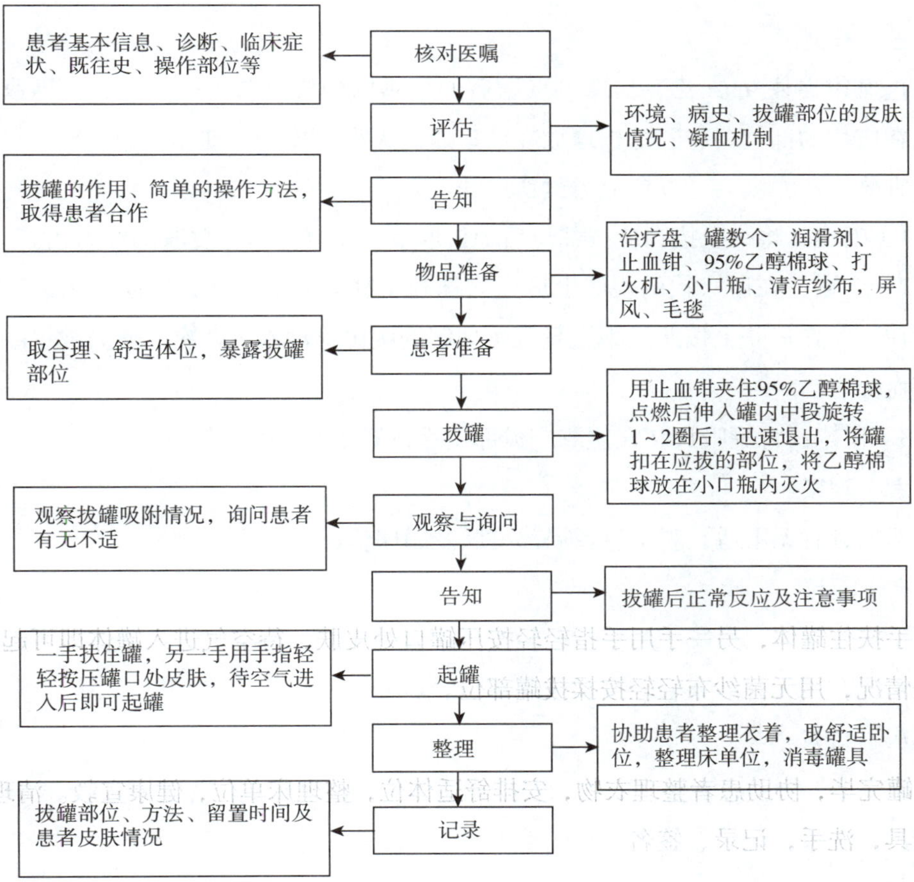

视频 4-1 拔罐技术

图 4-2-2 拔罐技术操作流程

五、操作步骤要领

（一）评估

操作者着装整洁，洗手，核对医嘱，床边评估患者，排空小便，并做好解释工作，以取得患者合作。

（二）准备

备齐用物（治疗盘、罐数个、润滑剂、止血钳、95%乙醇棉球、打火机、小口瓶、清洁纱布，必要时备屏风、毛毯），携至床旁，再次核对。

（三）体位

协助患者取合适体位，暴露拔罐部位，注意保暖，必要时屏风遮挡。

（四）定位

根据医嘱，正确选择部位及穴位。取穴原则：躯体为主，四肢为辅，一般为背部膀胱经。

（五）拔罐

用止血钳夹住95%乙醇棉球，点燃后伸入罐内中段旋转1～2圈后，迅速退出，将罐扣在应拔的部位，将乙醇棉球放在广口瓶内灭火。拔罐时动作要稳、准、轻、快。棉球不宜蘸取乙醇太多，以免流溢烫伤皮肤。

（1）闪罐：将罐吸拔在应拔部位后随机取下，反复操作至皮肤潮红为止。

（2）走罐：在所吸拔的皮肤上应先涂抹凡士林等乳剂，保护皮肤。罐被吸住后，用手握住罐体在皮肤上按照经络走行及生理解剖缓慢移动6～8次，使局部皮肤出现潮红或瘀血为宜。

（3）留罐：将罐吸拔在穴位或应拔部位后留置10～15分钟。

（六）观察

询问患者有无不适，观察患者局部皮肤及罐印情况。

（七）起罐

一手扶住罐体，另一手用手指轻轻按压罐口处皮肤，待空气进入罐体即可起罐。观察皮肤情况，用无菌纱布轻轻按揉拔罐部位。

（八）结束

拔罐完毕，协助患者整理衣物，安排舒适体位，整理床单位，健康宣教。清理用物，消毒罐具，洗手、记录、签名。

六、注意事项

1.病室保持温度适宜，充分暴露拔罐部位，注意保暖，防止直接吹风，以防受凉。

2. 拔罐前根据部位不同，选择大小适宜的罐，并检查罐口是否光滑、罐体有无裂痕。

3. 拔罐时应采取舒适体位，尽量选择肌肉丰厚的部位，避开骨隆突处、毛发较多处，以及皮肤破溃、水肿、瘢痕处。

4. 年老体弱者及儿童首次拔罐时，拔罐数量宜少，时间宜短。

5. 拔罐用乙醇棉球，不可吸附乙醇过多，以免拔罐时跌落在患者皮肤上引起烫伤。

6. 拔罐过程中观察患者全身反应及局部皮肤情况，如有不适，立即停止操作。

7. 起罐时不可强拉硬拽，以免损伤皮肤。

七、常见不良反应与处理

（一）水疱

拔罐后如局部出现小水疱，可不必处理，待水疱自行吸收；如果水疱较大，应消毒局部皮肤后，用无菌注射器吸出液体，覆盖无菌纱布。

（二）烫伤

拔罐过程中若出现烫伤应立即使用冷水冲洗，进行局部降温，在医生的指导下使用烧烫伤膏。

（三）晕罐

拔罐时如患者出现头晕、心慌、眼前发黑等晕罐先兆时，应立即停止，让患者平卧，饮少量温开水，休息片刻即可恢复，重者应立即告知医生及时处理。

八、操作评分标准

拔罐技术操作考核评分标准见表 4-2-1。

表 4-2-1 拔罐技术操作考核评分标准

项目	分值	技术操作要求	评分等级 A	B	C	D	评分说明
仪表	2	仪表端庄、戴表	2	1	0	—	一项未完成扣1分
核对	2	核对医嘱	2	1	0	—	未核对扣2分；内容不全面扣1分
评估	6	临床症状、既往史、凝血机制、是否妊娠或在月经期	4	3	2	1	一项未完成扣1分
		拔罐部位皮肤情况、对疼痛的耐受程度	2	1	0	—	一项未完成扣1分
告知	4	解释作用、简单的操作方法、局部感受，取得患者配合	4	3	2	1	一项未完成扣1分

续表

项目		分值	技术操作要求	评分等级				评分说明
				A	B	C	D	
用物准备		7	洗手，戴口罩	2	1	0	–	未洗手扣1分；未戴口罩扣1分
			备齐并检查用物	5	4	3	2	少备一项扣1分；未检查一项扣1分，最高扣5分
环境与患者准备		7	病室整洁、保护隐私、注意保暖、避免对流风	3	2	1	0	一项未完成扣1分，最高扣3分
			协助患者取舒适体位，充分暴露拔罐部位	4	3	2	1	未进行体位摆放扣2分；体位不舒适扣1分；未充分暴露拔罐部位扣1分
操作过程	拔罐	38	核对医嘱	2	1	0	–	未核对扣2分；内容不全面扣1分
			用止血钳夹住干湿度适宜的95%乙醇棉球，点燃，伸入罐内旋转1~2圈，迅速退出，勿烧罐口，稳、准、快速将罐吸附于相应的部位上	10	8	6	4	乙醇棉球过湿扣2分；部位不准确扣2分；吸附不牢扣2分；动作生硬扣2分；烧罐口扣2分
			灭火动作规范	6	4	2	0	灭火不完全扣4分；未放入相应灭火容器扣2分
			询问患者感受：舒适度、疼痛情况	2	1	0	–	未询问患者感受扣2分；内容不全面扣1分
			观察皮肤：红紫程度、水疱、破溃	6	2	0	–	未观察皮肤扣2分/项
			告知相关注意事项	4	2	0	–	未告知扣4分；告知不全扣2分
			协助患者取舒适体位，整理床单位	4	2	0	–	未安置体位扣2分；未整理床单位扣2分
			洗手，再次核对，记录时间	4	3	2	1	未洗手扣1分；未核对扣1分；未记录时间扣2分
	起罐	12	手法：一手扶罐具，另一手手指按住罐口皮肤	4	2	0	–	手法不正确扣4分；手法不熟练扣2分
			观察并清洁皮肤，有水疱或破溃及时处理	4	3	2	1	未观察扣1分；未清洁皮肤扣1分；有水疱或破溃未处理扣2分
			协助患者取舒适体位，整理床单位	4	2	0	–	未安置体位扣2分；未整理床单位扣2分

续表

项目	分值	技术操作要求	评分等级 A	B	C	D	评分说明
操作后	6	用物按《医疗机构消毒技术规范》处理	2	1	0	-	处置方法不正确扣1分/项,最高扣2分
		洗手记录	2	1	0	-	未洗手扣2分;洗手不规范扣1分
			2	1	0	-	未记录扣2分;记录不完全扣1分
评价	6	流程合理、技术熟练、局部皮肤无损伤、询问患者感受	6	4	2	0	一项不合格扣2分,最高扣6分;出现烫伤扣6分
理论提问	10	拔罐技术的禁忌证	5	3	1	0	回答不全面扣2分/题;未答出扣5分/题
		拔罐技术的注意事项	5	3	1	0	
得分							

第三节 药罐技术

一、概念

药罐技术是指煮锅内将中药煮沸后,将完好无损的竹罐投入锅内煮 3～5 分钟,利用煮罐过程中产生的高热使罐内空气排出,再用镊子将竹罐夹出,罐口朝下,迅速用毛巾盖住罐口,吸去水液,降低罐口温度,利用热力,立即将竹罐吸附于治疗部位上,使之吸牢(图 4-3-1)。药罐技术是拔罐法与中药疗法相结合的一种传统外治法,既有拔罐时的温热刺激和机械刺激作用,又有中药的药理作用。

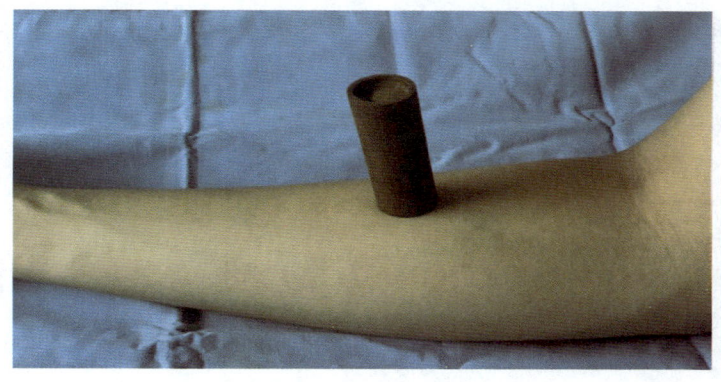

图 4-3-1 药罐技术

二、目的

祛风散寒、通经活络、疏通血脉、消肿止痛。

三、适应证与禁忌证

（一）适应证

1. 内科疾病　带状疱疹、坐骨神经痛、慢性胃炎、痛风、面神经炎、失眠等。
2. 外科疾病　颈肩腰腿痛。
3. 妇科疾病　痛经等。

（二）禁忌证

1. 高热抽搐、凝血机制障碍。
2. 孕妇腹部及腰骶部。
3. 皮肤过敏或水肿、溃疡破溃处均不宜拔罐。

四、操作流程

药罐技术操作流程见图 4-3-2。

五、操作步骤要领

（一）评估

操作者着装整洁，洗手，核对医嘱，床边评估患者，嘱其排空小便，并做好解释工作，以取得患者合作。

（二）准备

备齐用物（治疗盘、煮锅、竹罐数个、长镊子、毛巾、纱布、中药），携至床旁，再次核对。

（三）体位

协助患者取合适体位，暴露拔罐部位，注意保暖，必要时屏风遮挡。

（四）定位

根据医嘱，正确选择部位及穴位。

（五）煮罐

根据患者辨证分型，将配置好的中药汤剂放入锅内，将所需大小的竹罐投入药汁内共同煮沸后 3～5 分钟，即可使用。

（六）拔罐

用镊子将药罐罐口朝下夹出，迅速用毛巾盖住罐口，吸去水液，降低罐口温度，利用热力，立即将竹罐吸附于治疗部位上，使之吸牢，留罐5～10分钟。

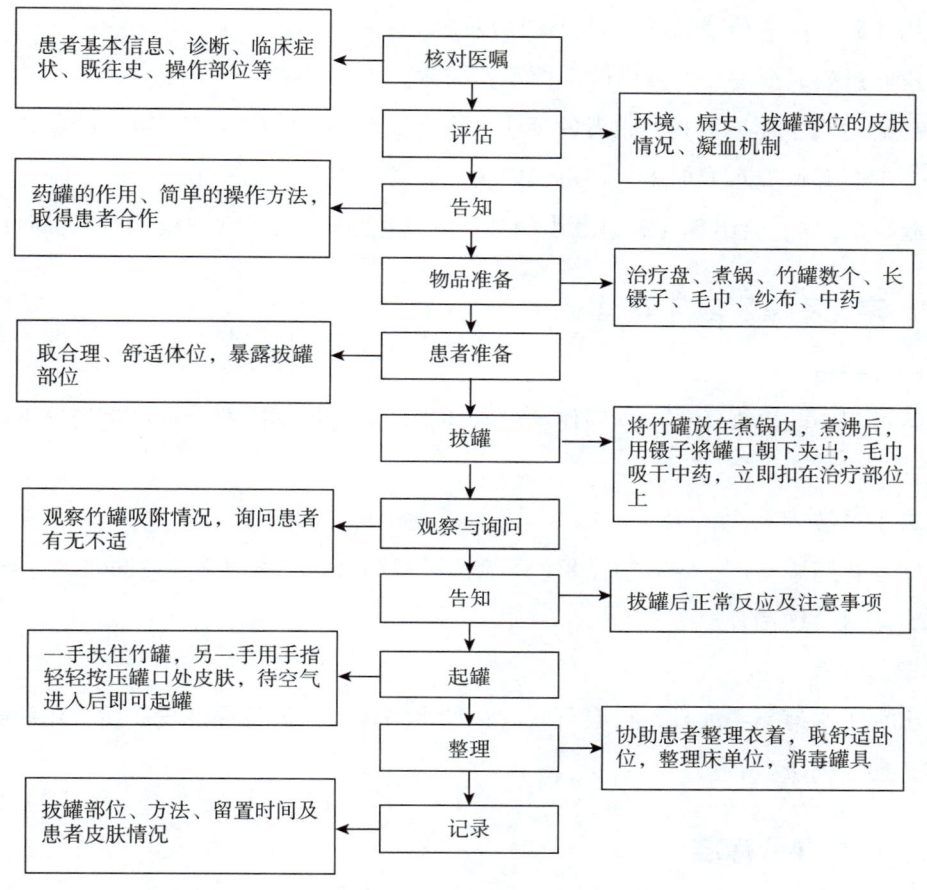

图 4-3-2 药罐技术操作流程

（七）观察

询问患者有无不适，观察患者局部皮肤情况。

（八）起罐

一手轻按罐体稍倾斜，另一手用示指或拇指轻按压罐口处皮肤，使罐口与皮肤之间形成空隙，待空气进入罐体即可起罐。观察皮肤情况，用无菌纱布轻轻按揉拔罐部位。

（九）结束

拔罐完毕，协助患者整理衣物，安排舒适体位，整理床单位，健康宣教。清理用物，消毒罐具，洗手，记录、签名。

六、注意事项

1.拔罐时要根据不同部位选择大小适宜的竹罐，检查罐体有无裂痕。

2. 拔罐时要选择适当体位和肌肉丰满的部位，骨骼凹凸不平及毛发较多的部位均不适宜。

3. 用药罐时注意药罐温度，以免烫伤皮肤。

4. 皮肤过敏、溃疡、严重水肿部位不宜拔罐。

5. 拔罐过程中要注意观察患者的反应，患者如有不适感应立即起罐；严重者可让患者平卧、保暖并饮温水或糖水，还可揉内关、合谷、太阳、足三里等穴。

6. 起罐后，皮肤会出现与罐口大小相当的紫红色瘀斑，为正常现象，数日后即可消除。

七、常见不良反应与处理

（一）烫伤

拔罐过程中若出现烫伤应立即使用冷水冲洗，进行局部降温，在医生指导下使用烧烫伤膏。

（二）过敏

立即停止药罐治疗，病情较轻者，可涂抗过敏药膏；若出现全身皮肤瘙痒、胸闷等，遵医嘱给予抗过敏治疗。

（三）水疱

如出现小水疱不必处理，可自行吸收；如水疱较大，消毒局部皮肤后，用注射器吸出液体，覆盖消毒敷料。

八、操作评分标准

药罐技术操作考核评分标准见表 4-3-1。

表 4-3-1　药罐技术操作考核评分标准

项目	分值	技术操作要求	评分等级 A	评分等级 B	评分等级 C	评分等级 D	评分说明
仪表	2	仪表端庄、戴表	2	1	0	—	一项未完成扣 1 分
核对	2	核对医嘱	2	1	0	—	未核对扣 2 分；内容不全面扣 1 分
评估	6	临床症状、既往史、凝血机制、是否妊娠或在月经期	4	3	2	1	一项未完成扣 1 分
		拔罐部位皮肤情况、对疼痛的耐受程度	2	1	0	—	一项未完成扣 1 分

续表

项目	分值	技术操作要求	评分等级 A	B	C	D	评分说明
告知	4	解释作用、简单的操作方法、局部感受，取得患者配合	4	3	2	1	一项未完成扣1分
用物准备	7	洗手，戴口罩	2	1	0	—	未洗手扣1分；未戴口罩扣1分
		备齐并检查用物	5	4	3	2	少备一项扣1分；未检查一项扣1分，最高扣5分
环境与患者准备	7	病室整洁、保护隐私、注意保暖、避免对流风	3	2	1	0	一项未完成扣1分，最高扣3分
		协助患者取舒适体位，充分暴露拔罐部位	4	3	2	1	未进行体位摆放扣2分；体位不舒适扣1分；未充分暴露拔罐部位扣1分
操作过程 拔罐	38	核对医嘱	2	1	0	—	未核对扣2分；内容不全面扣1分
		用镊子将药罐罐口朝下夹出，迅速用毛巾盖住罐口，吸去水液，降低罐口温度，利用热力，立即将竹罐吸附于治疗部位上，使之吸牢，根据患者耐受程度留罐5～10分钟	10	8	6	4	夹取方法不正确扣2分；部位不准确扣2分；吸附不牢扣2分；动作生硬扣2分；未吸净水分扣2分
		询问患者感受：舒适度、疼痛情况	8	6	3	0	未询问患者感受扣5分；内容不全面扣2分
		观察皮肤：红紫程度、水疱、破溃	6	4	2	0	未观察皮肤扣2分/项
		告知相关注意事项	4	2	0	—	未告知扣4分；告知不全扣2分
		协助患者取舒适体位，整理床单位	4	2	0	—	未安置体位扣2分；未整理床单位扣2分
		洗手，再次核对，记录时间	4	3	2	1	未洗手扣1分；未核对扣1分；未记录时间扣2分

续表

项目	分值	技术操作要求	评分等级 A	B	C	D	评分说明
起罐	12	手法：一手扶罐具，另一手手指按住罐口皮肤	4	2	0	-	手法不正确扣4分；手法不熟练扣2分
		观察并清洁皮肤，有水疱或破溃及时处理	4	3	2	1	未观察扣1分；未清洁皮肤扣1分；有水疱或破溃未处理扣2分
		协助患者取舒适体位，整理床单位	4	2	0	-	未安置体位扣2分；未整理床单位扣2分
操作后处置	6	用物按《医疗机构消毒技术规范》处理	2	1	0	-	处置方法不正确扣1分/项，最高扣2分
		洗手	2	1	0	-	未洗手扣2分；洗手不规范扣1分
		记录	2	1	0	-	未记录扣2分；记录不完全扣1分
评价	6	流程合理、技术熟练、局部皮肤无损伤、询问患者感受	6	4	2	0	一项不合格扣2分，最高扣6分；出现烫伤扣6分
理论提问	10	药罐技术的禁忌证	5	3	1	0	回答不全面扣2分/题；未答出扣5分/题
		药罐技术的注意事项	5	3	1	0	
得分							

第五章

灸类技术

第一节 灸法概要

灸法常与针法并称为针灸，属于常见的中医外治方法。灸法古称灸焫，焫即点燃、焚烧之意。《说文解字》说："灸，灼也。"灸法有广义和狭义之分。广义上一切运用温热刺激治疗疾病的方法都属于灸法；狭义的灸法则是指用艾绒或药物为主要灸材，将其点燃后放置或悬置在穴位或病变部位，进行烧灼、温熨的一种外治方法，即"艾灸"。它借助灸火的热力以及药物的作用，对人体施以温热性刺激，通过经络的传导，起到温通气血、扶正祛邪的作用，以达到治病、防病和保健的目的。

一、历史源流

灸法在我国已有数千年的历史，灸疗学术的萌芽阶段可追溯到《灵枢》《素问》成书前。有记载灸法的雏形是马王堆汉墓出土的《足臂十一脉灸经》《阴阳十一脉灸经》。从《黄帝内经》成书直到晋皇甫谧写成《针灸甲乙经》，灸法体系初步建成，论述了灸法适合地域、适宜人群、疾病判断、施灸原则、穴位灸禁及与他法联合应用等基础理论。至晋代葛洪所著的《肘后备急方》，是灸疗学术的发展丰富阶段，其是现存文献中最早记载隔物灸的。唐孙思邈著《备急千金方》到北宋政府编就《圣济总录》，可以称之为灸疗学术的繁盛阶段。灸法在随后的历朝历代都得到了不同程度的发展，对于施灸所用材料、方法、灸量大小、穴位，从不同的角度进行了探讨。

沿用千年的灸法，与中药、针刺并列为中医主要的治疗方法。《灵枢·官能》曰："针所不为，灸之所宜。"可见对于某些针刺效果不理想的疾病，灸法可以弥补针刺治疗之不足，发挥治疗作用，充分强调了灸法在中医临床中的重要作用。灸法作为中医传统外治法之一，具有治疗范围广、疗效肯定、操作方便等优点，深受历代医家的重视。

二、作用机理

灸法作为中医外治法之一，以中医理论为指导，其作用机理首先从灸的热力对人体不同穴位或部位的刺激来研究，即热刺激。其次是考虑灸材的药用效果。如艾灸是以燃烧艾绒，调整脏腑机能，加快新陈代谢，增强机体免疫力，温经散寒，达到"刺激于外、调节于内"而缓解疾病，燃烧时的热效应是产生治疗效果的重要因素。但现代医学相关研究表明，灸法的作用机理除了热刺激和药用效果之外还有非热效应（光效应）。灸法疗效的取得是多因素综合作用的结果。

（一）热刺激

王雪苔先生在考证古代灸法时曾经指出："灸法产生的必要条件是我们的祖先已经懂得用火和掌握了取火的方法。"灸法是通过燃烧不同的物质，产生温热刺激疗疾的一种外治方法，在生活中人们发现艾草易燃且容易获取，逐渐形成了以燃烧艾叶为主的艾灸。

从灸法的古代称谓"灸"字的本身含义和灸法产生的历史社会条件及其适应证，以及现代对灸法的定义我们不难看出：热刺激是灸法起效最有可能的机理之一。

（二）红外辐射

现代研究表明，艾绒燃烧时的辐射能谱为 $0.8\sim 5.0\mu m$。有研究指出，隔姜灸、隔蒜灸及隔附子饼灸点燃时的光谱与人体发射的平均归一化光谱有着惊人的一致性，辐射峰几乎和人体穴位辐射峰一样都在 $7.5\mu m$ 附近。在光医学中，近红外线波长为 $0.76\sim 1.5\mu m$，中、远红外波长为 $1.5\sim 400\mu m$。这就说明艾灸（隔物灸）时不仅有远红外线辐射，还有近红外线辐射。艾灸作用的机理之一就是艾灸辐射光谱与人体穴位辐射光谱的共振。

（三）药物作用

艾草又名香艾、蕲艾、艾蒿，性味苦、辛、温，入脾、肝、肾经。燃烧艾叶产生的功效包括通经活络、行气活血、回阳救逆、祛寒温中、消瘀散结、理气调经等。

附子属温里药，被称为"回阳救逆第一品"，它有超强的补火助阳功效，能驱散风寒邪气，治愈因受凉受寒而产生的病症。隔附子灸产生的功效包括驱寒止呕、消肿止痛、温阳解痉。

三、器具与材料

灸用材料主要是艾叶制成的艾绒。选用干燥的艾叶，捣碎后除去杂质，制成纯净细软的艾绒，再制成艾卷或搓捏成大小不同的艾炷。《本草纲目》说："艾叶能灸百病。"《名医别录》载："艾味苦，微温，无毒，主灸百病。"艾叶气味芳香，具有纯阳之性。艾火燃烧时热力温和，能穿透皮肤，直达深部，并且艾的产地广泛，易于采集，价格低廉，所以一直为临床所用。以下介绍几种常用方法。

（一）艾条灸

艾条灸又分为悬起灸和实按灸两大类。悬起灸是将点燃的艾条悬于施术部位上，点燃的艾条不直接接触皮肤。悬起灸又包括温和灸、雀啄灸和回旋灸三种方法。实按灸是将点燃的艾条隔布或绵纸数层实按在施术的穴位上，使热气透入皮肉深部，火灭热减后重新点火按灸。

（二）艾炷灸

艾炷灸是将纯净的艾绒，用手搓捏成大小不等的圆锥体。艾炷每燃烧完一炷称为一壮。艾炷灸又分为直接灸和间接灸两大类。直接灸是将艾炷直接放置在施术的腧穴部位上。根据灸后对皮肤刺激的程度不同，直接灸又分为无瘢痕灸和瘢痕灸两种，区别在于是否留有瘢痕。实施瘢痕灸前必须征得患者及家属的同意，才能实施此法。间接灸又称隔物灸、间隔灸，是在艾炷与腧穴皮肤之间用某种物品或药材间隔开而施灸的一种方法。本法既发挥了艾灸的作用，又有药物的功效。常用的间接灸有隔姜灸、隔蒜灸、隔盐灸、隔附子饼灸。

（三）温针灸

温针灸是针刺与艾灸相结合使用的一种方法，热力沿针身传至穴位及组织深部，从而达到治疗效果。一般燃2～5壮。适用于既需要针刺留针，又需要施灸的疾病。

四、原则与方法

（一）艾灸补泻的基本法则

《灵枢·背腧》云："以火补者，毋吹其火，须自灭也；以火泻者，疾吹其火，传其艾，须其火灭也。"即以艾灸行补法时，不要吹火，使之自然熄灭，便于火力缓缓深入，是为补；泻法时，火燃后不断吹速使艾火燃尽，则为泻。

（二）回旋灸方向之补泻

在使用回旋灸时，也因方向的不同而产生不同的补泻效果。由外旋转而内渐渐缩小且由浅渐深，如漩涡之旋入，是为补法；由内旋转而外渐渐扩大且由深渐浅，如泉水之涌出，是为泻法。

五、常见不良反应与处理

（一）晕灸

晕灸是指患者在施灸后10分钟内发生的晕厥征象，多与艾烟熏蒸时间过久、艾热刺激、身体虚弱或过度劳累有关。患者可表现为头晕目眩、恶心呕吐、胸闷憋气等不适感，严重者出现神志不清、二便失禁、大汗出等，但严重者极为罕见。立即停止施灸，保证空气流通，同时注意保暖，予以服用温开水；晕灸严重者停灸后保持平卧，必要时遵医嘱给予急救措施，按压内关、人中、足三里等穴位，或针刺水沟、涌泉穴。

（二）烫伤

烫伤是在施灸的过程中，因操作不慎导致，多为一度烫伤或浅二度烫伤。一度烫伤表现为表皮层损伤，局部轻度红肿，无水疱，明显感觉疼痛；浅二度烫伤表现为真皮层损伤，局部红肿疼痛，有大小不等的水疱。局部出现小水疱，无须处理，可自行吸收；水疱较大，可用无菌注射器抽吸疱内液体，用无菌纱布覆盖或烫伤膏外涂。

（三）过敏

过敏大多因艾绒过敏引起，表现为皮肤瘙痒、皮疹、扁桃体肿大、咽痒、目痛等症状。一旦出现过敏征象，立即停止施灸，保证空气流通，并清洁皮肤。严重者遵医嘱予以抗过敏对症治疗，注意观察用药后效果及不良反应。

六、研究现状

灸法种类繁多，在中国几千年的传承及演变中，对保护人类健康起到了重要作用，这项技术也在不断地发展向前。目前灸法已广泛应用于临床，对于经络不通、气血不畅的疾病具有调补气血、平衡阴阳的作用，不良反应小，疗效显著，操作方便。

但随着现代社会的快速发展，传统灸法存在的问题，如耗时、耗人力，且热敏灸等灸法对医务人员的业务水平要求要高，使灸疗技术的发展受到一定的阻碍。中医护理技术的发展离不开继承与创新：①理论创新，基于子午流注理论指导下的灸法技术，缓解患者疼痛、便秘等症状疗效显著提升，促进了临床症状的改善，提升了生活质量。②方法创新，将艾灸联合刮痧治疗痛症、艾灸用于干眼症等，拓展了艾灸的应用范围。③器具创新，将艾灸与瓷罐相结合，设计成温灸刮痧罐、温通拨筋罐等，使操作更便捷、实施更安全、范围更广泛、效果更突出。

第二节　隔物灸技术

一、概念

隔物灸是灸法之一，颇具特色，也称间接灸、间隔灸，是在艾炷与皮肤之间间隔某些药物而施灸的一种方法。此法通过艾灸、药物、穴位等多重作用，达到治疗虚寒性疾病的目的。隔物灸疗法具有简便、高效、相对安全等特点，临床常见的有隔姜灸、隔蒜灸、隔盐灸、隔药饼灸等，广泛应用于内、外、妇、儿、五官等各科疾病以及寒、热、虚、实的各种证候。

二、目的

隔物灸具有防病保健、扶阳固本、温经散寒、化瘀散结，以及治疗痹证、阳气虚脱证、痛症、闭证、气滞血瘀证和引火下行等作用。

三、适应证与禁忌证

（一）适应证

1. 隔姜灸　适用于缓解因寒凉所致的呕吐、腹泻、腹痛、肢体麻木、酸痛、痛经、风寒湿痹、痿软无力及温肺止咳等症状。生姜辛、微温，归肺、脾经，起到辛温散寒的作用。

2. 隔蒜灸　具有清热拔毒、消肿散结、杀虫、健胃、止痛等作用，适用于治疗肺结核，缓解急性化脓性疾病如疖、痈及虫、蛇、蝎咬伤等症状。蒜味辛、性温，归属脾、胃、肺经，起到解毒、杀虫、消肿的作用。

3. 隔盐灸　具有回阳、救逆、固脱、温补下元的作用，适用于治疗急性寒性腹痛、腰酸、吐泻、中风脱证、四肢厥冷、小便不利等症状。盐味咸，性寒，归属胃、肾、肝、肺、小肠、大肠经，起到清火、凉血、涌吐、解毒的作用。

4. 隔附子饼灸　具有温肾壮阳的作用，适用于治疗早泄、阳痿等症状，还可缓解各种虚寒性疾病所致的下腹疼痛、腰膝冷痛、指端麻木及疮疡久溃不敛。附子饼性热、甜、辣、毒，归属心、肾、脾经，起到补火助阳、回阳救逆、散寒止痛的作用。

（二）禁忌证

1. 空腹、极度疲劳、过饱、大渴、醉酒或对灸法恐惧者，应慎灸。
2. 体弱者，灸量不宜过强，以防晕灸。
3. 中暑、高血压危象、肺结核晚期大量咯血不宜施灸。实热证、阴虚发热者慎用灸法。
4. 颜面、心前区、大血管部、五官、关节和肌腱处，不可用瘢痕灸。
5. 乳头、外生殖器不宜直接灸。
6. 孕妇下腹部、腰骶部及能引起宫缩的部位不宜施灸。

四、操作流程

隔物灸技术操作流程见图 5-2-1。

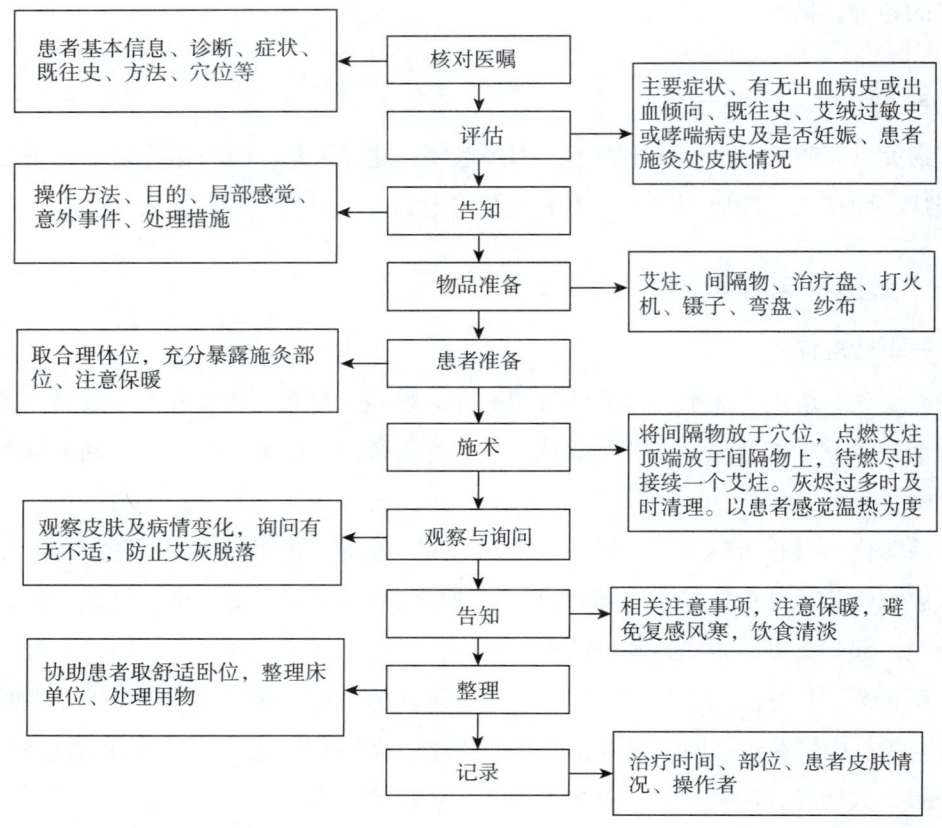

图 5-2-1 隔物灸技术操作流程

五、操作步骤要领

（一）评估

操作者着装整洁，核对医嘱，评估病室环境及温度、主要症状、既往史及是否妊娠，施灸部位皮肤情况，对热、气味的耐受程度，有无出血病史或出血倾向、哮喘病史或艾绒过敏史。

（二）准备

洗手，备齐用物，携至床旁，做好解释工作，以取得患者配合。根据操作所需准备隔物的介质，选择质量优、细腻丝滑无杂质、陈旧的纯净艾绒。取出适量艾绒，用拇指、示指、中指边捏边转，把纯净的艾绒捏成大小不同的圆锥形状的艾炷，放在皮肤的穴位上，点燃后温和不刺鼻，其艾灸效果更好。

（三）体位

协助患者取合适体位，暴露施灸部位，铺中单，备毛巾。注意保暖，必要时屏风遮挡。

（四）施灸

1. 隔姜灸　隔姜片灸是将鲜生姜切成直径 2～3cm，厚 0.2～0.3cm 的姜片，在姜片上用针点刺小孔若干，放在施灸的部位，将艾炷放置在姜片上，从顶端点燃艾炷，待燃尽时接续一个艾炷，一般施灸 5～10 壮。以施部出现汗湿红晕现象而不起疱为度（图 5-2-2）。

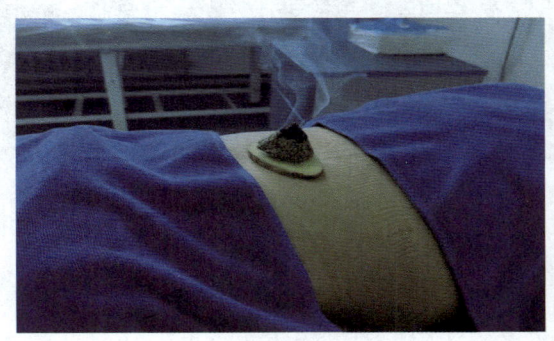

图 5-2-2　隔姜灸

2. 隔蒜灸

（1）方法 1：将大蒜切成 0.2～0.3cm 的薄片，在其上用针点刺小孔若干，放于施灸部位上，将艾炷放置在蒜片上，从顶端点燃艾炷，每施灸 3～4 壮后，须更换新蒜片，继续施灸一般灸 5～7 壮。

（2）方法 2：将大蒜捣烂成泥状，放于施灸部位，在蒜泥上铺上艾绒或艾炷，点燃后施灸，每部位每次宜灸足 5～7 壮，以施处出现红晕汗湿现象而不起疱为度。

3. 隔盐灸　常用于肚脐（神阙穴）施灸。将纯净干燥的食盐或者掺入少量药物，放入脐中，填平脐孔，或者于盐上再放姜片，然后上置艾炷施灸。干燥的食盐填平肚脐，盐上放艾炷，从顶端点燃艾炷，当患者有灼痛感时即更换艾炷，一般施灸 3～9 壮，艾绒燃尽至底层食盐时，会产生"劈啪"声响，应结束施灸。

4. 隔附子饼灸　熟附子饼，大小根据施灸部位和选用艾炷大小而定，直径 0.3～0.5cm，用水浸透后，放于施治部位，将艾炷放置在药饼上，从顶端点燃艾炷，待燃尽时接续一个艾炷，一般施灸 5～7 壮。

5. 督灸　又称火龙灸、长蛇灸、督脉灸、铺灸或督脉铺灸，是在中医经络理论与阴阳理论的基础上，艾灸类温热疗法的衍生与创新。传统的督灸疗法是在督脉的脊柱段施以艾灸，在隔姜灸、药物灸基础上产生的一种隔物灸疗法，通常是将铺灸材料铺放在患者督脉皮肤上，然后用火引燃艾绒的方式施灸（图 5-2-3）。

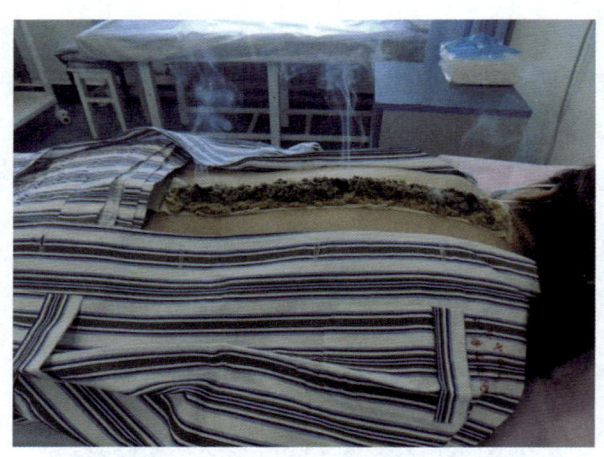

图 5-2-3 督灸

（1）施灸前准备

① 艾绒及姜泥的准备：选用精细柔软纯净的艾绒 100g 或督灸粉，将 1500g 左右的新鲜生姜去皮并制备成姜泥，挤出多余水分，保持姜泥柔软潮湿即可。

② 穴位选择与定位：选取督脉的大椎穴至腰俞穴为施灸部位。

③ 体位：治疗时患者取俯卧位，全身放松，暴露治疗部位，铺中单。注意保暖，必要时屏风或隔帘遮挡。

④ 物品准备：打火机、镊子、小铲子、乙醇棉球、桑皮纸、无菌纱布、艾绒或督灸粉、计时器、速干手消毒剂，必要时备浴巾、屏风。

⑤ 患者准备：缓解紧张情绪，加强与患者的沟通交流，适当饮水，饭后 0.5～1 小时排空大、小便。

⑥ 环境准备：保持清洁卫生，环境安静、温度适宜，具备排风设备，避免对流风。

（2）铺灸

① 选择体位：指导患者俯卧于床上。

② 取穴：用拇指沿督脉按压定位。

③ 清洁或消毒皮肤：温水或 75% 乙醇棉球沿施术部位自上而下常规擦拭 3 遍。

④ 涂抹姜汁：沿督脉涂抹姜汁，并铺药粉。

⑤ 撒盖督灸粉：督脉上铺督灸粉，使之呈线条状。

⑥ 敷盖桑皮纸：盖在药粉上面。

⑦ 铺姜泥：把姜泥铺在桑皮纸上，要求呈梯形，下宽上窄。

⑧ 放置艾炷：督灸粉上放置艾炷或者艾绒。

（3）施灸：点燃艾炷或艾绒的上、中、下三点，任其自燃自灭，待全部燃尽为 1 壮，继续向前添加艾绒点燃，如上共灸3壮，施灸完毕后取下灸具。

（五）观察

随时询问患者有无不适，观察患者局部皮肤情况，有无烫伤、潮红、破溃等，用纱布清洁局部皮肤。

（六）结束

施灸完毕，协助患者整理衣着，安排舒适体位，整理床单位，开窗通风，注意保暖，避免对流风，健康宣教。清理用物，洗手，记录、签名。

六、注意事项

大血管处、孕妇腹部和腰骶部、有出血倾向者不宜施灸。一般情况下，施灸顺序自上而下，先头身，后四肢，防止艾灰脱落烧伤皮肤或衣物，注意皮肤情况。对糖尿病、肢体感觉障碍的患者，需要谨慎控制施灸强度，防止烧伤。

施灸后，局部出现小水疱，无须处理，可自行吸收。如水疱较大，用无菌注射器抽出疱液，并以无菌纱布覆盖。

七、常见不良反应与处理

隔物灸作为一种将药物、穴位、艾灸集于一身，共同发挥作用的中医独特疗法，可能出现的不良反应可按以下方法对症处理。

（一）晕灸

晕灸是指患者在接受隔物灸过程中或施灸后10分钟内发生晕厥的现象，表现为恶心、胸闷、头晕、目眩、呕吐、四肢发凉、心慌等症状体征和不适感，严重者可出现神志不清、四肢厥逆伴大汗、脉微欲绝、二便失禁。严重的晕灸者极为罕见。

患者发生晕灸，立即停止隔物灸，平卧于床，开窗通风让空气流通，松开领口，给予温白糖水（糖尿病者慎用）或温开水，闭目休息即可。对于猝倒神昏者可以针刺水沟、气海、十宣、中冲、百会、涌泉、关元、太冲、合谷等穴并结合西医急救措施。若患者晕灸的表现为胸闷、气短，应立刻停止艾灸，给予患者平卧，观察患者状态和皮肤情况，做心电图等相关检查，严重者立即呼叫医生给予救治。

（二）烫伤

隔物灸所致烫伤指的是在施灸过程中，因操作不慎导致的局部皮肤烫伤。隔物灸导致的烫伤一般多为一度烫伤和二度烫伤。一度烫伤表现为烫伤只损伤皮肤表层，局部无水疱，轻度红肿，疼痛明显。二度烫伤表现为真皮损伤，局部红肿疼痛，有大小不等的水疱。

隔物灸引起的水疱又称为灸疮，是指在施灸过程中因施灸时间过长或其他原因，在施灸中，或施灸后数小时，或施灸后第 2 天，在施灸部位出现的水疱，属于二度烫伤的一种表现。

根据烫伤的面积和程度，按照一般烫伤处理。小水疱可自行吸收，无须处理。如果水疱较大，可用无菌注射器从水疱的基底部刺破水疱，放出疱液，注意不要撕掉疱皮，以保护创面。也可用无菌注射器抽出液体，数日内可痊愈，并预防感染，1 个月内局部可能留有色素沉着。

低温烫伤是皮肤长时间接触高于体温的低热物体造成的烫伤，如接触 70℃持续 1 分钟，或 60℃持续 5 分钟以上。低温烫伤创面疼痛感不明显，仅在皮肤上出现红肿、水疱、脱皮或者发白的现象；烫伤面积不大，但创面深，严重者甚至会造成深部组织坏死，如果处理不当，会发生溃烂，长时间无法愈合。

（三）过敏

隔物灸引起的过敏绝大多数因艾烟而起。艾烟引起的相关过敏症状及不良反应主要有皮肤瘙痒和皮疹、扁桃体肿大、咽痒、目痛、咽鼓管痒及昏睡，有时还伴有胸中发热或烦躁等症状。

对于过敏患者，立即中止隔物灸治疗或离开艾烟环境后过敏症状消失。若日后患者还需要进行艾灸治疗，则应选用无烟艾条。对于隔物灸导致的皮肤瘙痒，一般无须处理，严重者可根据情况应用外用药物。

八、操作评分标准

隔物灸技术操作考核评分标准见表 5-2-1。

表 5-2-1　隔物灸技术操作考核评分标准

项目	分值	技术操作要求	评分等级				评分说明
			A	B	C	D	
仪表	2	衣帽整洁、计时器	2	1	0	-	一项未完成扣 1 分
核对	2	核对医嘱	2	1	0	-	未核对扣 2 分；内容不全面扣 1 分
评估	5	临床症状、出血性疾病、既往史、是否妊娠	1	0	-	-	一项未完成扣 1 分，总共扣 1 分
		施灸部位皮肤情况、气味的耐受程度、对热的敏感程度	4	3	2	1	一项未完成扣 1 分

续表

项目	分值	技术操作要求	评分等级 A	评分等级 B	评分等级 C	评分等级 D	评分说明
告知	3	解释作用、局部感受、操作方法，取得患者配合	3	2	1	0	一项未完成扣1分，总共扣3分
用物准备	6	洗手，戴口罩	3	2	1	0	未洗手扣1分；未戴口罩扣1分；均未做扣3分
		备齐并检查用物。间隔物制作要求：（1）隔姜：用直径2～3cm，厚0.2～0.3cm的姜片，在其上用针点刺小孔若干；（2）隔蒜：用厚0.2～0.3cm的蒜片，在其上用针点刺小孔若干；（3）隔盐：用干燥食盐；（4）隔附子饼：用直径2cm，厚0.2～0.5cm的附子饼，在其上用针点刺小孔若干	3	2	1	0	少备一项扣1分；未检查一项扣1分，最高扣3分
环境与患者准备	10	病室整洁、温湿度适宜，防止对流风	4	2	0	-	未进行环境准备扣2分；准备不全扣2分
		协助患者取舒适体位	3	2	0	-	未进行体位摆放扣3分；体位不舒适扣1分
		暴露施灸部位皮肤，注意保暖，保护隐私	3	2	1	0	未充分暴露部位扣1分；未保暖扣1分；未保护隐私扣1分
操作过程	50	核对医嘱	2	1	0	-	未核对扣2分；内容不全面扣1分
		确定施灸部位，将间隔物放于穴位上	8	6	4	2	穴位不准确扣2分/穴位，最高扣8分
		将艾炷放于间隔物上点燃，待燃尽时用镊子夹取接续一个艾炷	12	8	4	0	方法不正确扣4分；未用镊子夹取扣4分；未接续扣4分
		询问患者感受，调整施灸量	4	2	0	-	未询问患者感受扣2分；未及时调整施灸量扣2分
		观察施灸部位皮肤，调整施灸量	5	3	0	-	未观察皮肤扣3分；未及时调整施灸量扣2分
		施灸结束，清洁局部皮肤	3	1	0	-	未清洁皮肤扣3分；清洁不彻底扣2分
		协助患者取舒适体位，整理床单位	4	2	0	-	未安置体位扣2分；未整理床单位扣2分
		再次观察患者局部皮肤变化，询问施灸后感受	6	3	0	-	施灸后未观察皮肤扣3分；未询问患者感受扣3分

续表

项目	分值	技术操作要求	评分等级 A	B	C	D	评分说明
操作后	6	告知相关注意事项，酌情开窗通风	4	3	2	0	注意事项内容少一项扣1分，最高扣2分；未酌情开窗扣2分
		洗手，再次核对	2	1	0	-	未洗手扣1分；未核对扣1分
		用物按《医疗机构消毒技术规范》处理	2	1	0	-	处置方法不正确扣1分/项，最高扣2分
		洗手	2	1	0	-	未洗手扣2分；洗手不规范扣1分
		记录	2	1	0	-	未记录扣2分；记录不完全扣1分
评价	6	流程合理、技术熟练、局部皮肤无损伤、询问患者感受	6	4	2	0	一项不合格扣2分，最高扣6分；出现烫伤扣6分
理论提问	10	隔物灸的禁忌证	5	3	0	-	回答不全面扣2分/题；未答出扣5分/题
		隔物灸的注意事项	5	3	0	-	
得分							

第三节　悬灸技术

一、概念

悬灸即悬空而灸，是以经络理论为指导，将点燃的艾条悬于选定的穴位或病痛部位之上，主要通过温热刺激和药力作用于相应的穴位或病痛部位，以达到温经散寒、行气通络、扶阳固脱、消瘀散结、防病保健的一种操作方法，属于艾灸技术范畴。根据施灸手法不同，悬灸可分为温和灸、雀啄灸和回旋灸（图5-3-1）。

二、目的

悬灸是在针灸学基础上，通过温热刺激和药力作用于相应的穴位或病痛部位，达到温经散寒、行气通络、扶阳固脱、湿补益气、消瘀散结、解痉止痛、祛湿祛寒、预防保健的作用。

现代医学研究证实：悬灸能产生温热效应，其燃烧产生的有益于肌体的红外线可激发调节神经系统功能；其药力作用也可渗透到体内，有抗菌、抗炎、抗病毒功效，加速炎症物质的排泄。

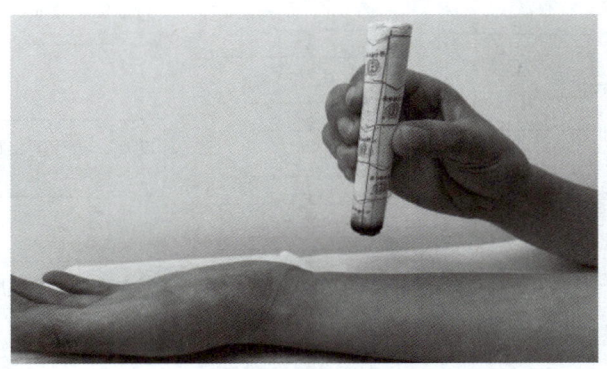

图 5-3-1　悬灸技术

三、适应证与禁忌证

（一）适应证

1. 用于痛经、宫寒、胃脘痛、四肢凉痛、腹痛等以温经散寒、祛湿驱寒。
2. 用于头颈挛痛、腰背酸痛等以解痉止痛、行气通络。
3. 用于疲倦乏力、脱肛、泄泻、虚脱、中风等以扶阳固脱、补中益气。
4. 用于疮疡久治不愈，消瘀散结、抗菌抗炎促进愈合。
5. 用于足三里、关元、神阙等穴，或高血压、糖尿病、肿瘤等慢性疾病早期，以防病保健、增强抵抗力。

（二）禁忌证

1. 凡属实热证或阴虚发热者不宜施灸，如中暑、高热、高血压危象、肺结核晚期大量咯血等。
2. 有出血性疾病或出血倾向、哮喘病史、艾绒过敏者不宜施灸。
3. 颜面部、大血管处、孕妇腹部及腰骶部不宜施灸。
4. 患者过劳、过饥、过饱、大渴、醉酒、大惊、大恐者不宜施灸。

四、操作流程

悬灸技术操作流程见图 5-3-2、视频 5-1。

视频 5-1　悬灸技术

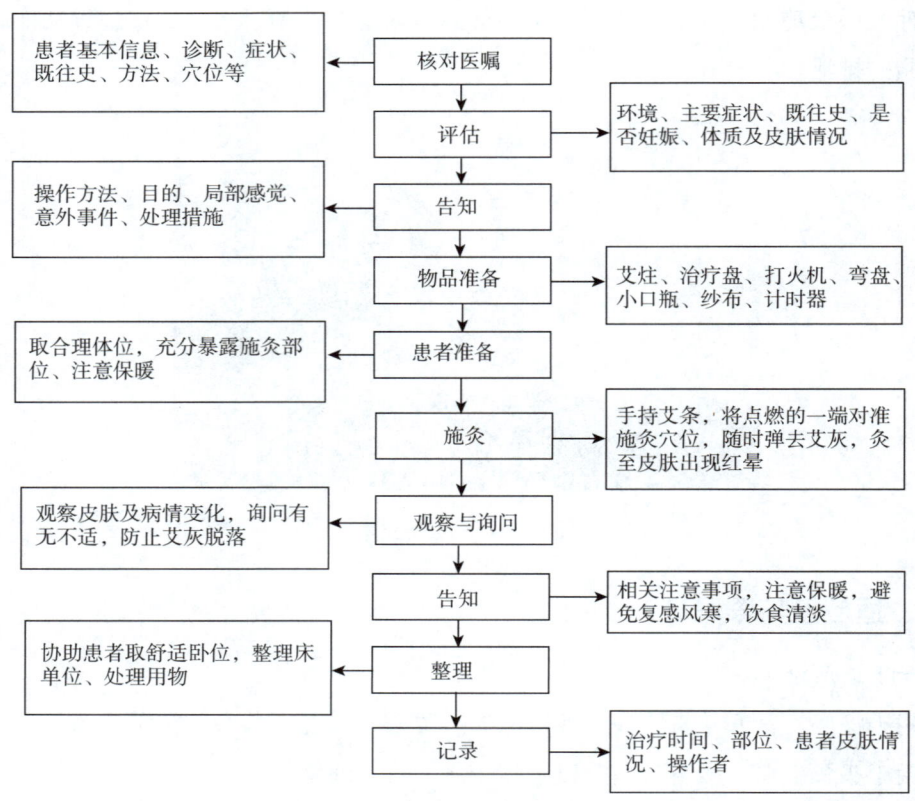

图 5-3-2 悬灸技术操作流程

五、操作步骤要领

（一）评估

操作者着装整洁，核对医嘱，床边评估患者病情、心理、过敏史、皮肤情况，并做好解释工作，以取得患者合作。

（二）准备

1. 操作者准备　服装、鞋帽整齐，仪表端庄；态度和蔼、语言规范；洗手、戴口罩，修剪指甲。

2. 物品准备　治疗车、治疗盘、手消剂、打火机、酒精灯、弯盘、小口瓶、纱布、计时器。根据患者病情及腧穴选择合适的艾条，必要时备浴巾及屏风。

3. 患者准备　患者取舒适卧位，遵医嘱确定施灸部位，暴露施灸部位，铺一次性垫巾。注意保暖，必要时屏风遮挡。

4. 环境准备　设有排烟装置，温度适宜、光线明亮，注意保护隐私。

（三）施灸

核对医嘱，确定施灸部位。将点燃的艾条一端对准施灸穴位，及时弹去艾灰，灸至局部皮肤出现红晕，灸后艾条放入小口瓶中彻底熄灭，清洁局部皮肤。

常用的施灸手法：

1. 温和灸　手持点燃的艾条，对准施灸部位，距离皮肤2～3cm，使患者局部出现温热感为宜。一般每穴灸10～15分钟，以皮肤出现红晕为度。

2. 雀啄灸　手持点燃的艾条，对准施灸部位，距离皮肤2～3cm，形如雀啄，一上一下忽近忽远，如此反复，进行施灸。一般每穴灸10～15分钟，以皮肤出现红晕为度。

3. 回旋灸　手持点燃的艾条，悬于施灸部位上方约2cm处，反复旋转做回旋运动，予以一定范围的温热刺激，移动范围约3cm。一般每穴灸10～15分钟，以皮肤出现红晕为度。

（四）观察

随时询问患者有无灼痛感、头晕、恶心、胸闷、皮肤瘙痒、咽痒等不适，观察局部皮肤颜色，有无水疱、烫伤等，及时调整距离，防止烧伤。

（五）结束

施灸完毕，彻底熄灭艾条，清洁局部皮肤；协助患者整理衣着，安排舒适体位；整理床单位，健康宣教；清理用物；洗手、记录、签名。

六、注意事项

1. 大血管处，孕妇腹部和腰骶部，皮肤感染、溃疡、瘢痕处，有出血倾向者不宜施灸。空腹或餐后1小时左右不宜施灸。

2. 一般情况下，施灸顺序自上而下，先头身，后四肢。

3. 施灸时防止艾灰脱落烧伤皮肤或烧坏衣物。

4. 注意观察皮肤情况，对糖尿病、肢体麻木及感觉迟钝的患者，尤应注意防止烫伤。

5. 施灸后局部皮肤出现微红灼热，属于正常现象。

6. 灸毕彻底熄灭艾条，防止复燃。

七、常见不良反应与处理

（一）晕灸

晕灸是指患者在施灸后10分钟内发生的晕厥征象，多与艾烟熏蒸时间过久、艾热刺激、身体虚弱或过度劳累有关。患者可表现为头晕目眩、恶心呕吐、胸闷憋气等不适感，严重者出现神志不清、二便失禁、大汗出等，但严重者极为罕见。应立即停止施灸，保证空气流通，同时注意保暖，予以服用温开水；晕灸严重者停灸后保持平卧，必要时遵医嘱给予急救措施，按压内关、人中、足三里等穴，或针刺水沟、涌泉穴。

（二）烫伤

烫伤是在施灸的过程中，因操作不慎导致，多为一度烫伤或浅二度烫伤。一度烫伤表现为表皮层损伤，局部轻度红肿，无水疱，明显感觉疼痛；浅二度烫伤表现为真皮层损伤，局部红肿疼痛，有大小不等的水疱。局部出现小水疱，无须处理，可自行吸收；水疱较大，可用无菌注射器抽吸疱内液体，用无菌纱布覆盖或烫伤膏外涂。

（三）过敏

大多因艾绒过敏引起，表现为皮肤瘙痒、皮疹、扁桃体肿大、咽痒、目痛等症状。一旦出现过敏征象，立即停止施灸，保证空气流通，并清洁皮肤。严重者遵医嘱予以抗过敏对症治疗，注意观察用药后效果及不良反应。

八、操作评分标准

悬灸技术操作考核评分标准见表 5-3-1。

表 5-3-1 悬灸技术操作考核评分标准

项目	分值	技术操作要求	评分等级 A	B	C	D	评分说明
仪表	2	仪表端庄、戴表	2	1	0	-	一项未完成扣1分
核对	2	核对医嘱	2	1	0	-	未核对扣2分；内容不全面扣1分
评估	6	临床症状、既往史、是否妊娠、出血性疾病史	3	2	1	0	一项未完成扣1分
		施灸部位的皮肤情况，对热、气味的耐受程度	3	2	1	0	一项未完成扣1分
告知	4	解释作用、操作方法、局部感受，取得患者配合	4	3	2	0	一项未完成扣1分
用物准备	6	洗手，戴口罩	2	1	0	-	未洗手扣1分；未戴口罩扣1分
		备齐并检查用物	4	3	2	0	少备一项扣1分；未检查一项扣1分，最高扣4分
环境与患者准备	8	病室整洁、光线明亮，避免对流风	2	1	0	-	未进行环境准备扣2分；准备不全扣1分
		协助患者取舒适体位	3	2	0	-	未进行体位摆放扣3分；体位不舒适扣1分
		暴露施灸部位皮肤，注意保暖，保护隐私	3	2	1	0	未充分暴露施灸部位扣1分；未保暖扣1分；未保护隐私扣1分

续表

项目	分值	技术操作要求	评分等级 A	B	C	D	评分说明
操作过程	50	核对医嘱	2	1	0	-	未核对扣2分；内容不全面扣1分
		确定施灸部位	4	2	0	-	未确定施灸部位扣4分；穴位不准确扣2分
		点燃艾条，将点燃的一端对准施灸穴位，艾条与皮肤距离符合要求	4	2	0	-	艾条与皮肤距离不符合要求扣2分/穴位，最高扣4分
		选择三种手法，方法正确	12	8	4	0	少一种手法扣4分；距离不符合要求扣4分
		随时弹去艾灰，灸至局部皮肤出现红晕	6	4	0	-	未弹艾灰扣6分；施灸时间不合理扣2分
		观察施灸部位皮肤，询问患者感受，以患者温热感受调整施灸距离	4	3	2	1	未观察皮肤扣2分；未询问患者感受扣1分；未及时调整施灸距离扣1分
		灸后艾条放入小口瓶中彻底熄灭，清洁局部皮肤	4	2	0	-	艾条熄灭方法不正确扣2分；未清洁皮肤扣2分
		协助患者取舒适体位，整理床单位	4	2	0	-	未安置体位扣2分；未整理床单位扣2分
		观察患者局部皮肤，询问患者感受	4	2	0	-	施灸后未观察皮肤扣2分；未询问患者感受扣2分
		告知相关注意事项，酌情开窗通风	4	3	2	1	注意事项内容少一项扣1分，最高扣2分；未酌情开窗扣2分
		洗手，再次核对	2	1	0	-	未洗手扣1分；未核对扣1分
操作后	6	用物按《医疗机构消毒技术规范》处理	2	1	0	-	处置方法不正确扣1分/项，最高扣2分
		洗手	2	1	0	-	未洗手扣2分，洗手不规范扣1分
		记录	2	1	0	-	未记录扣2分；记录不完全扣1分
评价	6	流程合理、技术熟练、局部皮肤无损伤、询问患者感受	6	4	2	0	一项不合格扣2分，最高扣6分；出现烫伤扣6分
理论提问	10	悬灸的禁忌证	5	3	1	0	回答不全面扣2分/题；未答出扣5分/题
		悬灸的注意事项及三种操作手法	5	3	1	0	
得 分							

第四节 热敏灸技术

一、概念

热敏灸是采用艾热,针对热敏腧穴施灸,通过特定手法激发透热、扩热、传热等经气传导,从而达到气至病所,并施以个体化的饱和消敏灸量,从而提高疗效的一种新灸法。热敏灸属于传统悬灸,故又称热敏悬灸。其灸在体表,但热在体内,具有灸感舒适、疗效独特、使用方便、便于推广等特点。

热敏灸灸感包括透热、扩热、传热、局部不(微)热远部热、表面不(微)热深部热和非热觉6类特殊灸感。

二、目的

在传统艾灸的祛风解表、活血化瘀、温通经络的基础上,通过个体化的饱和消敏灸量使其兼有激发经络传感,促进经气运行,使气至病所,起到高效疏通经络、调理脏腑、调节阴阳的作用。另外多项研究表明,其还有很好的抗炎、提高免疫力、调节体内激素水平、抗运动性疲劳等作用。

三、适应证与禁忌证

(一)适应证

适用于出现热敏化腧穴的各种病症,而不拘寒、热、虚、实、表、里证。

1. 面瘫、中风、失眠等神经系统疾病。
2. 感冒、鼻炎、过敏性鼻炎、支气管哮喘等呼吸系统疾病。
3. 消化不良、便秘、肠易激综合征等消化系统疾病。
4. 骨性关节炎、颈椎病、肌筋膜疼痛综合征、腰椎间盘突出症等骨关节病。
5. 男性性功能生殖障碍等泌尿生殖系统疾病。
6. 痛经、慢性盆腔炎等妇科疾病。
7. 心绞痛等循环系统疾病以及癌症术后等。

(二)禁忌证

1. 婴幼儿、灸感表达障碍者、昏迷、脑出血急性期、大量吐(咯)血者、感觉障碍、皮肤溃疡处、肿瘤晚期、血液病等。
2. 孕妇的腹部和腰骶部、颜面部、大血管处。
3. 过饥、过饱、过劳、醉酒状态不宜施灸。

4. 艾绒过敏者。

四、操作流程

热敏灸技术操作流程见图 5-4-1。

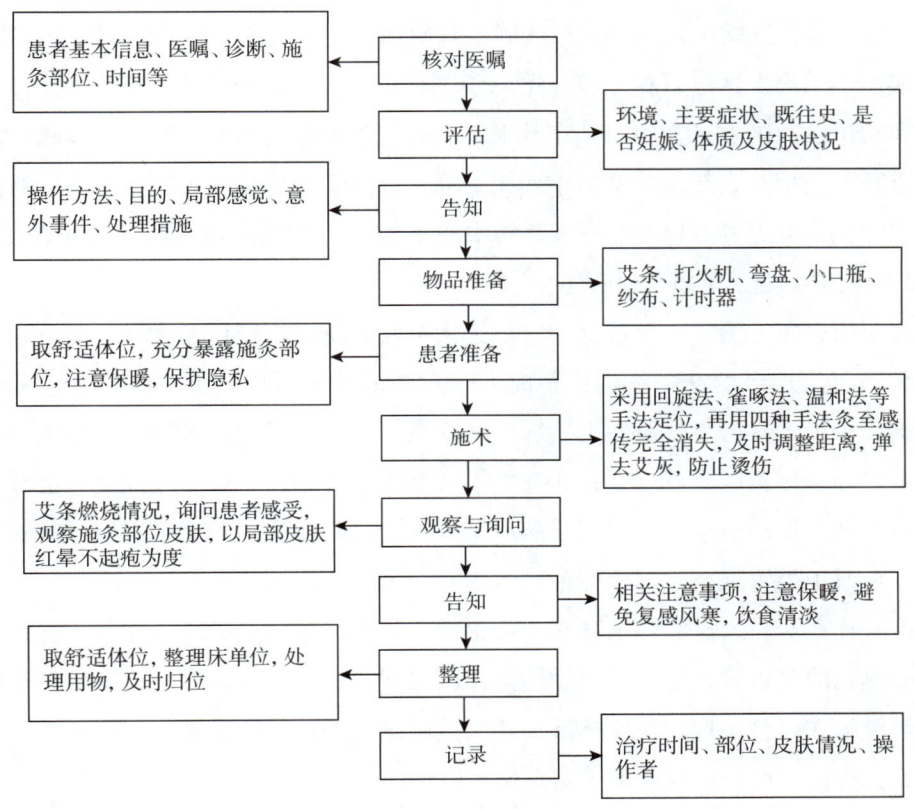

图 5-4-1 热敏灸技术操作流程

五、操作步骤要领

（一）评估

操作者着装整洁，核对医嘱，床边评估患者病情、心理、过敏史、皮肤情况，并做好解释工作，以取得患者合作。

（二）准备

1. 艾条的选择　根据患者病情及腧穴热敏直径选择。

2. 物品准备　治疗车、治疗盘、手消剂、打火机、酒精灯、弯盘、广口瓶、纱布，必要时备浴巾及屏风。

3. 环境准备　设有排烟装置，温度适宜，一般 24～30℃，光线明亮，注意保护隐私。

(三)体位

铺一次性垫巾,协助患者取合适体位,暴露施灸部位,放松肌肉。注意保暖,必要时屏风遮挡。

(四)施灸

热敏灸操作可以总结为十六字要诀:探感定位、辨敏施灸、量因人异、敏消量足。

1. 探感定位　热敏灸以灸感定位法确定热敏腧穴。采用两步定位法,第一步粗定位,首先对穴位热敏高发区进行粗定位;第二步细定位,用艾热距离体表约3cm,以传统腧穴定位即穴位热敏高发区为中心,在其上下左右范围内施以循经、回旋、雀啄、温和组合手法进行悬灸探查,热感强度适中而无灼痛。以热敏灸感反应为判定标准,对热敏穴位进行细定位,被灸者出现6类热敏灸感中的1类或1类以上的部位,即为热敏腧穴,不拘于是否在传统腧穴的标准位置上。

以治疗颈肩痛为例,一个重要的穴位是大椎穴,所以粗定位在大椎穴附近,用艾热探感定位:①用点燃的艾条一端,距离大椎穴3cm处进行回旋灸,以患者感觉施灸部位温热潮红为度;②再沿督脉向上,循经往返灸,以患者感觉温灸路线温热潮红为度;③在大椎穴处雀啄以激发经气;④在大椎穴处施以温和灸,以温通经络,也有利于进一步激发经气,发动感传,使得气至病所。在这个过程中患者若某个部位出现6类热敏感中的1类或1类以上,该部位即为热敏腧穴。

2. 辨敏施灸　通过辨别热敏腧穴的灸感特点,选取最优热敏腧穴施灸。选优原则:已出现非热觉的热敏腧穴为首选热敏腧穴;已出现热敏灸感指向或到达病所的热敏腧穴为首选热敏腧穴;已出现较强的热敏灸感的热敏腧穴为首选热敏腧穴。

施灸方法:单点灸、双点灸、三点灸。

(1) 单点灸:对着一个热敏穴位进行施灸。先行回旋灸以升高皮温至41℃左右,即皮肤温热潮红,以温通局部气血;继以雀啄灸以强化施灸部位的热敏化程度;再循经往返灸以疏通经络,激发经气;最后施以温和灸促进艾热在人体中透、扩、传。

(2) 双点灸:对着两个热敏穴位进行施灸,可以是单手施灸,也可以是双手施灸。适用于左右对称的同名穴位,比如内关穴、大横穴,或者同一经络的两个穴位。

(3) 三点灸:指同时对三个热敏穴位进行施灸,包括T形灸和三角灸,有利于接通经气,疏通经络,适用于颈项部、腰背部、胸腹部等。比如咳嗽的患者,通常灸两个肺俞穴和大椎穴。

3. 量因人异　不同于传统的悬灸每穴有固定的施灸时间,热敏灸疗法每穴施灸时间因人因穴因病而不同,以个体化的热敏灸感消失为度,不同人、不同腧穴施灸时从热敏灸感产生到消失所需时间是不同的,关键在于坚持最佳的个体化施灸剂量。

4. 敏消量足　即不管时间长短，以热敏灸感消失为最佳施灸剂量。

（五）观察

随时询问患者有无灼痛感、头晕、恶心、胸闷、皮肤瘙痒、咽痒等不适，观察局部皮肤颜色，有无水疱、烫伤等，及时调整距离，防止烧伤。

（六）结束

施灸完毕，彻底熄灭艾条，清洁局部皮肤；协助患者整理衣着，安排舒适体位；整理床单位，健康宣教；清理用物；洗手，记录、签名。

六、注意事项

1. 施灸前应告知被灸者热敏灸操作过程，解释目的、作用，消除其恐惧、紧张心理。
2. 注意热感强度适宜，避免烫伤，注意防止艾火脱落灼伤患者、烧坏衣物；灸毕将艾条彻底熄灭，防止复燃。
3. 施灸剂量因人而异，采用个体化灸量。
4. 施灸结束后2小时之内不宜洗澡，注意保暖，避风寒。
5. 施灸后局部皮肤出现微红灼热，属于正常现象。

七、常见不良反应与处理

（一）晕灸

晕灸是指患者在施灸后10分钟内发生的晕厥征象，多与艾烟熏蒸时间过久、艾热刺激、身体虚弱或过度劳累有关。患者可表现为头晕目眩、恶心呕吐、胸闷憋气等不适感，严重者出现神志不清、二便失禁、大汗出等，但严重者极为罕见。应立即停止施灸，保证空气流通，同时注意保暖，予以服用温开水；晕灸严重者停灸后保持平卧，必要时遵医嘱给予急救措施，按压内关、人中、足三里等穴，或针刺水沟、涌泉穴。

（二）烫伤

烫伤是在施灸的过程中，因操作不慎导致，多为一度烫伤或浅二度烫伤。一度烫伤表现为表皮层损伤，局部轻度红肿，无水疱，明显感觉疼痛；浅二度烫伤表现为真皮层损伤，局部红肿疼痛，有大小不等的水疱。局部出现小水疱，无须处理，可自行吸收；水疱较大，可用无菌注射器抽吸疱内液体，用无菌纱布覆盖或烫伤膏外涂。

（三）过敏

过敏大多因艾绒过敏引起，表现为皮肤瘙痒、皮疹、扁桃体肿大、咽痒、目痛等症状。一旦出现过敏征象，立即停止施灸，保证空气流通，并清洁皮肤。严重者遵医嘱予以抗过敏对症治疗，注意观察用药后效果及不良反应。

八、操作评分标准

热敏灸技术操作考核评分标准见表 5-4-1。

表 5-4-1　热敏灸技术操作考核评分标准

项目	分值	技术操作要求	A	B	C	D	评分说明
仪表	2	仪表端庄、态度和蔼，戴表	2	1	0	-	一项未完成扣 1 分
核对	2	核对医嘱	2	1	0	-	未核对扣 2 分；内容不全面扣 1 分
评估	5	临床症状、既往史、是否妊娠、出血性疾病史	2	1	0	-	一项未完成扣 1 分，最多扣 2 分
		施灸部位皮肤情况，对热、气味的耐受程度	3	2	1	0	一项未完成扣 1 分
告知	3	解释作用、操作方法、局部感受、注意事项，取得患者配合	3	2	1	0	一项未完成扣 1 分，最多扣 2 分
用物准备	6	洗手，戴口罩	3	2	1	0	未洗手扣 1 分；未戴口罩扣 1 分
		备齐并检查用物	3	2	1	0	少备一项扣 1 分；未检查一项扣 1 分，最高扣 3 分
环境与患者准备	10	病室整洁、光线明亮，避免对流风	3	2	1	0	未进行环境准备扣 2 分；准备不全扣 1 分
		协助患者取舒适体位	4	2	0	-	未摆放体位扣 2 分；体位不舒适扣 2 分
		暴露施灸部位皮肤，注意保暖，保护隐私	3	2	1	0	未充分暴露施灸部位扣 1 分；未保暖扣 1 分；未保护隐私扣 1 分
操作过程	50	采用回旋法、雀啄法、温和法等手法探查热敏化穴位	4	2	0	-	未探查热敏穴位扣 4 分；穴位不准确扣 2 分；手法不准确扣 2 分，最多扣 4 分
		先行回旋灸至皮肤潮红，升高皮温至 41℃左右，以温通局部气血	6	3	0	-	皮温升高不符合要求扣 3 分；手法不正确扣 3 分
		行雀啄灸以强化施灸部位的热敏化程度	6	3	0	-	刺激不充分扣 3 分；手法不正确扣 3 分
		再循经往返灸以疏通经络，激发经气	6	3	0	-	未激发经气扣 3 分；循经不正确扣 3 分

续表

项目	分值	技术操作要求	评分等级 A	B	C	D	评分说明
		最后施以温和灸促进艾热在人体中透、扩、传	6	3	0	—	艾热传导不充分扣3分；手法不正确扣3分
		观察艾条燃烧情况，询问患者感受，观察施灸部位皮肤，以局部皮肤红晕不起疱为度	4	3	2	1	未观察皮肤扣2分；未询问患者感受扣1分；未观察艾条情况扣1分
		灸后艾条放入小口瓶中彻底熄灭，清洁局部皮肤	4	2	0	—	艾条熄灭方法不正确扣2分；未清洁皮肤扣2分
		协助患者取舒适体位，整理床单位	4	2	0	—	未安置体位扣2分；未整理床单位扣2分
		观察患者局部皮肤，询问患者感受	4	2	0	—	施灸后未观察皮肤扣2分；未询问患者感受扣2分
		告知相关注意事项，酌情开窗通风	4	3	2	1	注意事项内容少一项扣1分，最高扣4分；未酌情开窗扣2分
		洗手，再次核对	2	1	0	—	未洗手扣1分；未核对扣1分
操作后	6	按《医疗机构消毒技术规范》处理，艾条处理符合要求，归还原处	2	1	0	—	处置方法不正确扣1分/项，最高扣2分
		洗手	2	1	0	—	未洗手扣2分，洗手不规范扣1分
		按要求记录	2	1	0	—	未记录扣2分；记录不完全扣1分
评价	6	流程合理、技术熟练、施灸部位准确、局部皮肤无损伤、询问患者感受、目标达到	6	4	2	0	一项不合格扣2分，最高扣6分；出现烫伤扣6分
理论提问	10	热敏灸的禁忌证	5	3	1	0	回答不全面扣2分/题；未答出扣5分/题
		热敏灸的注意事项	5	3	1	0	
得分							

第五节 雷火灸技术

一、概念

雷火灸是以经络学说为原理，以现代医学为依据，采用纯中药配方，在古代雷火神针实按灸的基础上，改变其用法与配方后创新发展而成的灸疗法。雷火灸药物有沉香、木香、乳香、茵陈、羌活、干姜、穿山甲、麝香、艾绒等。上药研成细末，和匀。施灸时产生独特的热力与远近红外线的辐射能量，温度最高可达到240℃左右。

二、目的

雷火灸具有火力猛、药力峻、渗透力强、灸疗面广的特点，作用于施灸部位，达到循经感传、通导经络和调节微循环的作用。雷火灸后，会引起局部皮肤微红，使机体代谢加快，气血活动旺盛，经络通畅。

三、适应证与禁忌证

（一）适应证

1. 各种慢性虚寒型疾病以及寒湿所致的疼痛如胃脘痛、腰背酸痛、四肢凉痛、月经寒痛等。

2. 中气不足所致的急性腹痛、吐泻、四肢不温等症状。

（二）禁忌证

1. 极度疲劳、情绪不安、大汗淋漓不宜施灸。

2. 急性及危重症患者、传染病、高热、昏迷、极度衰竭不宜施灸。

3. 急性扭伤24小时内局部肿胀明显者，以及其他外伤有皮肤破损或红肿者不宜施灸。

4. 皮肤高度过敏者不宜施灸。

5. 眼外伤、青光眼、眼底出血、发热、脑血管病急性期、高血压危象及早孕等患者禁用。

四、操作流程

雷火灸技术操作流程见图5-5-1。

五、操作步骤要领

（一）评估

病室环境及室温，保护患者隐私安全。患者的既往史、药物过敏史、病情、主要症状及临床表现、施灸处的皮肤情况及对疼痛的耐受程度。

（二）告知

解释作用、简单的操作方法、局部感受，取得患者配合。治疗过程中局部皮肤如有灼热感，应立即告知操作者。艾绒点燃后可出现较淡的中药燃烧气味。

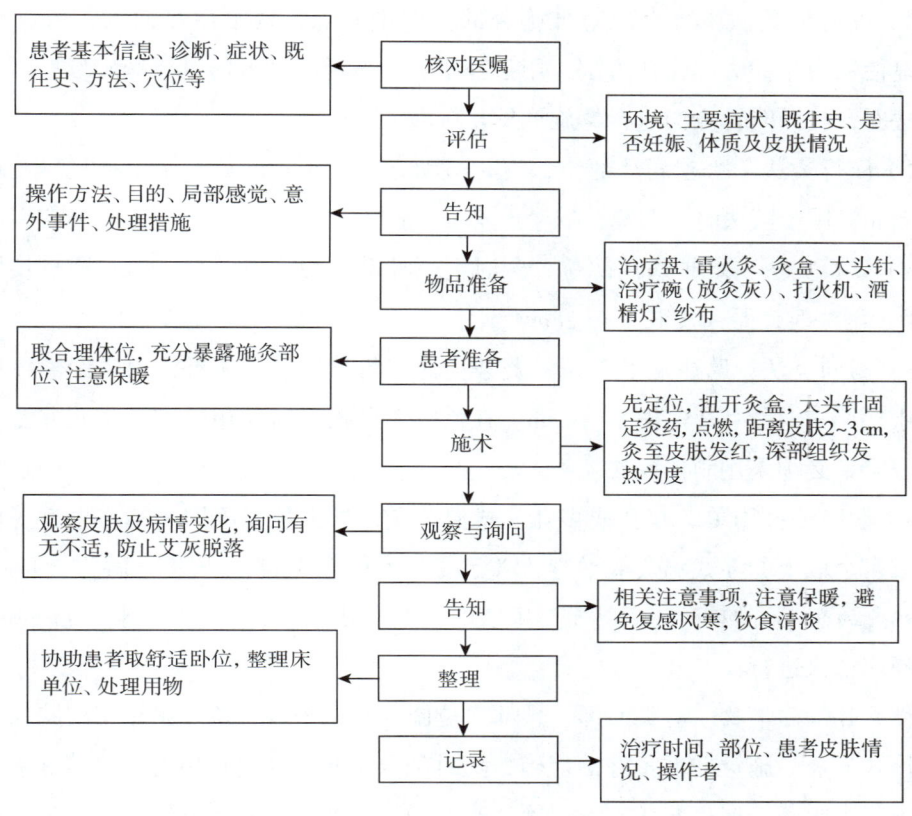

图 5-5-1　雷火灸技术操作流程

（三）准备

1.用物准备　治疗盘、雷火灸、灸盒、大头针、治疗碗（盛放雷火灸灰烬）、治疗盘、打火机、酒精灯、纱布，必要时备屏风。

2.环境准备　明亮、私密性好的房间，应保持安静，环境清洁卫生，温湿度适宜，可播放轻柔舒缓的音乐。

3.操作者准备　仪表端庄、戴表。

4.患者准备　协助患者取仰卧位，暴露操作部位，注意保暖，必要时屏风遮挡。

（四）施灸

1.方法

（1）雀啄法：将火源对准施灸处，如鸡啄米、雀啄食似的做上下移动的动作。多用于泻邪气，在患部和腧穴上使用。

（2）小回旋法：将火源对准施灸处，做固定的小范围旋转。用于补法时，采用逆时针方向旋转；用于泻法时，采用顺时针方向旋转。

（3）螺旋形灸法：将火源对准施灸部位的中心点，逐渐由小而大，可旋至碗口大，反复使用由小而大的操作方法。用于补法时，按逆时针方向进行螺旋形反复旋转；用于泻法时，按顺时针方向进行螺旋形反复旋转。

（4）横行灸法：跨越病灶部位，灸时移动方向，左右摆动。用于补法时，距离皮肤3～5cm；用于泻法时，距离皮肤1～2cm。

（5）纵行灸法：跨越病灶部位，灸时上下移动火源。用于补法时，距离皮肤3～5cm；用于泻法时，距离皮肤1～2cm。

（6）斜向灸法：跨越病灶部位，灸条火源斜行移动。用于补法时，距离皮肤3～5cm；用于泻法时，距离皮肤1～2cm。在治疗多种疾病时常用，如印堂穴移至鼻翼的两侧迎香穴，必须采用斜向灸法。

（7）摆阵法：用单、双孔或多孔斗式温灸盒，根据患者不同病情在患者身体部位用两个或两个以上的斗式温灸盒平行、斜行或丁字形摆出横阵、竖阵、斜阵、丁字阵等。

2. 施灸的顺序　如有上、下、前、后配穴，应先上后下，按头顶、胸背部，后腹部、四肢的顺序依次进行。

3. 施灸时注意事项　对头面部、颈部穴位施灸时多采取坐位，采用与皮肤保持一定距离的棒式悬灸。施灸前准备好治疗碗，随时刮取艾灰，并注意用毛巾遮挡好患者的衣服，以免艾火脱落烧损皮肤或衣物。施灸时，操作者拇指和示指分别置于施灸部位的两侧，以测知患者局部受热情况，或在施灸过程询问患者对温度的感受，随时调整距离，防止烫伤。

一般一根雷火灸药柱可使用3次。对未用完的药柱，可将其密闭保存于灸盒内灭火以后备用，10～15分钟后检查灭火情况，以防火患。

（五）观察

施灸过程中随时观察患者有无不适，观察局部皮肤情况，及时调整距离，防止烫伤。

（六）结束

施灸完毕，协助患者整理衣着，安排舒适体位，整理床单位，健康宣教。清理用物，洗手、记录、签名。

六、注意事项

1. 工作间保持空气流通，能及时排走烟雾，室温适宜。对初次接受治疗的患者，告知患者施灸过程中局部皮肤如有烧灼、热烫感觉时，立即告知操作者，避免造成烫伤。雷火灸药柱点燃后可闻到较淡的中药燃烧气味，如患者对此气味无法忍受，应停止治疗。

2. 施灸前或施灸过程中，患者宜喝温开水，忌喝冷水；施灸后宜用温水洗手，30分钟后方可用温水洗施灸部位或洗澡。

3. 施灸过程中，如患者出现头晕、眼花、恶心、面色苍白、心慌、汗出等症状，为晕灸，要立即停灸，给予平卧休息。

4. 施灸过程中，如患者出现口渴、发热、皮肤瘙痒或起红疹、尿黄、牙痛等症状可多饮水，必要时隔天灸或停灸。

5. 治疗后，2小时内勿擦洗灸疗部位，否则影响疗效。

七、常见不良反应与处理

雷火灸后出现小水疱，无须处理，可自行吸收；如水疱较大，用无菌注射器抽去疱内液体，并覆盖消毒纱布保持干燥，防止感染；如皮肤不慎破损，可用重组牛碱性成纤维细胞生长因子眼用凝胶外涂以促进创面修复。

八、操作评分标准

雷火灸技术操作考核评分标准见表5-5-1。

表 5-5-1 雷火灸技术操作考核评分标准

项目	分值	技术操作要求	A	B	C	D	评分说明
仪表	2	仪表端庄、戴表	2	1	0	–	一项未完成扣1分
核对	2	核对医嘱	2	1	0	–	未核对扣2分；内容不全面扣1分
评估	6	患者病情、主要症状、临床表现、过敏史	2	1	0	–	一项未完成扣1分，最多扣2分
		施灸处皮肤情况	2	1	0	–	未评估扣2分；评估不全扣1分
		患者对疾病和此项操作的认识，对疼痛的耐受度	1	0	–	–	未评估扣1分
		室内环境及温湿度	1	0	–	–	未进行室内环境评估扣1分
告知	4	解释作用、简单的操作方法、局部感受，取得患者配合	2	1	0	–	一项未告知扣1分，最多扣2分
		艾绒点燃后可出现较淡的中药燃烧气味	2	1	0	–	未告知扣2分；内容不全扣1分

续表

项目	分值	技术操作要求	评分等级 A	B	C	D	评分说明
用物准备	6	洗手，戴口罩	2	1	0	-	未洗手扣1分；未戴口罩扣1分
		核对医嘱	2	1	0	-	未核对扣2分；内容不全面扣1分
		备齐并检查用物	2	1	0	-	少备一项扣1分；未检查一项扣1分，最高扣2分
环境与患者准备	8	病室整洁、室温适宜	3	2	1	0	未进行环境准备扣2分；环境准备不全扣1分
		取舒适体位、保暖	5	4	3	2	未进行体位摆放扣2分；体位不舒适扣1分；暴露不充分扣1分；未保暖扣1分，最高扣5分
操作过程	50	核对医嘱	2	1	0	-	未核对扣2分；内容不全面扣1分
		遵医嘱确定施灸部位，定位准确	6	4	2	0	动作不规范扣2分；穴位不准确扣2分
		点燃灸药顶端，注意随时吹掉药灰，保持红火	4	2	1	0	操作不规范扣2分
		将药火对准施灸部位，距离皮肤2～3cm，灸至皮肤变红、局部组织发热为度	6	3	2	1	施灸部位不准确扣1分/穴位，最高扣5分；施灸部位皮肤未变红扣2分
		操作手法正确，位置正确	10	8	6	0	动作生硬扣4分，手法不准确扣4分；穴位不准确扣2分/穴位，最高扣10分
		在施灸过程中，注意观察患者表情、皮肤情况，询问患者有无不适	10	8	6	0	未观察扣4分；观察不全面扣2分
		操作完毕，艾火熄灭，协助患者整理衣着，取舒适体位，整理床单位	10	6	2	0	未熄灭艾火扣4分；体位不舒适扣2分；未整理床单位扣2分
		消手，再次核对	2	1	0	-	未消毒手扣1分；未核对扣1分
操作后	6	用物按《医疗机构消毒技术规范》处理	2	1	0	-	处置方法不正确扣1分/项，最高扣2分
		洗手	2	1	0	-	未洗手扣2分；洗手不规范扣1分
		记录	2	1	0	-	未记录扣2分；记录不完全扣1分
评价	6	无菌观念、流程合理、技术熟练、询问患者感受	6	4	2	0	一项不合格扣2分，最高扣6分

续表

项目	分值	技术操作要求	评分等级 A	B	C	D	评分说明
理论提问	10	雷火灸的适应证、禁忌证	5	3	1	0	回答不全面扣2分/题；未答出扣5分/题
		雷火灸的注意事项	5	3	1	0	
得 分							

第六章
敷熨熏浴类技术

第一节　敷熨熏浴类技术概要

敷熨熏、浴类技术隶属中药外治法范畴。中药外治法是将药物或配合一定的器械，直接作用于患者体表某部或病变部位，以达到治疗目的的一种治疗方法。外用是中药传统的给药途径，是指与内用法相对而言的法则，中药外治具有使用方便、直达病灶、奏效迅速、多途径给药、血药浓度低、有效避免肝脏首过效应和胃肠因素干扰等独特优势。本节重点论述穴位敷贴技术、中药热熨敷技术、中药冷敷技术、中药湿热敷技术、中药熏蒸技术、中药泡洗技术和中药淋洗技术。

一、历史源流

外治是中医的特色，中药外治法是目前所知起源最早的治疗疾病方法，其起源于原始社会。早在远古时期，人们已经开始用捣烂的树叶涂敷伤口来止血、止痛，而外用疗法的产生必然伴随外用技术的产生。

中医外治治疗思想形成于秦汉时期，并从南北朝时期开始得到迅速发展，最早记述中药外治的史籍当属《山海经》，书中云"……薰草，佩之可已疠"。《山海经》中记载的疾病防治和养生保健中，外治法为35次，占治法的近1/3。《刘涓子鬼遗方》中共载方药151首，其中外治方89首（占56%）；《备急千金要方》全书收载医方4500多首，其中外治方达到1200余首；《五十二病方》中记载的外治的方法达1/2以上，涉及敷贴、药浴、熏蒸等20多种方法。另外，《黄帝内经》《伤寒杂病论》《肘后备急方》《本草拾遗》《千金要方》《本草纲目》等古代医药典籍中均有大量关于中药外治的相关记载。

中医外治研究内容成熟于明清时期，明清时期中药外治已用于数百种疾病的治疗，其中清代吴师机编撰的《理瀹骈文》，精辟提出了"外治之理，即内治之理，外治之药亦即内治之药"，系统探讨和完善了外治理论，被世人誉为"外治之宗"，其提出的理论一直指导着临床外治的发展。

随着现代科学技术的发展，中药外治应用方法越来越多样化，除传统的敷贴、熏蒸法、膏法等，还有导法、吸法、注射法等，应用方法多样，疗效显著，且患者接受程度高。

二、作用机理

中药外治法以中医理论为指导，将中药适当加工后熏洗或敷贴于人体的皮肤、孔窍、穴位以及病变局部，通过体表皮肤、黏膜等吸收，达到扶正祛邪、调整阴阳、治愈疾病的目的。其作用机理目前还处于研究阶段，大致有以下几个方面。

（一）局部皮肤透入作用

皮肤由表皮、真皮和皮下组织三层组成，其中真皮有90%是血管丰富的结缔组织。药物外敷皮肤，可以透过表皮，被真皮吸收到体内，药物的有效成分可以通过活跃的血液循环传输到病灶而发挥药效作用。近代科学工作者的研究证明，皮肤表面具有大量的毛孔和汗腺管口，是药物进入人体内部的一种途径。同时，机体内脏与体表又有着种种特殊的联系，从而达到治疗疾病的目的。此外，中药还可通过热释放、化学刺激和机械物理刺激等，可通过反馈原理将刺激信息传入体内相应的部位，而起到生理或治疗效应。

（二）穴位和经络传导作用

经络是人体组织结构的重要组成部分，是沟通表里、上下的一个独特系统，外与皮肤肌腠、四肢百骸相连，内与五脏六腑相通。选用相应的药物外敷穴位，既可对穴位有刺激作用，又可通过经络传导，发挥疏通经络、调理气血、补虚泻实、调整脏腑阴阳等功效。同时也有研究表明，中医经穴外敷皮肤给药在于表皮角质层较薄，具有丰富的毛细血管网，药物易于穿透、弥散吸收。

（三）神经调节作用

现代研究表明，穴位及经络都与神经末梢、神经束、神经节有着密切关系，因而通过药物对穴位的刺激，也会促进人体的神经调节作用，提高免疫机能，改善各组织器官的功能活动，调整机体失衡状态，从而达到防病治病的目的。

（四）药物本身的治疗作用

中医治病，虽分内治和外治两种，但都是通过药物的相应药理作用而发挥调整人体阴阳平衡、脏腑气血盛衰的作用。正如明代名医徐大椿在说明外治法作用时所述："汤药不足尽病，用膏贴之，闭塞其气，使药性从毛孔而入腠理，通经贯络，或托而出之，或攻而散之。"近代文献指出，药物外用，可通过皮肤的渗透和吸收作用而弥散体内，通达全身。若用醋、药汁调敷可以增强脂溶性成分的溶出和吸收，同时，还可以起到引经作用，使药物直达病所，以增强疗效。

三、药物剂型与器具

（一）药物剂型

依据最新发布的 2020 年版《中国药典》，其收载的中药外用制剂的剂型有栓剂、软膏剂、乳膏剂、糊剂、吸入制剂、喷雾剂、气雾剂、凝胶、散剂、搽剂、涂剂、酊剂、贴剂、贴膏剂、膜剂、耳用制剂、洗剂、冲洗剂、灌肠剂、膏药等，占比约为 57.89%。临床上常用的外治法简介如下。

1. 散剂　是指原料药物或与适宜的辅料经粉碎、均匀混合制成的干燥粉末状制剂。中药散剂制备简便、起效迅速，外用对创面有一定的机械性保护作用。历史上涌现出很多著名品种，如《外科正宗》收录的冰硼散、《急救应验良方》收录的九分散等。为了规范中药外用散剂的临床应用，中国中医药学会信息分会起草了《中药散剂临床外用技术规范（草案）》，全面规范了外用散剂的基本原理、使用原则、适应证、禁忌证、用药前评估、用药前准备、制备与保存、给药方法、给药剂量、换药频率、给药时间和疗程、用药后评估、注意事项、不良反应及应对措施等，以期提高临床疗效，减少不良反应。

2. 敷剂　直接贴敷穴位，或药粉加醋、酒、水调糊状涂敷，还可用新鲜中草药捣泥敷患处。但应注意敷药时应及时观察患者有无不适感，皮肤破损者、过敏者不能使用。

3. 洗剂　是以中药饮片为原料，经适宜的方法提取有效成分制成的供外用的液体制剂。其中，中药熏洗剂富有传统特色，是将中药煎煮后趁热于患处熏蒸、淋洗和浸洗的外治疗法。熏洗疗法最早记载在汉代的《五十二病方》中，明《外科正宗》总结了前代医家的成就，对肛肠病以痔疮、脏毒立论，全面提出了痔的熏洗疗法。中药熏洗剂通过热力与药物的协同作用，行气活血、疏通经络，发挥"温经止痛"功效，是骨伤科疾病治疗的有效手段。

4. 熨剂　是将药物碾成粗末或捣烂炒热后用布包裹，可置于皮肤表面，或往复移动，摩熨肌肤以治疗疾病。根据"痛得温则减"的中医理论，临床应用吴茱萸与粗盐混合，并用布包裹，微波炉加热后，置于患处，其止痛疗效好，无创伤，患者满意度高。

5. 中药外用膏　是目前临床上应用最多的剂型。传统的中药外用膏剂包括巴布剂、橡皮膏剂、软膏剂等。其中，中药巴布剂是泥罨剂不断改良后的一种制剂，比传统的橡皮膏剂的透气性、对皮肤黏着性、保湿性都要好，因而具有使用舒适、可反复揭扯和敷贴等优点。

6. 膏药　是指将饮片、食用植物油与红丹（铅丹）或宫粉（铅粉）炼制成膏料，摊涂于裱褙材料上制成的供皮肤贴敷的外用剂型，前者为黑膏药，后者为白膏药，在中医内、外、妇、产、儿各科广泛使用。

7. 香囊　香佩疗法属于中医服饰法的一部分，将芳香性的中药粉碎成药末，装入香囊中，佩戴胸前或者腰间以达到芳香避秽、防病避瘟的功能。中国自古就有"带个香草袋，不怕五虫害"的说法。香佩疗法使用方便，既可防病，又可美化生活。现市场上防蚊虫叮咬香囊与预防感冒香囊被广大市民所认可。

（二）器具

1. 敷类

（1）粉碎器：用于研磨、捣烂、切制、碾压等。各种适用工具均可。使药物被粉碎、融合，综合发挥药效。

（2）粘贴剂：如胶布、网状绷带等，使已制成并贴于患处的药物固定，使之不发生脱落或移动。

2. 熨类　根据不同的热敷方法，可选用毛巾、暖水袋及大小适宜的布袋等作为熨法用具。根据选用材料的不同，可分为水熨、酒熨、盐熨、药物熨、麦麸熨等。随着科学技术的发展，热熨的方法不断完善，更趋合理，创造了新型的热熨疗法，如红外线热熨袋等弥补了传统热熨法热度不均、不持久等不足之处。

3. 熏类

（1）传统器具：传统器具熏洗技术操作简单，所用器具价廉易得。传统用于药物熏洗的器具如下。

① 浴盆：全身熏洗用。

② 木桶：大木桶用于全身熏洗，小木桶用于四肢手足熏洗。

③ 坐浴盆：肛门及会阴部疾病坐浴熏洗用。

④ 面盆：作为头面部、四肢、手足部熏洗用，也可用作坐浴盆。

⑤ 小喷壶：淋洗患处用。

⑥ 洗眼杯：眼部疾病洗浴时用。

⑦ 电炉或火炉：煎煮药物用。

⑧ 砂锅或搪瓷锅：煎煮盛置药汤用，可用搪瓷脸盆代替。

⑨ 小木凳或带孔木架：熏洗时放置患肢用。

⑩ 纱布、软布和毛巾：用于药汤浸渍、淋洗、热敷患部，或熏洗后擦干身体。

⑪ 布单、毛巾被或毯子：熏洗时，围着浴盆，不使药物蒸汽外泄。

⑫ 消毒换药设备：消毒纱布、干棉球、碘酒、乙醇（酒精）、红汞、甲紫（龙胆紫）、消毒镊子、换药碗以及常用的中药膏、散等，待伤口熏洗完毕后换药用。

（2）新型器具：近年来，适合于药物熏洗的医疗器械不断出现，并成功应用于医院与家庭的药物熏洗治疗。常见的药物熏洗器械如下。

① 中药手足熏蒸仪：局部熏洗用。
② 熏蒸床：局部或全身熏蒸用。
③ 熏蒸仓：全身熏蒸用。
④ 超声雾化熏洗仪：肛肠、阴部熏洗用。
⑤ 眼部熏蒸仪：眼睛熏洗用。
⑥ 面部熏蒸仪：头面部熏洗用。

4. 浴类

（1）全身浸浴器具：一般家用浴盆、浴桶、浴池、浴缸均可作为药浴浸洗器具，但木质浴桶效果最佳，这是因为木料天然具有良好的吸水性，保温性能又好。浴具深度以能半躺、坐、蹲为宜，容量不宜过大或过小，过大则浪费水及药液；过小又会造成药浴时转换体位不便，且不利于长时间浸泡，影响疗效。

（2）局部浸浴器具：种类比较多，如家用的盆、缸、桶等。药浴时最好选铜质者，可以先煎药，再洗浴，十分方便。铝质次之。最好不用铁质者，搪瓷不耐加热，可先用砂锅、陶罐煎煮好后再配成浴液，倒入搪瓷盆中使用。连续应用浴液时，应使用有盖的容器。以治疗局部疾病、局部美容为目的，可取较小的盆、池等容器，浸泡局部。总之，应根据药浴部位的大小来选择合适的浸浴器具。

四、原则与方法

（一）强调辨证论治

辨证论治是中医学的基本治疗原则，中药外治法亦不例外。一般来说，外治皆本内治之理，因而内治辨证的一般原则、步骤、方法、基本内容和要求，都适用于中药外治疗法，注意辨寒热、审虚实、分表里、察标本，遵循"先辨证、次论治、再次用药"的原则。

（二）注意正确选穴

根据病情选择相应的穴位是提高疗效的重要途径之一。不同的穴位具有不同的主治特点，尤其是某些特定穴，对相应的脏腑病证有着特殊治疗作用。因此准确选穴外治，有的放矢，针对性强，可有效保证中药外治的治疗效果。

（三）重视因人、因时、因地制宜

中医学"天人相应"的自然辩证观，说明了大自然的千变万化、寒暑交替，时刻都影响着人体的生理病理，而人体本身又有禀赋、体质等不同，以及生活习惯和环境等差异，因而运用中药外治疗法，应因人、因时、因地制宜，要根据患者的年龄、体质、工作性质等诸多因素，结合季节、气候、地域的不同，选择最佳的时机和用药原则。

（四）知标本，明缓急

《素问·标本病传论》中说："知标本者，万举万当，不知标本，是谓妄行。"疾病分标本，病情分缓急，选用中药外治疗法时必须先知标本，然后分明缓急来治疗。

（五）选择体位及固定方法

操作时要根据患者的病情和部位，选择适当的体位。同时还要根据患者的体质和所使用药物的特性，选择适当的固定方法，在避免过敏等不良影响下尽可能选择较稳定的固定方法。

（六）观察病情，随时调整

用药要时刻观察病情的变化，以确定外治的方法、用药及穴位的选择等是否需要调整。一般而言，要根据病情的性质和不同阶段随时做相应的调整。

（七）掌握温度适宜的原则

进行中药外治法操作时，应及时调整温度，温度不可过热，以免发生烫伤，特别是老年人，或因某些疾病致使对温热刺激感觉迟钝者，应特别加以注意。

五、常见不良反应与处理

（一）过敏反应

操作时，患者局部可能会出现局部皮肤发红、发热（甚至有烧灼感）、瘙痒、刺痛感等，或出现干燥性红斑、脱屑等。症状轻者可自行恢复，重者应在医生指导下应用抗过敏药物，避免过度搔抓使皮肤造成破损而产生交叉感染。

（二）烧烫伤

感觉障碍的患者、婴幼儿、老年患者，在操作过程中若不慎发生烫伤，出现红肿、水疱等现象，立即用大量清水冲洗烫伤处，重者应在医生指导下应用烫伤药物。

（三）瘢痕

部分患者局部可能有黑褐色色素沉着，多会自行消退，但个别患者会形成永久性瘢痕，这可能与其是瘢痕及过敏体质或遗传因素有关。因此，在操作前要仔细询问患者是否为瘢痕体质及有无皮肤过敏史，家族中有无类似瘢痕体质成员等情况，并将操作会产生瘢痕的风险告诉患者，以征求患者同意，避免引起纠纷。

（四）全身反应

患者在过饥或过饱状态下操作，可能会出现大汗淋漓、心慌、头晕、胸闷、低血糖休克等不适症状。应及时通风，注意卧床休息，头部略抬高 15°～20°，并饮少许热水；若为低血糖休克，则立即掐点人中、百会、涌泉穴，喂以浓糖水，及时通知医务人员或送往医院。

六、研究现状

中药外治法的种类丰富、疗效确切、安全性较高，易被患者接受，相比引起诸多不良反应的西药，中药外治法以其体外治疗占据独特优势。近年来中药外治技术快速发展，并在现代科学技术的渗透及影响下得到传承与创新，目前中药外治技术已广泛应用于皮肤科疾病、骨伤科疾病、呼吸系统疾病、肛肠科疾病等，同时在部分急性病如急性胰腺炎、急性胆囊炎、急性软组织损伤的治疗中也有应用，而且疗效显著，说明中药外治对临床多种疾病都具有独特优势。但在实际应用过程中缺少科学的技术规范，对用药方法、剂量、频率、时长等缺少评判的标准，主观性较强，对于适应证、禁忌证、不良反应及应对措施也缺少全面的了解，同时多数中药外用功能沿用内服功能，并不能使患者信服。中药外用功能是中药外治的基础，因此需要加大对中药外用功能的整理、规范、提炼。中药外治技术研究是提高中药外治疗效、促进中药现代发展的必然要求，今后研究中更应注重外用技术的共性规范，在共性规范的指导下，保证中药外用的安全性及有效性。

第二节 穴位敷贴技术

一、概念

敷贴法又称"外敷疗法""穴位贴敷疗法"，简称"贴敷""敷灸""敷药""贴药"等。它以中医理论为基础，以整体观念和辨证论治为原则，将新鲜中药切碎、捣烂，或将中药研成细末，加适量赋形剂调成糊状后，敷布于患处或经穴部位，应用中药作用于腧穴，通过经络对机体的调整作用，达到预防和治疗疾病的目的。该法属中医外治法，但有别于外科直接疗法。它既可治外症，又可内病外治。

二、目的

穴位敷贴是在针灸学基础上应用中药作用于腧穴，通过刺激穴位，激发经气，达到通经活络、清热解毒、活血化瘀、消肿止痛、行气消痞、扶正强身等作用。

三、适应证与禁忌证

（一）适应证

穴位敷贴疗法的适应证较广，凡内服法可以治疗的疾病皆可以用敷贴来治疗，包括内、外、妇、儿、皮肤、五官等各科疾病，主要列举如下：

1. 止痛 适用于头痛、颈椎病、腰椎间盘突出症、风湿性关节痛等疾病。

2. 祛痰止咳　适用于支气管哮喘，急、慢性支气管炎，上呼吸道感染引起的咳嗽。

3. 解表退热　适用于感冒等。

4. 和胃降逆　适用于呕吐、腹痛、呃逆等。

（二）禁忌证

1. 眼部、唇部、皮肤破溃处慎用。

2. 孕妇的腹部、腰骶部及某些敏感穴位，如合谷、三阴交等处慎用。

3. 对所敷药物过敏者。

四、操作流程

穴位敷贴技术操作流程见图 6-2-1、视频 6-1。

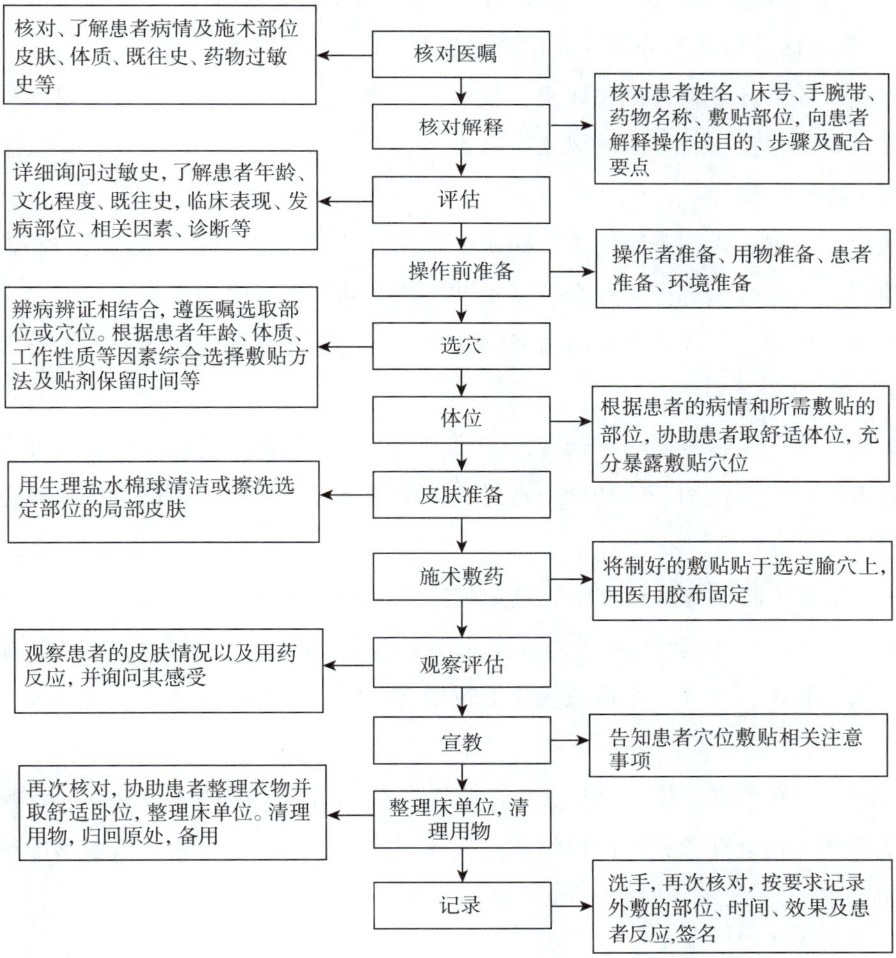

视频 6-1　穴位敷贴技术

图 6-2-1　穴位敷贴技术操作流程

五、操作步骤要领

（一）核对医嘱，做好评估

核对医嘱，明确患者所患疾病是否为穴位敷贴的适应证。详细询问过敏史，了解患者年龄、文化程度、既往史、临床表现、发病部位、相关因素、诊断等，并做好解释工作，以取得患者合作。

（二）操作前准备

1. 操作者准备　衣帽整洁，修剪指甲，洗手，戴口罩。

2. 用物准备　治疗盘、外敷药物、涂药板、无菌纱布或医用棉垫、医用胶布、生理盐水棉球、治疗巾或一次性垫巾。

3. 患者准备

（1）了解穴位敷贴的目的、方法、注意事项及配合要点。

（2）取舒适体位并充分暴露穴位敷贴部位。

4. 环境准备　环境符合操作要求，整洁、安静、舒适、安全、光线充足。根据季节关好门窗、调节室温，必要时屏风或拉帘遮挡。

（三）操作过程

1. 选穴　根据选穴用药原则，辨病辨证相结合，遵医嘱选取部位或穴位。根据患者年龄、体质、工作性质等因素综合选择敷贴方法及贴剂保留时间等。

2. 体位　根据患者的病情和所需敷贴的部位，协助患者取舒适体位，充分暴露敷贴穴位。

3. 皮肤准备　穴位敷贴前，选定穴位后，用生理盐水棉球清洁或擦洗局部皮肤，同时根据患者体质及所使用药物特性，在避免过敏等不良影响下尽可能选择较稳定的固定方法。

4. 施术敷药　将制好的敷贴贴于选定腧穴上，用医用胶布固定。

5. 观察评估　穴位敷贴期间，观察患者的皮肤情况以及用药反应，并询问其感受，如局部皮肤出现红疹、水疱或瘙痒等过敏症状时，立即停止使用，并通知医生，配合处理。

6. 宣教　告知患者穴位敷贴相关注意事项：敷贴时间一般为 6～8 小时，敷贴后如出现皮肤微红为正常现象；如出现红疹、瘙痒、水疱，以及敷料松动或脱落等现象，应立即告知操作者。

7. 整理床单位，清理用物

（1）再次核对，协助患者整理衣物并取安全舒适卧位，整理床单位。

（2）清理用物，归回原处，备用。

8.记录　洗手，再次核对，按要求记录外敷的部位、时间、效果及患者反应，签名。

（四）操作后评价

1.患者　体位舒适合理，敷贴薄厚均匀、安全、舒适，症状改善。

2.操作者　部位或者穴位正确，方法正确，操作熟练；熟悉注意事项和常见不良反应及处理。

六、注意事项

1.实施操作前要详细询问病史，对敷贴药物过敏者切勿实施操作。

2.操作过程中，注意保暖及保护患者隐私。

3.敷贴药物的厚薄要均匀，大小适宜，一般以 0.2～0.5cm 为宜，药物面积略大于患处。

4.穴位敷贴后应外加固定，防止药物脱落或移位。

5.每次敷贴穴位不宜过多，用药量不宜过大，时间不宜过久，以免引起其他不良反应。

6.穴位敷贴时间一般为 6～8 小时，期间观察局部及全身情况。穴位敷贴后，若出现红疹、瘙痒、水疱等现象时，及时停止使用，并报告医生，进行对症处理。如出现痒、热、微痛等感觉或皮肤有轻度色素沉着，此为正常反应，不必过多担心。

7.穴位敷贴期间，饮食要清淡，避免烟酒、海鲜和辛辣刺激食品、冰冻食品、豆类及豆制品、黏滞性食物及温热发性食物（如牛羊肉、狗肉、鱼、黄鳝、螃蟹、虾等）。

8.穴位敷贴当天避免贪凉，不要过度吹电风扇和在过冷的空调房中停留，更要避免空调冷风直接吹到敷贴部位。

9.注意室内通风，适当活动，但不要做剧烈运动。

七、常见不良反应与处理

（一）水疱（发疱法除外）

若皮肤起水疱，可将敷贴物取下。对小水疱不必处理，待其自行吸收；水疱较大者，应消毒局部皮肤，后用无菌注射器抽出疱液，外用无菌敷料覆盖。

（二）疼痛

穴位敷贴后在敷药处出现热、凉、麻、痒或轻中度疼痛属于正常现象，一般无须给予特别处理，待达到所要求的外敷时间后除去药物即可。如敷贴部位有烧灼或针刺样剧痛，患者无法忍受，可立即揭去药物。

(三)过敏

穴位贴敷过程中可因药物或胶布刺激皮肤导致过敏,轻度过敏者可适当缩短每次敷贴治疗时间,亦可延长两次治疗的间歇时间。对胶布过敏者可改用纱布、绷带固定。严重过敏者较少见,此种情况可能与患者的过敏体质有关。操作前须详细询问患者过敏史或家族过敏史。

(四)感染

敷贴后患者发热,局部皮肤如有皮损、颜色发红或出现化脓等,须立即去除药物,保护好敷贴面,通知医生,对症处理。

八、操作评分标准

穴位敷贴技术操作考核评分标准见表6-2-1。

表6-2-1 穴位敷贴技术操作考核评分标准

<table>
<tr><th colspan="2">项目</th><th>分值</th><th>技术操作要求</th><th colspan="4">评分等级</th><th>评分说明</th></tr>
<tr><th colspan="2"></th><th></th><th></th><th>A</th><th>B</th><th>C</th><th>D</th><th></th></tr>
<tr><td colspan="2">仪表</td><td>4</td><td>仪表大方、举止端庄、服装鞋帽整齐、洗手、戴口罩</td><td>4</td><td>3</td><td>2</td><td>1</td><td>一项不符合扣1分</td></tr>
<tr><td rowspan="7">操作前准备</td><td rowspan="3">操作者</td><td rowspan="3">10</td><td>核对:核对医嘱床号、姓名、诊断、敷贴部位</td><td>3</td><td>2</td><td>1</td><td>0</td><td rowspan="3">一项未完成扣1分,最高扣10分</td></tr>
<tr><td>评估:评估临床症状、既往史、药物及敷料过敏史、是否妊娠、敷药部位局部皮肤情况</td><td>4</td><td>3</td><td>1</td><td>0</td></tr>
<tr><td>解释:向患者解释操作的目的、步骤及配合要点,取得患者理解与配合</td><td>3</td><td>2</td><td>1</td><td>0</td></tr>
<tr><td>物品</td><td>5</td><td>备齐并检查用物</td><td>5</td><td>4</td><td>2</td><td>0</td><td>少备一项扣2分;未检查一项扣1分,最高扣5分</td></tr>
<tr><td>患者</td><td>5</td><td>取舒适体位并充分暴露穴位敷贴部位,注意保暖,保护隐私</td><td>5</td><td>3</td><td>2</td><td>0</td><td>未进行体位摆放扣2分;体位不舒适扣1分;未充分暴露穴位敷贴部位扣2分;未保暖扣2分;未保护隐私扣2分,最高扣5分</td></tr>
<tr><td>环境</td><td>5</td><td>环境符合操作要求,病室整洁,光线充足,必要时屏风或拉帘遮挡</td><td>5</td><td>3</td><td>2</td><td>0</td><td>未进行环境准备扣2分;环境准备不全扣1分</td></tr>
</table>

续表

项目		分值	技术操作要求	评分等级				评分说明
				A	B	C	D	
操作过程	敷药	45	核对医嘱	2	1	0	–	未核对扣2分；内容不全面扣1分
			辨病辨证相结合，遵医嘱选取部位或穴位	3	1	0	–	部位不准确扣3分
			协助患者取舒适体位，充分暴露敷贴部位或穴位	12	8	4	0	未安置体位扣4分；未充分暴露穴位敷贴部位或穴位扣4分
			清洁局部皮肤，观察局部皮肤情况	4	3	2	0	未清洁扣2分；清洁不彻底扣1分；未观察扣2分
			根据敷药面积，取大小合适的棉纸或薄胶纸，将所需药物均匀地平摊于棉纸或薄胶纸上，厚薄适中	6	4	2	0	棉质敷料大小不合适扣4分；摊药面积过大或过小或溢出棉质敷料外扣2分；药物过厚或过薄扣2分
			将药物敷贴于穴位或患处，避免药物溢出污染衣物	3	2	1	0	药液外溢扣3分
			使用敷料或棉垫覆盖，固定牢固	3	2	1	0	未使用敷料或棉垫覆盖扣1分；固定不牢固扣1分
			观察局部皮肤情况，询问患者有无不适	2	1	0	–	未观察扣1分；未询问扣1分
			告知注意事项	4	3	2	0	未告知扣2分；告知不全面扣1分
			协助患者取舒适体位，整理床单位	2	1	0	–	未安置体位扣1分；未整理床单位扣1分
			洗手，再次核对	4	2	0	–	未洗手扣2分；未核对扣2分
	取药	5	取下敷药，清洁皮肤	1	0	–	–	未清洁或清洁不彻底扣1分
			观察局部皮肤，询问患者有无不适	2	1	0	–	未观察皮肤扣1分；未询问扣1分
			洗手，再次核对	2	1	0	–	未洗手扣1分；未核对扣1分
操作后		6	用物按《医疗机构消毒技术规范》处理	2	1	0	0	处置方法不正确扣1分/项，最高扣2分
			洗手	2	1	0	–	未洗手扣2分；洗手不规范扣1分
			记录	1	0	–	–	未记录扣2分；记录不完全扣1分

续表

项目	分值	技术操作要求	评分等级 A	B	C	D	评分说明
评价	5	流程合理、流程熟练、方法正确、询问患者感受；患者局部皮肤无损伤、症状改善	5	3	1	0	一项不合格扣2分，最高扣5分
理论提问	10	穴位敷贴的适用范围	5	3	1	0	回答不全面扣2分/题；未答出扣5分/题
		穴位敷贴的注意事项	5	3	1	0	
得 分							

第三节　中药热熨敷技术

一、概念

中药热熨敷技术是将药物或其他物品加热后，敷于人体患部或腧穴的一种治疗方法。本法借助温热之力，将药性由表达里，通过皮毛腠理，循经运行，达到温经通络、活血行气、调整脏腑阴阳从而防治疾病的目的。其简便安全、清洁环保，是治疗疾病简便易行的方法之一。现代医学认为热敷时可使局部血管扩张，改善血液循环，促进局部炎症和瘀血的吸收，既可以发挥药物的作用，也加强了在局部的温热效果。

二、目的

1. 局部刺激作用　热熨法通过药物和温热对局部组织的刺激，使局部血管扩张，血流加快而改善周围组织的营养和代谢，从而使症状缓解。

2. 免疫调节作用　药性和温热作用刺激腧穴，通过神经反射激发机体的调节作用，使机体产生某些抗体，从而提高机体的免疫力。

3. 调节经络作用　药物和温度作用于机体，可将刺激和药性透入经络，通过对机体经络的调节，达到补虚泻实，促进阴阳平衡，最终起到温经通络、行气活血、祛湿散寒、清热止血、消肿止痛的功效。

4. 药物治疗作用　药性借温热之力，由表达里，透过皮毛腠理，充分渗透、吸收并循环运行，内达脏腑，从而发挥较强的药理作用，起到疏通经络、活血化瘀、温中散寒、通利气机、解痉止痛、排毒生肌等功效。

三、适应证与禁忌证

（一）适应证

1. 脾胃虚寒引起的胃脘疼痛、腹痛泄泻、呕吐等。
2. 跌打损伤等引起的局部瘀血、肿痛等。
3. 扭伤引起的腰背不适、行动不便等。
4. 风湿痹证引起的关节冷痛、麻木、沉重、酸胀等。

（二）禁忌证

1. 部位　腹部包块性质不明、孕妇腹部和腰骶部、身体大血管处、皮肤有破损处、病变部位感觉障碍、金属移植物等部位不宜热熨。
2. 疾病　各种实热证、急性软组织损伤、恶性肿瘤、疼痛不明原因者不宜热熨。
3. 状态　麻醉未清醒者不宜热熨。

四、操作流程

中药热熨敷技术操作流程见图 6-3-1、视频 6-2。

视频 6-2　中药热熨敷技术

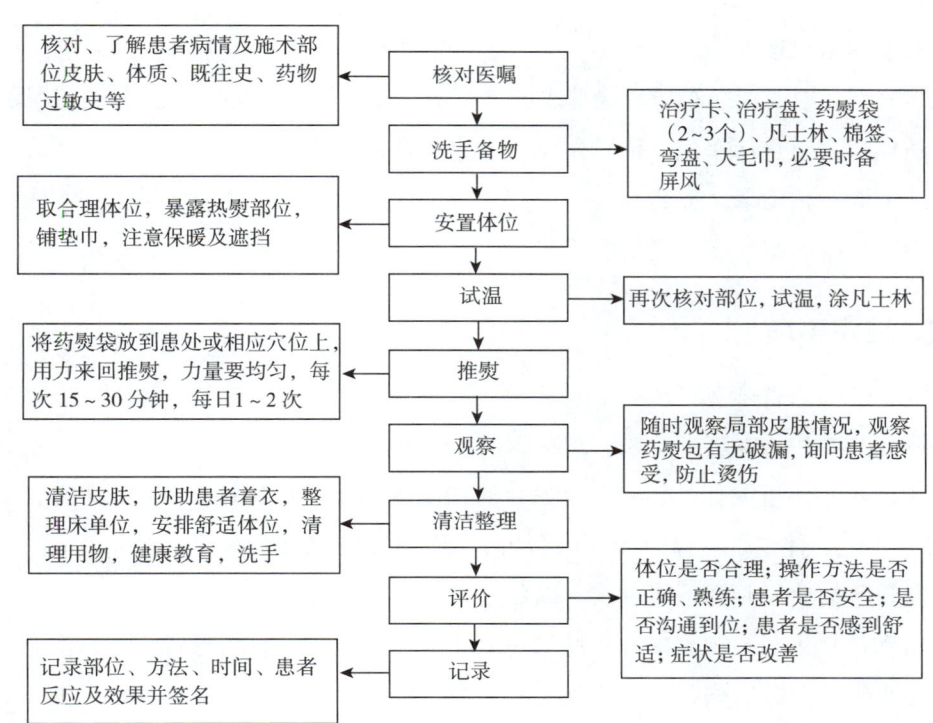

图 6-3-1　中药热熨敷技术操作流程

五、操作步骤要领

（一）核对评估

操作者衣帽整齐，核对医嘱，查看病历和化验单，到患者床旁进行双向核对，向患者做好解释，取得合作。

（二）洗手备物

操作者修剪指甲，洗手，戴口罩，携用物至患者床旁。

（三）安置体位

关闭门窗，协助患者取合理体位，暴露局部皮肤，用垫巾保护衣物。

（四）试温

再次核对部位，试温，患者涂少量凡士林。

（五）推熨

将加热至 50～60℃ 的药物加入药熨袋后，再将药熨袋放到患处或相应穴位上，用力来回推熨。力量要均匀，以患者能耐受为宜。

（六）观察

热熨过程中随时观察局部皮肤情况，及时询问患者对温度的感受，检查熨包有无破损，防止烫伤。

（七）清洁整理

操作完毕，用消毒纱布清洁局部皮肤，观察有无烫伤，并及时妥善处理，协助着衣，安置舒适体位，整理床单位，清理用物，健康教育。

（八）洗手，记录，签名

洗手。根据医嘱，详细记录实施热熨后的客观情况并签名。

六、注意事项

1. 治疗前嘱患者排空二便。

2. 治疗时要注意保暖、避风、避寒，清淡饮食。

3. 熨敷药物温度要保持恒定、适宜。热熨法的温度一般保持在 50～60℃，不宜超过 70℃；年老、体弱、儿童及感觉障碍者，温度不宜超过 50℃。

4. 熨敷药物使用时间不能过长，以免变质，需要一天一换。

5. 熨敷过程中，要观察局部皮肤颜色变化等情况，并随时与患者交流、沟通，询问感觉，防止烫伤等二次伤害。一旦出现异常情况应及时处理。

6. 过饥、过饱、过劳、醉酒等情况，暂不宜施术。

7. 癌肿、局部皮肤溃烂、急性出血性疾病，以及孕妇的腹部、腰骶部均禁用。

8. 对患有高血压、心脏病的患者,应当逐渐加温,否则易致病情恶化。

七、常见不良反应与处理

(一)皮肤烫伤

多因操作不当,或因贪图疗效(因温度高患者觉得疗效更好),或因患者皮肤感觉迟钝所引起。出现皮肤烫伤后应停止热熨敷治疗,并涂上烫伤膏,防止感染。

(二)晕厥

多因过饱或过饥以及体质虚弱引起。因此,在进行热熨敷治疗的过程中,应密切观察患者的反应,若患者感到头晕不适,应停止操作。万一发生晕厥,先让其平卧,注意保暖,掐水沟、合谷、内关等穴,并给予温开水或者糖水,必要时按常规抢救措施处理。

八、操作评分标准

中药热熨敷技术操作考核评分标准见表6-3-1。

表6-3-1 中药热熨敷技术操作考核评分标准

项目	分值	技术操作要求	评分等级 A	B	C	D	评分说明
仪表	2	仪表端庄、服装整洁、戴表	2	1	0	-	一项未完成扣1分
核对	3	核对医嘱:患者基本信息、诊断、临床症状、既往史、药熨部位、时间、用法	3	2	1	0	未核对扣3分;内容不全面扣1分
评估	8	病室环境温度;核对患者、解释;介绍自己;主要症状;既往史;过敏史;是否妊娠	6	4	2	0	一项未评估扣2分,最多扣6分
		对热及疼痛的耐受程度、热熨部位皮肤情况	2	1	0	-	一项未评估扣1分
告知	5	中药热熨敷的作用;简单的操作方法;出现红肿、丘疹、水疱等情况及时告知操作者;热熨敷的时间;取得患者配合;嘱患者排空二便	5	3	1	0	一项未告知扣2分,最多扣5分
用物准备	10	开污物桶,洗手,戴口罩	3	2	1	0	一项未完成扣1分
		治疗盘,药物及器具,凡士林,棉签,纱布袋2个,大毛巾,纱布或纸巾,必要时备屏风,毛毯,温度计,手消液	7	6	5	4	少备一项扣1分;未检查一项扣1分,最高扣7分

续表

项目	分值	技术操作要求	评分等级 A	B	C	D	评分说明
操作过程	50	调节室温，核对患者信息、部位、药名、浓度、时间、用法	8	6	4	2	一项未完成扣2分
		患者准备：根据药熨部位取适宜体位，充分暴露药熨部位，注意保暖，必要时屏风遮挡	6	4	2	0	未安置体位扣2分；未充分暴露药熨部位扣2分；未注意保暖及隐私遮挡扣2分
		根据医嘱将药物加热至50~60℃，备用	2	0	—	—	未加热或温度不合适不得分
		先用棉签在药熨部位涂一层凡士林；将药袋放到患处或相应穴位处；用力顺时针或来回推熨，以患者能耐受为宜；每次15~30分钟，力量要均匀；药袋温度过低时，及时更换药袋或加温，操作过程中注意保暖	15	13	11	9	一项未完成扣2分
		观察局部皮肤的颜色及情况，询问患者对温度的感受，有无不适	6	3	0	—	未观察皮肤扣3分；未询问患者感受扣3分
		告知：药熨结束后要卧床休息，避风保暖，多饮温开水，饮食宜清淡	6	5	4	3	少一项扣1分，最高扣3分
		药熨完毕：擦净局部皮肤，协助患者穿衣，采取舒适体位，整理床单位，注意保暖	5	4	3	2	少一项扣1分，最高扣3分
		洗手，再次核对	2	1	0	—	未洗手扣1分；未核对扣1分
操作后	6	用物按《医疗机构消毒技术规范》处理	2	1	0	—	处置方法不正确扣1分/项，最高扣2分
		盖污物桶，洗手	2	1	0	—	少一项扣1分
		记录	2	1	0	—	未记录扣2分；记录不完全扣1分
评价	6	流程合理、技术熟练、局部皮肤无损伤、询问患者感受	6	4	2	0	一项不合格扣2分，最高扣6分；出现烫伤扣6分
理论提问	10	热熨敷的适应证与禁忌证	5	3	1	0	回答不全面扣2分/题；未答出扣5分/题
		热熨敷的注意事项	5	3	1	0	
得分							

第四节　中药冷敷技术

一、概念

中药冷敷法是将中药洗剂、散剂、酊剂冷敷于患处，通过中药透皮吸收，同时应用低于皮温的物理因子刺激机体，达到降温、止痛、止血、消肿、减轻炎症渗出的一种操作方法。

二、目的

中药冷敷法可以减轻局部充血或出血、减轻疼痛、防止炎症扩散和化脓、降低体温。通过冷敷药液中所含水分及天然药物清凉成分的汽化带走热量，起到降温效果。药物成分与皮肤内所含水分结合，通过水合作用，可以使药物成分迅速穿透脂肪层，渗透到皮下组织，直达病灶部位作用于患处。

冷敷可使局部毛细血管收缩，减轻局部充血，减少出血量而达到止血效果，可使神经末梢的敏感性降低而减少疼痛，可减少局部血流，防止炎症扩散和促进脓肿的局限。局限血流减少，还可降低组织的耗氧量，减慢组织的代谢，从而避免组织功能进一步受损。可将体内的热量传导散发，增加散热，降低体温。

三、适应证与禁忌证

（一）适应证

1. 适用于早期局部软组织闭合性损伤的肿胀预防和止痛。
2. 高热患者及中暑患者的解热降温。
3. 痛风性关节炎急性期、静脉炎局部肿胀、牙痛等疾病的止痛。
4. 需要冷敷来减少脑组织耗氧量从而保护脑功能的脑部疾病和外伤出血的止血等。

（二）禁忌证

1. 循环障碍者、冷敷过敏者、慢性炎症或深部化脓病灶。
2. 阴寒证及皮肤感觉减退的患者。
3. 枕后、耳郭、阴囊、心前区（以避免冠状动脉痉挛）、足底、腹部等部位。
4. 外伤处已出现红肿热痛、炎症后期、局部有水肿时。
5. 患者在劳累后感到疲乏时。
6. 眼疾患者，角膜有炎症时，以防加重病情。

四、操作流程

中药冷敷技术操作流程见图 6-4-1。

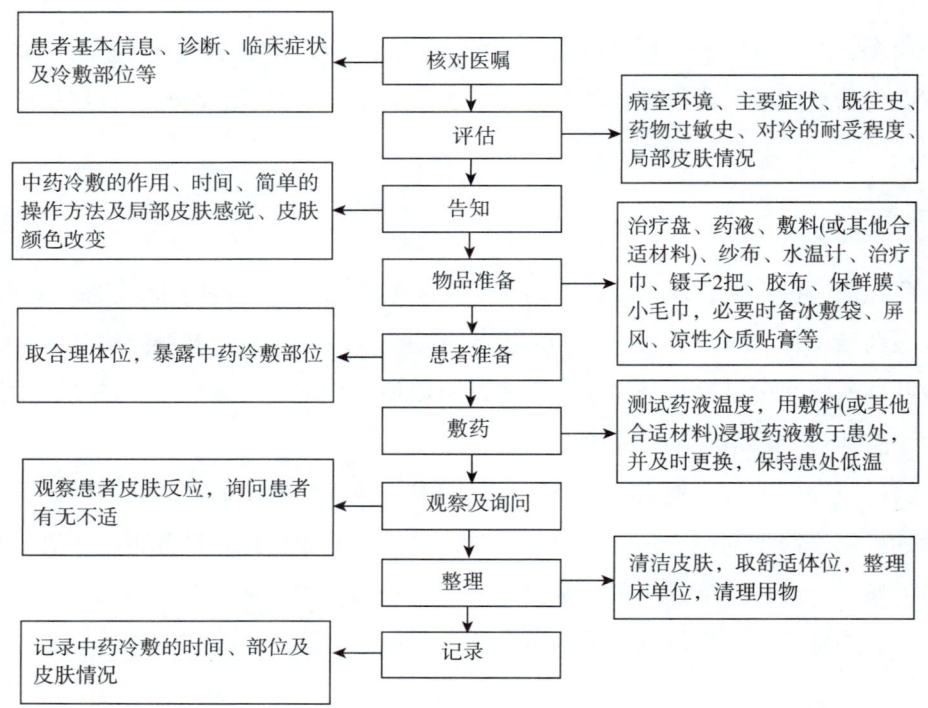

图 6-4-1　中药冷敷技术操作流程

五、操作步骤要领

（一）评估

1. 病情　包括现病史、既往史、过敏史、家族史。根据患者病情，选择合适的敷药、冷敷部位或穴位。

2. 局部皮肤　冷敷部位皮肤情况、对冷的耐受程度。

3. 心理状态　患者对疾病和此项操作的认知程度。

4. 病室环境　温度是否适宜，注意保护隐私。

（二）用物准备

治疗卡，治疗盘，弯盘，中药汤剂（8～15℃），敷料，水温计，纱布，治疗巾。必要时备冰敷袋、凉性介质贴膏、屏风等。

（三）操作步骤

1. 评估　操作者着装整洁，核对医嘱，床边评估患者并做好解释工作，以取得患者信任、合作。

2. 准备　洗手，备齐用物，携用物至患者床旁，再次核对。

3. 体位　协助患者取舒适体位，暴露冷敷部位，铺一次性垫巾，注意遮挡。

4. 敷药　测试药液温度，用敷料浸取药液，外敷患处，并及时更换（每隔5分钟重新操作1次，持续20～30分钟），保持患处低温。

5. 观察　观察患者局部皮肤情况，及时询问有无不适感。

6. 结束　操作完毕，清洁并擦干局部皮肤，协助患者整理衣着，安排舒适体位，整理床单位，健康宣教。清理用物、洗手、记录、签名。

六、注意事项

1. 阴寒证、皮肤感觉功能障碍的患者，不宜冷敷。

2. 一般冷敷不在肢体的末端进行，以免引起循环障碍，发生组织缺血缺氧。

3. 冷敷时，随时询问患者感受，观察患处皮肤的颜色变化，尤其是创伤靠近关节、皮下脂肪少的患者，应注意观察患者末梢血运。如果患者感到不适或疼痛、皮肤苍白或青紫，应立即停止冷敷，以防发生冻伤等二次伤害。

4. 每次冷敷时间不宜过长，一般以20分钟为宜，最长不超过30分钟。如遇特殊情况需要长时间冷敷，应当每冷敷20分钟停敷1小时，然后再进行下一轮操作。

5. 冷敷法的温度一般不得低于0℃。冰袋用于冷敷时，不可与皮肤直接接触，中间应放置毛巾或干敷料，以防冻伤。

6. 创口处及眼部冷敷，冷敷用具一定要严格消毒，防止交叉感染。

7. 对幼儿、年老、体弱患者，皮肤感觉减退的患者，要谨慎操作。

8. 注意冷敷以外部位的保暖，并要保护患者的隐私。

七、常见不良反应与处理

过敏是中药冷敷常见现象之一，轻者表现为局部皮肤瘙痒、发红、丘疹或水疱，重者可出现局部溃烂，主要因药物刺激皮肤所致。轻度过敏者可适当缩短每次贴敷治疗时间，亦可延长两次治疗的间歇时间。严重过敏者较少见，此种情况可能与患者的过敏体质有关。因此，医生对初次贴敷患者应仔细询问是否有过敏病史或家族过敏史，家庭使用冷敷疗法时也应留意此方面的内容。

八、操作评分标准

中药冷敷技术操作考核评分标准见表6-4-1。

表 6-4-1　中药冷敷技术操作考核评分标准

项目	分值	技术操作要求	评分等级 A	B	C	D	评分说明
仪表	4	仪表端庄，佩戴手表、洗手、戴口罩	4	3	2	1	一项未完成扣1分，最多扣3分
核对	3	核对医嘱，双人核对	3	2	0	0	未核对扣2分；内容不全面扣1分
评估	8	主要症状、既往史、药物过敏史、是否妊娠	5	3	1	0	一项未完成扣2分，最高扣5分
		局部皮肤情况、对冷的耐受程度	3	2	1	0	一项未完成扣1分
告知	6	告知操作目的、简单操作方法、局部感受、操作前排空二便，取得患者配合	6	4	2	0	一项未完成扣2分，最高扣6分
用物准备	10	洗手，戴口罩	2	1	0	0	未洗手扣1分；未戴口罩扣1分
		车上层：治疗盘、中药汤剂、治疗巾、敷料、水温计、纱布、记录单、凉性介质膏、屏风、手消液；车下层：医疗垃圾桶、生活垃圾桶。必要时备中单、屏风、冰敷袋等	8	7	6	5	少备一项扣1分；未检查一项扣1分，最高扣3分
操作过程	50	核对医嘱，病室整洁，光线明亮，温度适宜	2	1	0	-	未进行环境准备扣2分；准备不全扣2分
		协助患者取舒适体位	2	1	0	-	未进行体位摆放扣1分；体位不舒适扣1分
		暴露冷敷部位，注意保暖和保护患者隐私，必要时屏风遮挡，操作部位下垫中单	6	4	2	0	未充分暴露部位扣2分；未保暖扣2分；未保护隐私扣2分
		用纱布清洁局部皮肤，测试温度（口述：温度8～15℃）	3	1	0	-	未清洁皮肤扣2分；未进行温度测试扣2分
		再次核对患者	2	1	0	-	未再次核对扣2分；内容不全面扣1分
		将敷料浸取药液，拧至不滴水后敷于患处，开始计时，及时更换	6	5	4	3	方法不正确扣1分；敷料滴水扣1分；未计时扣1分；未及时更换扣1分
		5～10分钟重新操作一次，持续20～30分钟，保持患处低温	6	5	4	3	少一项扣1分

续表

项目	分值	技术操作要求	评分等级 A	评分等级 B	评分等级 C	评分等级 D	评分说明
		询问患者感受，注意保暖，保护患者隐私	4	3	2	1	未询问患者感受扣1分；未注意保暖扣1分；未保护患者隐私扣1分
		观察局部皮肤有无冻伤、红肿，询问患者对冷感的反应	5	3	1	0	未观察皮肤扣2分；未询问患者感受扣2分；皮肤出现冻伤及红肿不得分
		告知相关注意事项：局部皮肤出现痒痛或红肿及时通知操作者	4	3	2	1	少一项扣1分，最高扣3分
		洗手，再次核对	2	1	0	—	未洗手扣1分；未再次核对扣1分
		撤除敷料，观察、清洁皮肤	4	3	2	1	少一项扣1分
		撤去垫巾，再次核对患者信息	4	2	0	—	少一项扣2分
操作后	9	协助患者取舒适体位，整理床单位	4	2	0	—	未取舒适体位扣2分；未整理床单位扣2分
		洗手	1	0	—	—	未洗手扣1分
		清理用物，按《医疗机构消毒技术规范》处理	2	1	0	—	少一项扣1分
		洗手、记录	2	1	0	—	未洗手扣1分；未记录扣1分
理论提问	10	中药冷敷的注意事项	10	6	2	0	回答不全面扣2分/处；未答出扣5分/处
得分							

第五节 中药湿热敷技术

一、概念

中药湿热敷技术是指将中药煎汤或其他溶媒浸泡加热，选取纱布置于药液中完全浸透，用止血钳挤去多余药液，以不滴水为宜，覆盖患处，轻轻按压使之贴合，最外层用保鲜膜包裹、胶布固定，以保持药液温度及湿度，通过疏通气机、调节气血、平衡阴阳，达到活血通络、疏通腠理、清热解毒、消肿止痛的一种操作方法。

二、目的

中药湿热敷技术能够使药力从皮肤直达肌肉,从筋至骨,层层渗透,温通筋肉、关节,松解局部肌肉、肌腱和韧带挛缩,增加活动度,延缓韧带钙化以及骨质的退变,从而促进肌力和功能恢复。

三、适应证与禁忌证

(一)适应证

1. 软组织损伤、骨折愈合后肢体功能障碍。
2. 肩、颈、腰、腿痛,膝关节痛,类风湿关节炎,强直性脊柱炎等。
3. 皮损渗出液较多或脓性分泌物较多的皮肤炎症。

(二)禁忌证

1. 大疱性皮肤病,表皮剥脱松懈症。
2. 疮疡脓肿迅速扩散者。
3. 对温度不敏感者。
4. 对中药过敏者。

四、操作流程

中药湿热敷技术操作流程见图 6-5-1。

五、操作步骤要领

(一)评估

操作者着装整洁,核对医嘱,床边评估患者,并做好解释工作,以取得患者合作。

(二)准备

洗手,备齐用物(图 6-5-2),携至床旁,再次核对。

(三)体位

协助患者取舒适体位,暴露湿敷部位,铺一次性垫巾,注意保暖和遮挡。

(四)敷药

用生理盐水棉球清洁局部皮肤,局部涂凡士林,范围应大于溻渍面积,弯盘置于中单上。将遵医嘱配制的药液(温度以 38~43℃为宜)倒入容器内,敷布在药液中浸湿后,用镊子取出,稍加拧挤至不滴水为度,手背试温后敷患处,敷布大小宜与患处相当(图 6-5-3)。如患处为四肢远端,则将四肢远端浸泡于药液中。

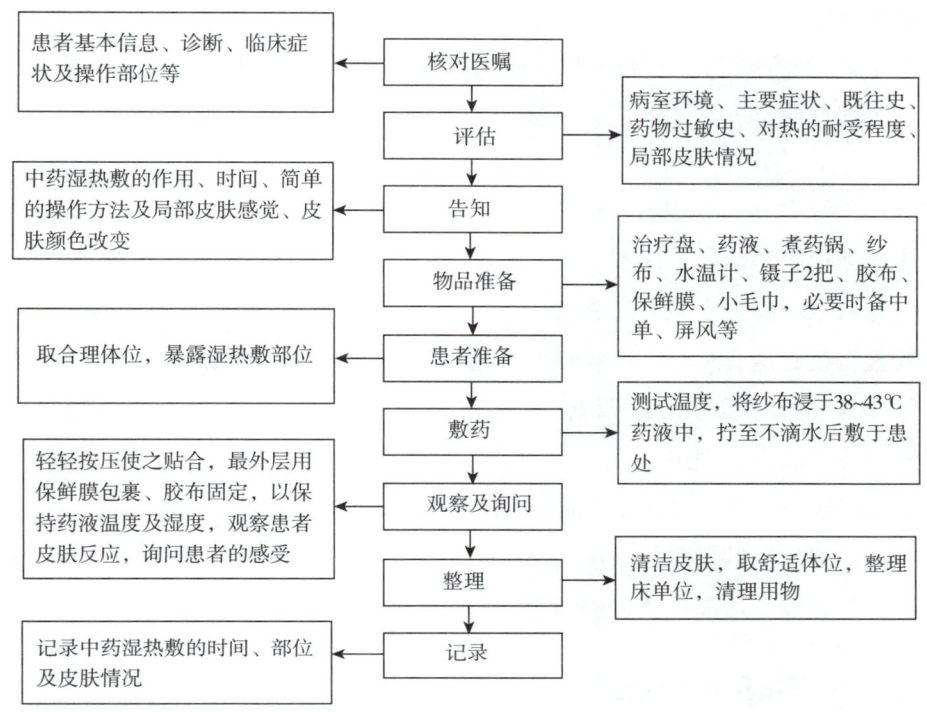

图 6-5-1　中药湿热敷技术操作流程

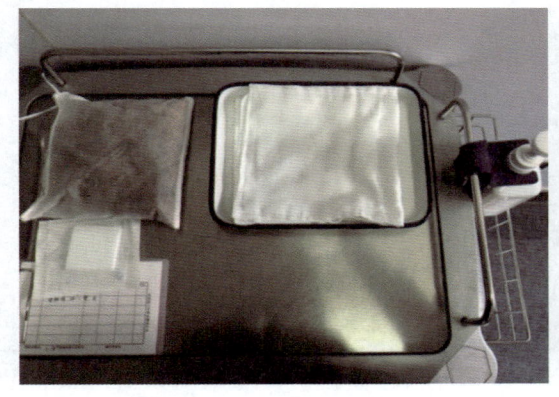

图 6-5-2　准备物品

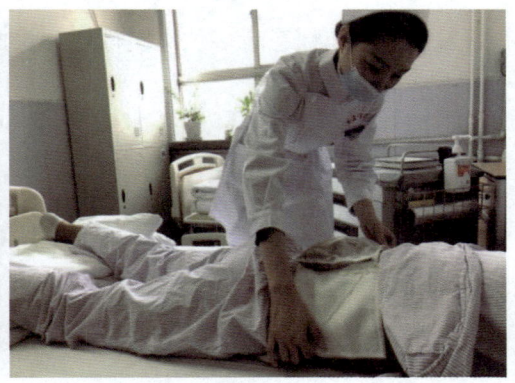

图 6-5-3　中药湿热敷技术

(五) 淋药

每隔 3～5 分钟用镊子夹取纱布浸湿温热药液淋在敷布上,每 5～10 分钟更换敷布 1 次,以保持湿度及温度。一般每日渍渍 2～3 次,每次 20～40 分钟。

(六) 观察

观察患者局部皮肤反应,随时询问患者感受。

（七）结束

操作完毕，清洁并擦干局部皮肤，协助患者整理衣着，安排舒适体位，整理床单位，健康宣教。清理用物，洗手，记录、签名。

六、注意事项

1. 注意保护患者隐私，保暖，防止受凉。
2. 注意消毒隔离，避免交叉感染。
3. 药液温度适宜，一般 38～43℃。尤其是糖尿病患者和皮肤感觉障碍的患者，因皮肤感觉异常，耐受性差，应重视烫伤的预防，这类患者在湿热敷时应适当降低药液温度。
4. 湿敷药液应现配现用。
5. 敷布应干湿适宜，勿污染床单位。
6. 有伤口部位在进行湿敷前应揭去敷料，湿敷完毕后按照换药法重新包扎伤口。
7. 过饥、过饱、过度疲劳、醉酒等情况不宜进行湿热敷治疗。

七、常见不良反应与处理

注意随时观察局部皮肤的颜色，如出现红、肿、痒或皮疹等药物过敏反应，应停止治疗并通知医生，根据皮肤情况遵医嘱涂抹抗过敏药膏。对于大量出汗的患者，体内的水分丢失过多应嘱患者多饮水，以防止虚脱。如不慎出现烫伤者，应立即停止治疗并给予油纱条覆盖。

八、操作评分标准

中药湿热敷技术操作考核评分标准见表 6-5-1。

表 6-5-1 中药湿热敷技术操作考核评分标准

项目	分值	技术操作要求	评分等级				评分说明
			A	B	C	D	
仪表	4	仪表端庄，佩戴手表，洗手、戴口罩	4	3	2	1	一项未完成扣1分，最高扣3分
核对	3	核对医嘱，双人核对	3	2	1	0	未核对扣3分；内容不全面扣1分
评估	8	主要症状、既往史、药物过敏史、是否妊娠	5	3	1	0	一项未完成扣2分，最高扣5分
		局部皮肤情况、对热的耐受程度	3	2	1	0	一项未完成扣1分

续表

项目	分值	技术操作要求	评分等级 A	B	C	D	评分说明
告知	3	操作目的、简单操作方法、局部感受、操作前排空二便，取得患者配合	3	1	0	0	一项未完成扣2分
用物准备	10	洗手	2	1	0	-	未洗手扣2分，洗手不规范扣1分
		车上层：治疗盘、药液、煮药锅、纱布、水温计、镊子2把、胶布、保鲜膜、小毛巾；车下层：医疗垃圾桶、生活垃圾桶；必要时备中单、屏风等	8	6	4	2	少备一项扣2分；未检查一项扣2分，最高扣6分
操作过程	50	核对医嘱，病室整洁，光线明亮，温度适宜	5	2	0	-	未进行环境准备扣5分；准备不全扣3分
		协助患者取舒适体位	2	1	0	-	未进行体位摆放扣2分；体位不舒适扣1分
		暴露湿热敷部位，注意保暖和保护患者隐私，必要时屏风遮挡，操作部位下垫中单	5	3	1	0	未充分暴露部位扣2分；未保暖扣2分；未保护隐私扣2分
		用纱布清洁局部皮肤，测试温度（口述：温度38～43℃）	5	3	1	0	未清洁皮肤扣2分，未进行温度测试扣2分
		再次核对患者	2	1	0	-	未再次核对扣2分；内容不全面扣1分
		将敷料浸于38～43℃药液中，拧至不滴水后敷于患处，开始计时	3	2	1	0	方法不正确扣1分；敷料滴水扣1分；未计时扣1分；未及时更换扣1分，最高扣3分
		轻轻按压使之贴合，最外层用保鲜膜包裹、胶布固定，以保持药液温度及湿度，持续20分钟，计时	10	6	5	4	方法不正确扣4分；未用保鲜膜包裹扣1分；未计时扣1分
		询问患者感受，注意保暖，保护患者隐私	5	4	3	2	未询问患者感受扣1分；未保暖扣1分；未保护隐私扣1分
		观察局部皮肤有无红肿、水疱，询问患者对热感的反应	3	2	1	0	未观察皮肤扣2分；未询问患者感受扣2分；皮肤出现红肿及水疱不得分
		告知相关注意事项：局部皮肤出现水疱、瘙痛或破溃及时通知操作者；中药可致皮肤着色，数日后自行消退	3	2	1	0	相关注意事项少一项扣1分，最高扣3分
		洗手，再次核对	3	2	1	0	少一项扣1分
		撤除敷料，观察、清洁皮肤	2	1	0	-	少一项扣1分
		撤去中单，再次核对患者信息	2	1	0	-	少一项扣1分

续表

项目	分值	技术操作要求	评分等级 A	B	C	D	评分说明
操作后	12	协助患者取舒适体位，整理床单位	5	3	1	0	未取舒适体位扣2分；未整理床单位扣2分
		洗手	2	1	0	—	未洗手扣2分；洗手不规范扣1分
		清理用物，按《医疗机构消毒技术规范》处理	3	1	0	—	少一项扣1分，最高扣3分
		洗手、记录	2	1	0	—	未洗手扣1分；未核对扣1分
理论提问	10	中药湿热敷的注意事项	10	6	2	0	回答不全面扣2分/处；未答出扣5分/处
得分							

第六节　中药熏蒸技术

一、概念

中药熏蒸疗法是以中医基本理论为指导，利用中药制剂煮沸后产生的蒸气来熏蒸机体，以达到治疗疾病、养生保健目的的方法。其又称为中药蒸煮疗法、中药汽浴疗法、药透疗法、热雾疗法等，是中医学外治疗法的重要组成部分。中医学对于熏蒸疗法有广义和狭义之分。广义的熏蒸疗法，包括烧烟熏、蒸气熏和药物熏蒸三法；狭义的熏蒸疗法仅指药物熏蒸的治疗方法。

二、目的

熏蒸疗法是通过药效和热力作用于患部，使皮肤毛孔开放，微血管扩张，药物的有效成分渗透入皮肤达到肌肉的深部，或通过毛细血管吸收循环至全身，而达到缓解病痛、治疗疾病的目的。

三、适应证与禁忌证

（一）适应证

1. 疖肿、软组织感染、下肢浅静脉炎、下肢深静脉炎、下肢静脉曲张、血栓闭塞性脉管炎、下肢深静脉血栓、外伤血肿。

2. 颈椎病、腰椎间盘突出症、肩周炎、风湿、类风湿关节炎、急慢性腰痛、骨质疏松症、骨质增生症。

3. 胃痛、胃肠功能紊乱。

4. 盆腔炎、宫颈糜烂、子宫肌瘤、多囊卵巢综合征、原发性痛经。

（二）禁忌证

1. 急性传染病。

2. 心脏功能不全、慢性肺源性心脏病、高血压病血压未稳定期、严重动脉闭塞性疾病。

3. 严重肾脏病。

4. 重度贫血。

5. 恶性肿瘤、主动脉瘤。

6. 出血倾向、眼部新鲜出血性疾患。

7. 癫痫、精神性疾病。

8. 过敏性哮喘。

9. 青光眼。

10. 糖尿病严重肢体缺血或发生肢体干性坏疽者等。

11. 妇女妊娠期和月经期。

12. 有开放性创口、感染性病灶的情况以及年龄过大或体质特别虚弱者。

四、操作流程

中药熏蒸技术操作流程见图6-6-1。

五、操作步骤要领

（一）评估

1. 操作者着装整洁，核对医嘱，床边评估患者：询问患者主要症状、既往史、皮肤感知、心理状况、是否妊娠、有无药物过敏史。

2. 观察患者操作处皮肤情况、进餐时间、心理状况、合作程度等。

（二）告知

1. 向患者做好解释工作，以取得患者配合。告知患者中药熏蒸的目的、方法、操作时间、注意事项及配合要点。

2. 告知患者操作过程中会有轻微汗出，如不能耐受、大汗淋漓及时告知操作者。

（三）准备

1. 用物准备　治疗盘、药液、中单、容器（根据熏蒸部位的不同选用）、水温计、治疗巾或浴巾，必要时备屏风及坐浴架（支架），携至床旁，再次核对。

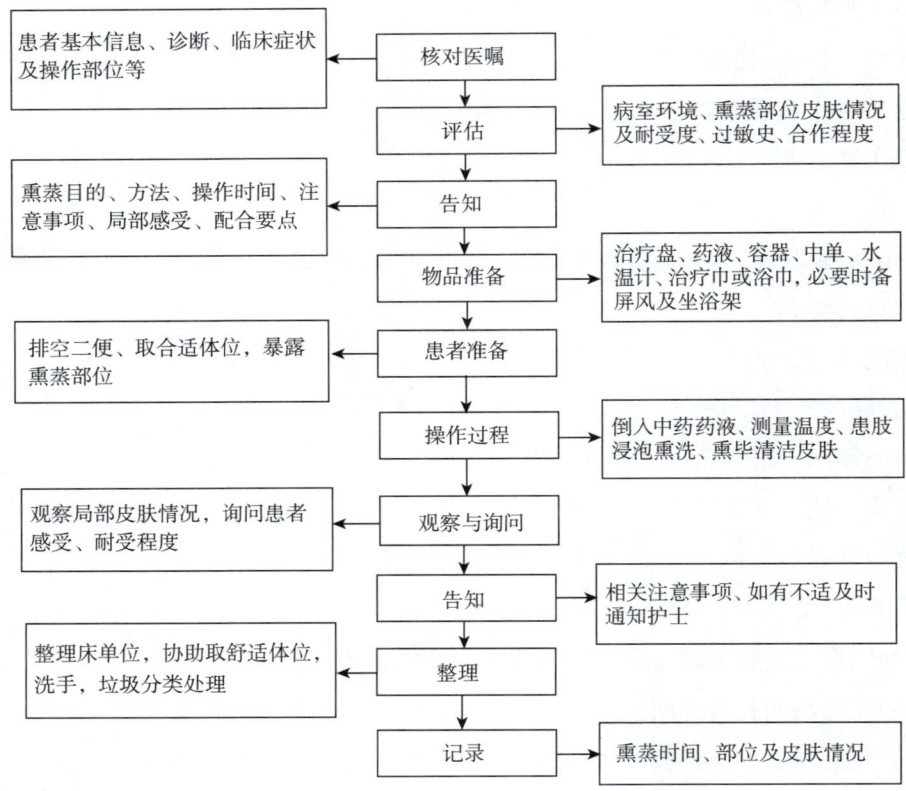

图 6-6-1　中药熏蒸技术操作流程

2. 操作者准备　着装符合操作要求，去除首饰、腕表等，七步洗手法洗手。

3. 患者准备　排空二便，取舒适体位，暴露操作部位。

4. 环境准备　关闭门窗、屏风遮挡。

（四）体位

协助患者取合适体位，暴露熏蒸部位，铺中单，放置坐浴架（支架），注意保暖，必要时屏风遮挡。

（五）施术

取 1500～2000ml 药液，测量药液温度，将 43～46℃药液倒入熏蒸桶内（或使用中药熏蒸仪恒温进行），对准熏蒸部位。用浴巾或治疗巾盖住熏洗部位及容器，使药液蒸气熏蒸患处，待温度降至 38～40℃时，将患处浸泡于药液中。

（六）观察

随时询问患者有无不适，观察患者局部皮肤情况。

（七）结束

熏蒸完毕，协助患者整理衣着，安排舒适体位，整理床单位，健康宣教。清理用物，垃圾分类处理，洗手，记录、签名。

六、注意事项

1. 冬季熏蒸时，应注意保暖，夏季要避免风吹。全身熏蒸后皮肤血管扩张，血液循环旺盛，全身温热出汗，必须待汗解，穿好衣服后再外出，以免感受风寒。
2. 熏蒸治疗期间注意避风寒，禁用冷水洗浴，忌食生冷之物。
3. 饭前、饭后半小时内不宜进行全身熏蒸。
4. 全身熏蒸时间不宜过长。熏蒸过程中，如患者发生头晕及不适时，应停止熏蒸，让患者卧床休息。
5. 熏蒸时若发现皮肤过敏，应立即停止熏蒸，并给予对症处理。
6. 熏蒸操作温度宜从低到高，以耐受为度，防止烫伤等。
7. 应用熏蒸疗法，如无效或病情加重者，应停止熏蒸治疗，改用其他治疗方法。
8. 熏蒸浴具要一人一具注意消毒，患者每次使用过的熏蒸床以 500mg/L 含氯消毒溶液擦拭，熏蒸锅定时用 0.5% 过氧乙酸溶液喷洒消毒，熏蒸室每日紫外线照射 1 小时，防止交叉感染。

七、常见不良反应与处理

（一）烫伤

中药熏蒸联合热力和药物而作用于人体，故患者在熏蒸过程中有发生烫伤的危险。操作过程中应时刻注意防止烫伤，加强巡视，各种用具宜牢固稳妥，热源应当合理，药不应接触皮肤；若熏蒸温度过高烫伤皮肤，应立即停止治疗，报告医生，按医嘱处理。

（二）过敏

患者发生过敏反应时，应立即停止熏蒸操作，报告医生，并遵医嘱给药。将保留的中药成分分别送药剂科和消毒供应中心。进一步加强熏蒸药方中药物的化学成分及药理作用研究，明确药物成分的作用机理，可以寻找功效相当、副作用小的药物进行配伍。

（三）头晕

部分患者在熏蒸期间会出现头晕的症状，原因可能有三个：一是因下床速度过快而造成了体位性低血压出现的头晕；二是在熏蒸过程中出汗过多引起的虚脱造成的头晕；三是患者自身有基础性疾病，比如轻度的高血压等。建议在熏蒸室附近设置患者休息室，给予患者足够的缓冲时间再外出，避免出现头晕等而造成不良事件。

八、操作评分标准

中药熏蒸技术操作考核评分标准见表 6-6-1。

表 6-6-1　中药熏蒸技术操作考核评分标准

项目	分值	技术操作要求	评分等级 A	B	C	D	评分说明
仪表	2	仪表端庄、戴表	2	1	0	-	一项未完成扣 1 分
核对	2	基本信息、诊断、临床症状	2	1	0	-	未核对扣 2 分；内容不全面扣 1 分
评估	5	病室环境、皮肤感知、过敏史、心理状况、合作程度	4	3	2	1	一项未完成扣 1 分，最高扣 4 分
		熏蒸处皮肤情况	1	0	-	-	一项未完成扣 1 分
告知	3	中药熏蒸目的、方法、操作时间、注意事项及配合要点	3	2	1	0	一项未完成扣 1 分，最高扣 3 分
用物准备	6	洗手，戴口罩	2	1	0	-	未洗手扣 1 分；未戴口罩扣 1 分
		备齐并检查用物	4	3	2	1	少备一项扣 1 分；未检查一项扣 1 分，最高扣 4 分
环境与患者准备	10	病室整洁、光线明亮，关窗	2	1	0	-	未进行环境准备扣 2 分；环境准备不全扣 1 分
		嘱患者排空二便，熏蒸前饮淡盐水或温开水 200ml	2	1	0	-	未嘱咐扣 2 分；未饮水扣 1 分
		根据病情协助患者取合适体位	2	1	0	-	未进行肢体摆放扣 2 分；体位不舒服扣 1 分
		充分暴露熏蒸部位，注意保暖，保护隐私	2	1	0	-	一项不符扣 1 分，最高扣 2 分
操作过程	50	核对医嘱，双人核对	2	1	0	-	未核对扣 2 分；内容不全面扣 1 分
		测量温度，药液温度为 43～46℃，倒入容器内，对准熏蒸部位	10	6	2	0	未测量扣 4 分；药液温度过高或过低扣 4 分
		熏蒸时间为 20～30 分钟，观察并询问患者感受	8	6	4	2	熏蒸时间不正确扣 2 分；未观察病情扣 2 分；未询问患者感受扣 4 分
		观察患者熏蒸部位皮肤变化，及时调整药液温度	8	6	4	2	未观察皮肤扣 4 分；未调节药温扣 4 分；调节不及时扣 2 分
		治疗结束，清洁患者皮肤，观察局部皮肤有无烫伤、过敏等不适	8	6	4	2	未清洁皮肤扣 2 分；未观察皮肤扣 4 分

续表

项目	分值	技术操作要求	评分等级 A	B	C	D	评分说明
		操作过程保持衣服、床单位清洁	4	3	2	1	药液污染衣物扣2分；药液污染被服扣2分
		告知相关注意事项，如有不适及时通知操作者	4	3	2	1	未告知扣2分/项
		协助患者取舒适体位，整理衣着、床单位	4	3	2	1	未安置体位扣2分；未整理衣着扣1分；未整理床单位扣1分
		洗手，再次核对	2	1	0	–	未洗手扣1分；未核对扣1分
操作后	6	用物按《医疗机构消毒技术规范》处理	2	1	0	–	处置方法不正确扣1分/项，最高扣2分
		洗手	2	1	0	–	未洗手扣2分；洗手不规范扣1分
		记录	2	1	0	–	未记录扣2分；记录不完扣1分
评价	6	流程合理、技术熟练、局部皮肤无损伤、询问患者感受	6	4	2	0	一项不合格扣2分，最高扣6分
理论提问	10	中药熏洗的禁忌证	5	3	1	0	回答不全面扣2分/题；未答出扣5分/题
		中药熏洗的注意事项	5	3	1	0	
得分							

第七节 中药泡洗技术

一、概念

中药泡洗技术是指将中药药物煎汤，或新鲜药材用水加温后放入特制的容器内，并保持药液温度在38～40℃，浸泡全身或局部皮肤，借助泡洗时洗液的温热之力及药物本身的功效，以促进经络疏通、气血调和，达到活血、消肿、止痛、祛瘀生新等作用的一种操作方法。该法是一种比较常用的中医外治手段，它既可治外症，又可内病外治。

二、目的

中药泡洗技术是在借助泡洗药液的温热之力及中药药物本身的功效，作用于局部或全身，达到疏通腠理、调和脉络、流畅气血、清热解毒、活血化瘀、祛除寒痹、濡养肌肤等目的。

三、适应证与禁忌证

（一）适应证

1. 局部疾病，如皮肤瘙痒、疣、癣、痈、疮、白癜风、烫伤、痔疮等。
2. 外感发热、失眠、便秘、痛经、中风恢复期患者。
3. 软组织损伤、骨折愈合后肢体功能障碍、腿痛、膝关节痛。
4. 风湿痹证引起的关节冷痛、麻木、沉重、酸胀等。
5. 慢性创面、消渴病痹证、糖尿病足、下肢静脉溃疡、静脉曲张等。

（二）禁忌证

1. 心肺功能障碍、出血性疾病患者禁用。
2. 糖尿病、心脑血管病患者及妇女月经期间慎用。
3. 对所用中药药物过敏者。
4. 对危、急、重病证者应慎用。

四、操作流程

中药泡洗技术操作流程见图6-7-1。

五、操作步骤要领

（一）评估

1. 病情　包括临床症状、既往史、家族史、过敏史、是否妊娠或处于月经期。
2. 局部皮肤　泡洗部位皮肤情况、对温度的耐受程度。
3. 心理状态　患者对疾病和中药泡洗技术的认知程度。
4. 病室环境　病室整洁、光线明亮、温湿度是否适宜，注意保护隐私。

（二）准备

1. 物品准备　治疗卡、泡洗药液、泡洗装置、一次性泡洗袋、纱布、治疗巾（或一次性垫巾），必要时备温度计、剪刀、敷料、屏风。
2. 操作者准备　衣帽整洁、仪表端庄、戴表。
3. 患者准备　协助患者取舒适体位，充分暴露泡洗部位皮肤，注意保暖。

（三）体位

根据病情，协助患者取合适体位，暴露泡洗部位，如治疗部位在四肢，多取坐位；躯干、会阴部等部位，或由于病情原因，患者无法坐位时，多取卧位。

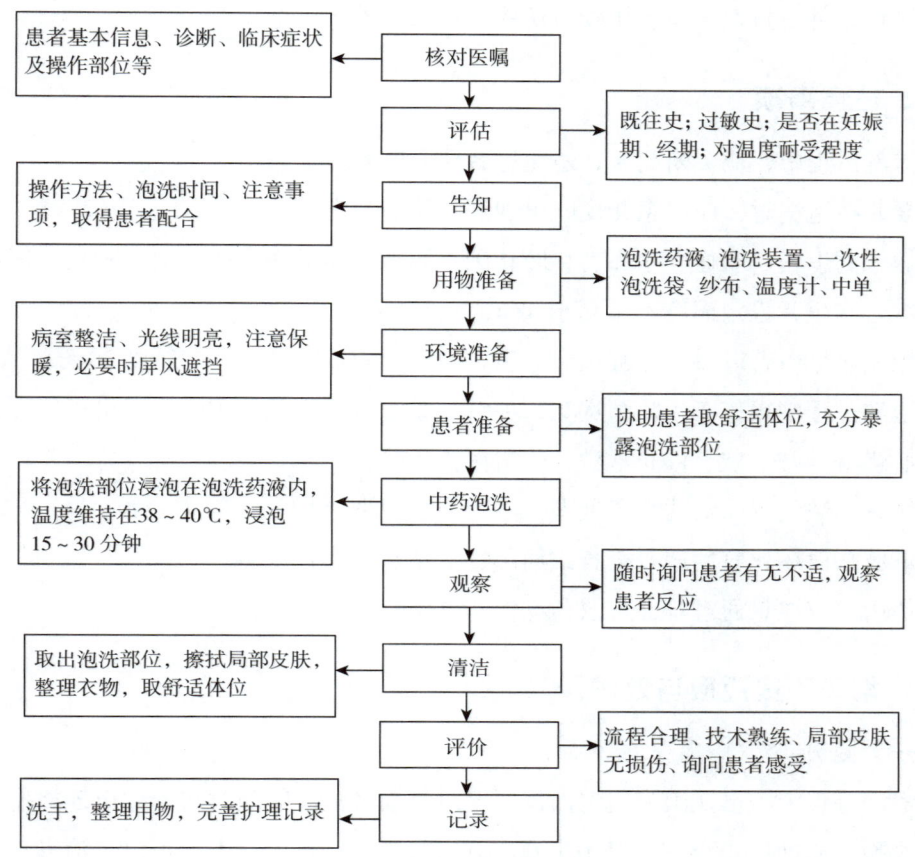

图 6-7-1　中药泡洗技术操作流程

（四）泡洗

1. 泡洗装置内盛温水，温度设置为 38～40℃，时间设置为 15～30 分钟。若泡洗装置无温度监测设备，可用温度计测量水温。

2. 将一次性泡洗袋套入泡洗装置内，将泡洗药液倒入一次性泡洗袋内，药液温度保持在 38～40℃。

3. 将泡洗部位全部浸泡于泡洗药液中，浸泡 15～30 分钟，避免过长或过短，影响治疗效果。

（五）观察

随时询问患者有无不适，观察患者的反应及泡洗部位皮肤情况，如患者出现大量汗出、头晕、心慌、水疱等情况，立即停止操作，通知医生。

（六）结束

泡洗完毕，清洁局部皮肤，必要时包扎伤口，协助患者整理衣着，安排舒适体位，整理床单位，健康宣教。清理用物，洗手、记录、签名。

六、注意事项

1. 泡洗过程中，应关闭门窗，避免患者感受风寒。

2. 婴儿在泡洗时，应以患儿皮肤出现潮红状态为宜。

3. 糖尿病患者、缺血严重患者，防止因水温过高而烫伤皮肤。泡脚时先试好水温，再把脚放进水里，设定温度不可高于38℃。

4. 糖尿病足患者以及有心脏疾患的患者泡洗时间不宜过长，一般以20分钟为宜。

5. 泡洗过程中操作者应加强巡视，注意观察患者的面色、呼吸、汗出等情况，出现头晕、心慌等异常症状，停止泡洗，报告医生。

6. 注意泡洗装置的清洁消毒处理，防止交叉感染。

7. 下肢缺血坏死急性期、全身或局部有活动性出血者慎用。

8. 使用中应注意通过辨证选取药物，不可使药性与病证相悖。

七、常见不良反应与处理

（一）烫伤

在泡洗过程中，可能因为泡洗液体温度过高或者泡洗时间过长导致出现烫伤。若皮肤出现水疱，立即停止泡洗。对小水疱任其自行吸收；水疱较大者可以用消毒三棱针从水疱下端挑破，排出液体，或用一次性无菌注射器抽出疱液，外用消毒敷料覆盖。操作过程中尽量保持水疱处皮肤完好。

（二）过敏

过敏是中药泡洗过程中可能出现的不良反应，表现为局部皮肤瘙痒、发红、丘疹或水疱，主要因药物刺激皮肤所致。此种情况可能与患者的过敏体质有关，应立即通知医生，调整泡洗药物，必要时停止中药泡洗。因此，对初次泡洗患者应仔细询问是否有过敏病史或家族过敏史，家庭使用泡洗疗法时也应留意此方面的内容。

（三）晕厥

中药泡洗的给药途径比较特殊，具有起效迅速以及安全性高等优势，极少出现晕厥等不良反应。在中药泡洗的过程中，液体的温热之力可促使药物迅速吸收，加快毛细血管扩张以及促使血液和淋巴系统循环，因此，泡洗过程中操作者应加强巡视，注意观察患者的面色、呼吸、汗出等情况，出现头晕、心慌等异常症状，立即停止泡洗，报告医生。

八、操作评分标准

中药泡洗技术操作考核评分标准见表 6-7-1。

表 6-7-1　中药泡洗技术操作考核评分标准

项目	分值	技术操作要求	A	B	C	D	评分说明
仪表	2	衣帽整洁、仪表端庄，戴表	2	1	0	–	一项未完成扣1分，最高扣2分
核对	2	核对医嘱	2	1	0	–	未核对扣2分；内容不全面扣1分
评估	6	临床症状、既往史、过敏史、是否妊娠或处于月经期；体质、对温度的耐受程度	5	4	3	2	一项未完成扣1分，最高扣3分
		泡洗部位皮肤情况	1	0	–	–	未完成扣1分
告知	5	解释作用、简单的操作方法、泡洗时间、注意事项，取得患者配合	5	3	2	1	一项未完成扣1分，最高扣4分
用物准备	6	洗手，戴口罩	2	1	0	–	未洗手扣1分；未戴口罩扣1分
		备齐并检查用物	4	3	2	0	少备一项扣1分；未检查一项扣1分，最高扣4分
环境与患者准备	8	病室整洁、光线明亮	2	1	0	–	未进行环境准备扣2分；环境准备不全扣1分
		协助患者取舒适体位	2	1	0	–	未进行体位摆放扣2分；体位不舒适扣1分
		充分暴露治疗部位，保暖，保护隐私	4	3	2	1	未充分暴露治疗部位扣1分；未保暖扣1分；未保护隐私扣1分
操作过程	50	核对医嘱	2	1	0	–	未核对扣2分；内容不全面扣1分
		暴露泡洗部位皮肤，观察局部皮肤情况及完整性	4	3	2	0	未暴露扣2分；暴露不彻底扣1分；未观察扣2分
		根据泡洗部位，选取合适的体位	8	6	2	0	体位选择不合适扣6分；未评估泡洗部位情况扣2分
		泡洗装置内盛温水，温度维持在38～40℃，将一次性泡洗袋套入泡洗装置内，将药液倒入或溶解在泡洗袋内	14	8	6	0	药液准备不准确扣8分；泡洗药液温度不合适扣6分

续表

项目	分值	技术操作要求	A	B	C	D	评分说明
		将浸洗部位浸泡于药液中，浸泡15～30分钟	4	2	0	–	浸泡部位不准确扣2分；浸泡时间过长或过短扣2分
		询问患者有无不适	2	0	–	–	未询问扣2分
		告知注意事项	2	1	0	–	未告知扣2分；告知不全面扣1分
		协助患者取舒适体位，整理床单位	4	2	0	–	未安置体位扣2分；未整理床单位扣2分
		洗手，再次核对	2	1	0	–	未洗手扣1分；未核对扣1分
		取出泡洗部位，清洁皮肤	2	1	0	–	未清洁扣2分；清洁不彻底扣1分
		观察局部皮肤，询问患者有无不适	4	2	0	–	未观察皮肤扣2分；未询问扣2分
		洗手，再次核对	2	1	0	–	未洗手扣1分；未核对扣1分
操作后	5	用物按《医疗机构消毒技术规范》处理	2	1	0	–	处置方法不正确扣1分/项，最高扣2分
		洗手	1	0	0	–	未洗手扣1分
		记录	2	1	0	–	未记录扣2分；记录不完全扣1分
评价	6	流程合理、技术熟练、局部皮肤无损伤、询问患者感受	6	4	2	0	一项不合格扣2分，最高扣6分
理论提问	10	中药泡洗的适用范围	5	3	1	0	回答不全面扣2分/题；未答出扣5分/题
		中药泡洗的注意事项	5	3	1	0	
得分							

第八节　中药淋洗技术

一、概念

中药淋洗技术又称"淋洗疗法"，最早人们也称其为"沐"。它作为中医治病疗疾的外治技法，其施行归于中医学基本理论框架之下，严格遵循整体观念与辨证施护的指导思想。中药淋洗技术是用中药煎汤喷淋、冲洗患部，通过结合汤液的洗浴作用与药物的药理功效，以达到治疗疾病目的的一种传统中医外治疗法。该法是中医外治法的重要组成部分。

二、目的

中药淋洗技术综合"理、法、方、药"，作用于全身的气血、经络乃至脏腑，从而达到温经通络、疏调气血、荡涤晦邪、固护卫表、开窍入药、清热凉血、利水消肿、活血化瘀、祛风除湿止痒、养血润肤等目的。

三、适应证与禁忌证

（一）适应证

1. 皮损渗出较多、顽固性皮肤病，如皮肤瘙痒、银屑病、癣、湿疮、疥疮、脓疱疮等。
2. 急慢性创面，如烧烫伤、肛周脓肿、外阴炎、糖尿病足、丹毒等。
3. 术后创面清洁，如痔疮、会阴处损伤等。
4. 骨折术后肢体功能恢复、膝关节痹病。

（二）禁忌证

1. 急性炎症、昏迷、皮肤化脓破溃、精神病、恶性肿瘤、有出血倾向、严重心脏病、哮喘发作的患者禁用。
2. 糖尿病、严重心脑血管病患者及妇女月经期间慎用。
3. 对所用中药过敏者。
4. 对危、急、重病证者应慎用。

四、操作流程

中药淋洗技术操作流程见图 6-8-1。

五、操作步骤要领

（一）评估

1. 病情　包括临床症状、既往史、家族史、过敏史、是否妊娠或处于月经期。
2. 局部皮肤　淋洗部位皮肤情况、对温度和疼痛的耐受程度。
3. 心理状态　患者对疾病和中药淋洗技术的认知程度。
4. 病室环境　病室整洁、光线明亮，温湿度是否适宜，注意保护隐私。

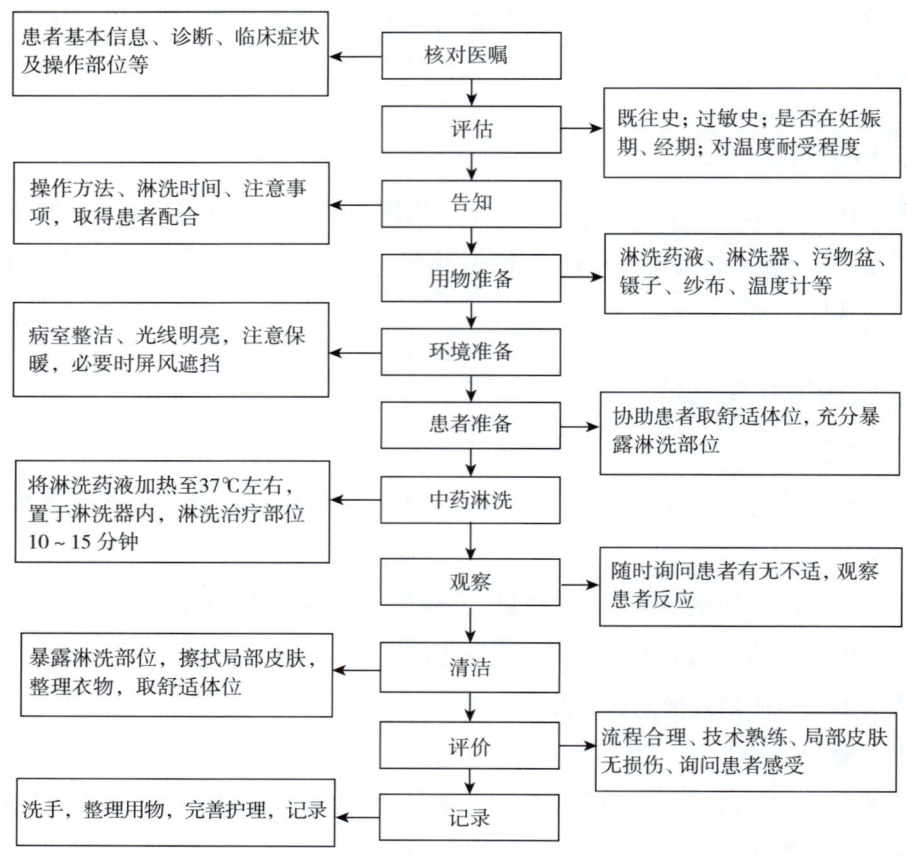

图 6-8-1 中药淋洗技术操作流程

（二）准备

1. 物品准备　治疗卡、淋洗药液、淋洗器、温度计、纱布、镊子、治疗巾（或一次性垫巾）、污物碗，必要时备手套、敷料、屏风。

2. 操作者准备　衣帽整洁、仪表端庄、戴表。

3. 患者准备　协助患者取舒适体位，充分暴露淋洗部位皮肤，注意保暖。

（三）体位

根据病情，协助患者取合适体位，暴露淋洗部位，如治疗部位在四肢，多取坐位；头面、躯干、会阴部、膝关节等部位，多取卧位。

（四）淋洗

1. 将药液加热至适宜温度（37℃左右），置于淋洗器内，淋洗治疗部位。

2. 淋洗期间可用镊子夹住纱布擦洗或者指腹均匀揉按治疗部位皮肤。

3. 需要根据患者患处的耐受程度调节淋洗时间长短，一般 10～15 分钟，避免过长或过短，影响治疗效果。

（五）观察

随时询问患者有无不适，观察患者的反应及淋洗部位皮肤情况，如有发热、疼痛、瘙痒加重等情况，立即停止操作，通知医生。

（六）结束

淋洗完毕，纱布擦拭局部皮肤，协助患者整理衣着，安排舒适体位，整理床单位，健康宣教。清理用物，洗手，记录、签名。

六、注意事项

1. 保持淋洗环境安静、舒适，配置取暖设备，保持空气流通，淋洗过程中应关闭门窗，避免患者感受风寒。

2. 根据患者病情、年龄、耐热程度，随时调节治疗温度，一般温度以37℃左右为宜，防止烫伤。

3. 有创面部位进行中药淋洗时，应先揭去敷料，淋洗完毕后更换敷料，重新包扎。

4. 糖尿病足患者以及有心脏疾患的患者淋洗时间不宜过长，一般以10～15分钟为宜。

5. 中药淋洗时忌同时应用肥皂或其他浴液，以免影响药效。

6. 淋洗过程中操作者应加强巡视，注意观察患者的面色、呼吸、汗出等情况，如有恶心、呕吐、胸闷、气促、心跳加速等异常症状，停止淋洗，报告医生。

7. 使用中应注意通过辨证选取药物，不可使药性与病证相悖。

七、常见不良反应与处理

（一）烫伤

在淋洗过程中出现红肿、疼痛等症状，可能是烫伤所致，应立即停止治疗并给予烫伤膏或地榆油纱条覆盖，保持局部皮肤干燥，避免潮湿。

若皮肤出现水疱，立即停止淋洗，任其自行吸收；水疱较大者可以用一次性注射器抽出疱液，外用消毒敷料覆盖。操作过程中尽量保持水疱处皮肤完好。

（二）过敏

过敏是中药淋洗过程中可能出现的不良反应，表现为局部皮肤瘙痒、红斑、烧灼感，主要因药物刺激皮肤所致，此种情况可能与患者的过敏体质有关，应立即通知医生，调整淋洗药物，必要时停止中药淋洗。因此，对初次淋洗患者应仔细询问是否有过敏病史或家族过敏史，家庭使用淋洗疗法时也应留意此方面的内容。

（三）晕厥

在中药淋洗的过程中，液体的温热之力可促使药物迅速吸收，加快毛细血管扩张以及促使血液和淋巴系统循环，因此，淋洗过程中操作者应加强巡视，观察患者是否出现头晕、乏力、心慌等虚脱症状，一旦出现不良反应，立即停止淋洗，报告医生。

八、操作评分标准

中药淋洗技术操作考核评分标准见表 6-8-1。

表 6-8-1 中药淋洗技术操作考核评分标准

项目	分值	技术操作要求	A	B	C	D	评分说明
仪表	2	衣帽整洁、仪表端庄，戴表	2	1	0	-	一项未完成扣 1 分
核对	2	核对医嘱	2	1	0	-	未核对扣 2 分；内容不全面扣 1 分
评估	6	临床症状、既往史、过敏史、是否妊娠或处于月经期；体质、对温度的耐受程度	4	3	2	1	一项未完成扣 1 分，最高扣 3 分
		淋洗部位皮肤情况	2	0	-	-	未完成扣 2 分
告知	5	解释作用、简单的操作方法、淋洗时间，取得患者配合	5	3	2	1	一项未完成扣 1 分
用物准备	6	洗手，戴口罩	2	1	0	-	未洗手扣 1 分；未戴口罩扣 1 分
		备齐并检查用物	4	3	2	1	少备一项扣 1 分；未检查一项扣 1 分，最高扣 4 分
环境与患者准备	8	病室整洁、光线明亮	2	1	0	-	未进行环境准备扣 2 分；环境准备不全扣 1 分
		协助患者取舒适体位	2	1	0	-	未进行体位摆放扣 2 分；体位不舒适扣 1 分
		充分暴露治疗部位，保暖，保护隐私	4	3	2	1	未充分暴露治疗部位扣 1 分；未保暖扣 1 分；未保护隐私扣 1 分
操作过程	50	核对医嘱	2	1	0	-	未核对扣 2 分；内容不全面扣 1 分
		暴露淋洗部位皮肤，观察局部皮肤情况	4	3	2	0	未暴露扣 2 分；暴露不彻底扣 1 分；未观察扣 2 分
		根据淋洗部位，协助选取合适的体位	8	6	2	0	体位选择不合适扣 6 分；未评估淋洗部位情况扣 2 分

续表

项目	分值	技术操作要求	评分等级 A	B	C	D	评分说明
		将淋洗药液加热至适宜温度（37℃左右），置于淋洗器内	12	8	2	0	药液温度不合适扣4分；淋洗药液外洒扣4分
		淋洗治疗部位，期间可用指腹或纱布均匀揉按治疗部位皮肤，时间10～15分钟	6	4	2	0	淋洗部位不准确扣3分；淋洗时间过长或过短扣3分
		询问患者有无不适	2	0	-	-	未询问扣2分
		告知注意事项	2	1	0	-	未告知扣2分；告知不全面扣1分
		协助患者取舒适体位，整理床单位	4	2	0	-	未安置体位扣2分；未整理床单位扣2分
		洗手，再次核对	2	1	0	-	未洗手扣1分；未核对扣1分
		取出淋洗部位，清洁皮肤	2	1	0	-	未清洁扣2分；清洁不彻底扣1分
		观察局部皮肤，询问患者有无不适	4	2	0	-	未观察皮肤扣2分；未询问扣2分
		洗手，再次核对	2	1	0	-	未洗手扣1分；未核对扣1分
操作后	5	用物按《医疗机构消毒技术规范》处理	2	1	0	-	处置方法不正确扣1分/项，最高扣2分
		洗手	1	0	-	-	未洗手扣1分
		记录	2	1	0	-	未记录扣2分；记录不完全扣1分
评价	6	流程合理、技术熟练、局部皮肤无损伤、询问患者感受	6	4	2	0	一项不合格扣2分，最高扣6分
理论提问	10	中药淋洗的适用范围	5	3	1	0	回答不全面扣2分/题；未答出扣5分/题
		中药淋洗的注意事项	5	3	1	0	
得 分							

第七章
骨伤类技术

第一节　骨伤类技术概要

中医骨伤类技术在中医里属于伤科（骨伤科）范畴。中医骨伤学是研究防治骨关节及周围筋肉损伤与疾病的学科。随着骨科疾患的增加，临床上积累了丰富的经验，尤其是在骨伤科诊疗技术方面。骨伤类技术包含了诊断技术、整复固定技术、正骨理筋手法、练功技术及用药技术。同时还有针刀疗法等其他类技术。

中医骨伤类技术注重通过调理气血、活血化瘀、舒筋活络等手段来促进骨折的愈合、减轻疼痛、恢复功能。常用的治疗方法包括正骨、理筋、药物内治/外治、针灸等。此外，中医骨伤类技术还注重康复阶段的功能锻炼和恢复训练，以帮助患者恢复受伤部位的肌力和活动能力。本节重点论述骨伤类技术中的理筋技术和练功康复技术。

一、历史源流

中医骨伤类技术中外治法的历史源流可以追溯到距今约1.8万年前的远古时期。远古时期的人类本能地通过局部按摩、按压来缓解疼痛，这是按摩治疗筋伤的雏形。公元前21世纪，人们开始掌握制造如骨针、石镰等较精细的手术器械，最早的外科医生也诞生于此。中医骨伤类技术在周秦汉时期开始形成了基础理论，该时期也是我国中医理论发展的重要时期。在中医学的经典文献中已经有关于骨伤的记载和治疗方法。在明清时期，出现了一些专门讨论骨伤治疗的医书，如《外科正宗》《外科秘要》等。这些医书进一步系统总结了中医骨伤治疗的理论和实践经验，对于骨折、脱位、扭伤等伤科疾病的诊断和治疗提供了更为详细的指导。

近代以来，随着医学科学的发展和现代化医疗技术的引入，中医骨伤类技术也逐渐与现代医学相结合。中医骨伤类技术在临床实践中不断创新和完善，为患者提供了更多选择和综合治疗方案。

二、作用机理

中医骨伤类技术外治法以中医理论为指导，以药物技术、手法、固定、练功技术等方法，通过疏导气血、经络、腧穴的运行，来达到治愈疾病的目的。需要注意的是，中医骨伤类技术的作用机理是基于中医学的理论体系和经验总结，与现代医学的解释和理论有所不同。其特点是在发展过程当中出现了理论缺失、纯经验性的现象，这是中医骨伤科技术的特点。其中中医骨伤用药技术以中医基础理论为指导。用药技术虽从属于中医技术理论，但辨证与用药局部处理技术并不十分密切。骨伤类技术其作用机理从中医学的角度来解释主要包括以下几个方面。

（一）活血化瘀

中医认为骨折或其他骨伤会导致气血不畅、瘀血瘀阻。而活血化瘀可以达到促进血液循环、减轻疼痛、伤口愈合的效果。通过用药、正骨、理筋、练功等刺激特定穴位或按摩受伤部位，一是促进气血的运行，改善局部血液循环；二是促进瘀血的消散，减轻局部的肿胀和压力，缓解疼痛感；三是促进骨伤后骨组织的再生和愈合，有助于骨折的愈合和修复。

（二）舒筋活络

中医认为骨伤后，筋脉受到损伤或受阻，导致肌肉僵硬、关节活动受限。而舒筋活络的方法可以通过理筋、练功康复等手段，促进气血的流动和运行，促进受伤部位的肌肉松弛，恢复关节的灵活性，良好的气血循环可以为受伤部位提供充足的营养和氧气，有助于骨组织的修复和愈合。

（三）促进骨折愈合

骨折后会引起炎症反应，导致局部肿胀和疼痛。用药刺激可以通过调节免疫系统和神经系统的功能，减轻炎症反应，缓解局部肿胀和疼痛，为骨折愈合提供更好的环境，促进骨组织的再生和愈合。

（四）调整气血

骨伤会影响气血的运行，导致疼痛、肿胀等症状。中医骨伤类技术可以通过调整气血的平衡，缓解疼痛、减轻肿胀等症状。

三、器具和材料

中医骨伤在治疗中使用的器具和材料根据不同的治疗方法和手段而有所差异。以下是一些常见的器具和材料。

（一）草药

在骨折的治疗中，草药并不是主要的治疗方法，而是作为辅助疗法使用，主要通过内服和外用两种方式进行。内服草药可以通过调理身体内部的气血运行和平衡，促进骨折的愈合。外用草药可以通过敷贴、浸泡等方式，直接作用于骨折部位，促进局部血液循环、消散瘀血，并具有一定的镇痛和消炎作用。

（二）包扎材料

在骨伤的处理中，包扎是常用的方法之一，即固定。包扎材料包括石膏、木板、纱布、绷带、膏药等，用于固定受伤部位、减轻患处肿胀和为患处提供支撑。石膏和木板作为常见的固定材料，可以用于支撑和固定骨折部位。

（三）热敷、冷敷器具

热敷和冷敷是中医骨伤类技术中常用的物理疗法之一。

热敷器具包括热水袋、电热毯等。热敷主要用于促进血液循环、放松肌肉。热敷能够扩张血管，增加局部血液流动，提高血液供应。这有助于加速骨折部位的新陈代谢，促进废旧物质的清除，以及营养物质和免疫细胞的输送，从而促进骨折的愈合。

冷敷器具包括冰袋、冷敷贴等。冷敷主要作用是使血管收缩和血液循环减少、麻木和止痛、抗炎和消肿，通过冷收缩血管，减少局部血液流动，从而降低局部血流量，减少局部组织的出血和渗出以及降低局部组织的温度，从而减轻肿胀和炎症反应。

四、研究现状

近年来中医骨伤类技术快速发展，并在现代科学技术的渗透及影响下得到传承与创新。现代中医骨伤类技术已在基本理论、病因诊断、预后理解等方面有了较大发展，具有了传统骨伤类技术所不具备的时代特征。目前用于骨折患者外固定的器材已不再是早期的木质夹板，取而代之的是采用高分子材料合成的夹板，对于一些开放感染性骨折的治疗效果更好。但随着时代的发展，骨伤类技术也出现了一些问题，如中医骨伤科一些特色诊疗手段专业理论和实践技能传承不到位。因此，规范中医骨伤的诊疗及评价标准，建立现代中医骨伤类技术的特色诊断与评价标准才能推动临床疗效的发挥与实践技能的传承。

此外，中医骨伤类技术的机理研究也是一个重要的方向，通过实验室研究和动物实验，探讨中医骨伤类技术对于骨组织修复、血液循环、神经调节等方面的影响和作用机理。这些研究有助于深入了解中医骨伤类技术的作用机理，为其进一步发展和优化提供科学依据。并且，中医骨伤类技术与现代医学的综合研究也逐渐增多。一些研究将中医骨伤类技术与西医骨科手术相结合，探索两者的优势互补和协同作用。为了推广和应用中医骨伤类技术，一些研究也致力于制定相应的标准和规范。例如，制定中医骨伤类技术的操作规范、疗程、剂量等方面的指导文件，以确保其在临床实践中的安全性和有效性。

总的来说，中医骨伤类技术的研究仍处于不断发展和完善的阶段。尽管已经有一些研究进展，但仍需要更多高质量的临床研究和基础研究来进一步验证其疗效和机理，并推动其在临床实践中的应用。同时，加强标准化和规范化的研究也是中医骨伤类技术发展的需要。

第二节　理筋技术

一、概念

理筋技术是中医学中的一种手法治疗方式，主要用于治疗筋肉骨骼系统的疾病和损伤。骨伤理筋技术是由推拿按摩手法组成，是理顺经络的一种手法，通过对身体的特定部位施加力量和刺激，促进血液循环，舒缓疼痛，增加关节灵活性，促进组织修复和康复。本节主要以骨伤类常用到的理筋八法术为主要学习内容。

二、目的

理筋技术的基础是中医理论，即经络理论、气血理论、阴阳平衡理论以及经络与脏腑关系等，以推拿按摩手法为主。其作用除与手法有关外，还与所选取的经络、穴位和某些特定部位有一定关系。通过手法的施展和力量的运用，达到调整和改善筋脉经络的气血流动，促进身体的自我修复和康复，达到治疗和预防筋肉骨骼系统疾病的目的。理筋手法具有消肿止痛、舒筋活络、解除痉挛、理顺筋络、整复错位、松解粘连、通利关节、通经活络、祛风散寒等作用。

三、适应证和禁忌证

（一）适应证

1. 急性筋伤、慢性筋伤、劳损性筋伤。
2. 关节错缝、关节半脱位、滑膜嵌顿。
3. 创伤后关节僵硬、粘连及组织挛缩、痿软者。
4. 骨关节炎引起的肢体疼痛、活动不利等。

（二）禁忌证

1. 严重外伤或骨折，如骨折、严重软组织损伤等，此时应首先进行适当的急救和专业治疗，不适合使用理筋技术。

2. 严重出血倾向，如血友病、凝血功能障碍等，理筋技术可能会加重出血，应避免使用。

3. 皮肤损伤或感染，如严重烧伤、湿疹、皮肤溃疡、化脓性感染等，应避免在受损或感染的皮肤区域使用理筋技术，以免加重病情或引起感染扩散。

4. 严重心脏病或高血压，如心肌梗死、严重心律失常、高血压危象等，理筋技术可能会对心脏和血压产生影响，需谨慎施行或避免使用。

5. 活动性癌症或恶性肿瘤，在癌症治疗期间，理筋技术可能会对肿瘤生长和转移产生不利影响，应避免使用。

6. 妊娠期间，特别是早期妊娠和高危孕妇，理筋技术需要谨慎施行或避免使用，以免对胎儿产生不利影响。

7. 对手法有恐惧心理、极度疲劳、饥饿、饱食者慎用。

四、操作流程

理筋技术操作流程见图 7-2-1。

五、操作步骤要领

（一）仪表

操作者着装整洁，精神饱满，核对医嘱，清洁双手，备齐用物。

（二）评估

仔细观察患者的症状和体征，了解病情。询问患者的病史、疼痛感受及患者合作程度，患者衣物、鞋袜，以便制订合理的治疗方案。

（三）告知

解释理筋技术的作用，取得患者配合。

（四）环境与物品准备

环境安全、光线明亮。备手消液、诊疗床，必要时备诊疗巾。

（五）患者准备

患者准备舒适的衣物、鞋袜，为操作做好准备。

（六）实施方法

正确对患者实施拔法、戳法、捻法、将法等，动作准确、熟练、协调；解说到位。正确运用方法，操作时力度、频率均匀，时间符合要求。

1. 拔法　是指将肢体或关节做被动伸展的相对牵引动作。

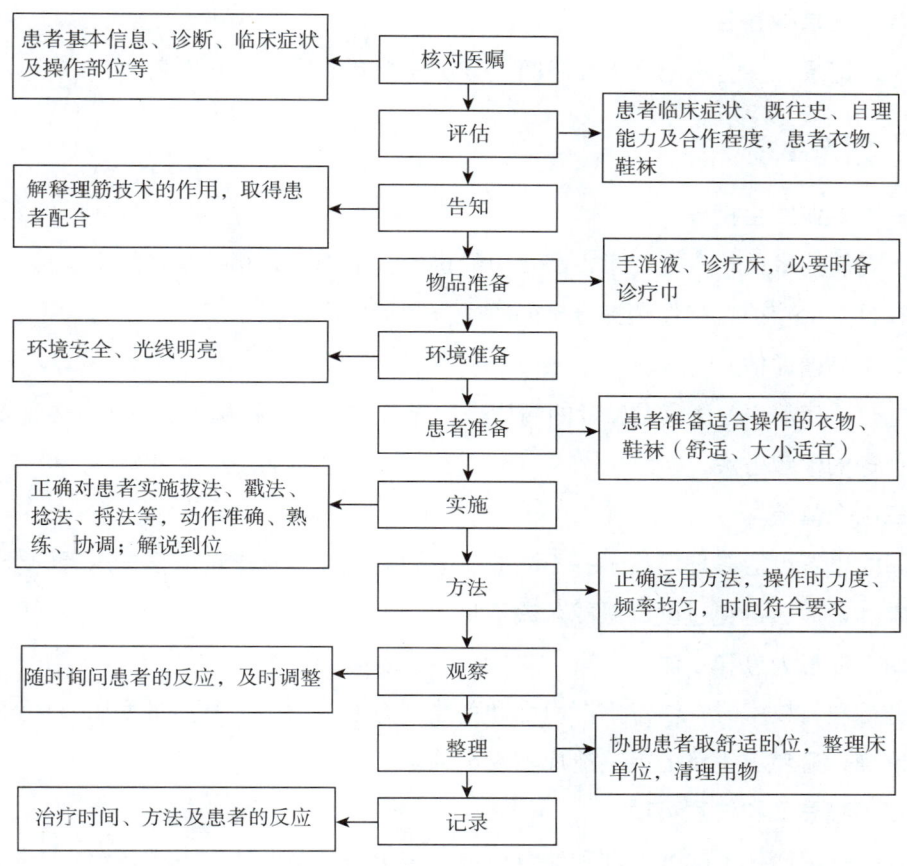

图 7-2-1　理筋技术操作流程

2. 戳法　即戳按的意思，用手指或手掌在所伤处用力按压。

3. 捻法　捻即揉捻。医者用指腹或整个手掌或大小鱼际、掌根在患者身体部位做均匀和缓的揉捻动作。

4. 散法　就是做快速的揉捻动作，其所用的力及作用范围比捻法大些。

5. 捋法　由肢体的近端捋向远端称为捋，多用于肢体外侧。

6. 顺法　由肢体的远端捋向近端称为顺，多用于肢体内侧。

7. 归法　是用两手掌（或两手指）相对归挤。

8. 合法　合则是在归挤的同时，两手掌或两手指稍向上提，并沿肢体表面滑动做逐渐合拢动作。

（七）观察整理

随时询问患者的感受，及时调整，结束治疗后观察患者的反应和症状变化。协助患者整理衣着，安排舒适体位，整理床单位，清理用物。

（八）记录并签名

洗手，记录、签名。记录治疗时间、方法及患者的反应，并签名。

六、注意事项

（一）专业医生指导

中医理筋技术属于专业技术，需要由经过专业培训和有相关经验的中医医生指导和操作。在接受治疗前，确保选择合格的医生进行治疗。

（二）病情评估

在进行治疗前，医生应对患者的病情进行充分评估，了解病史、症状和体征等信息，以制订合理的治疗方案。

（三）个体差异

不同的患者可能对理筋技术有不同的反应和耐受性。操作者应根据患者的个体差异进行调整和适应，避免过度刺激或刺激不足。

（四）注意力度和手法

在进行理筋技术时，注意掌握力度和手法。力度要适中，避免过度用力导致伤害。手法要准确，避免不正确的手法造成不良影响。

（五）禁忌证和注意事项

了解中医理筋技术的禁忌证和注意事项，避免在禁忌证情况下进行治疗。同时，对于特殊人群，如孕妇、儿童、老年人等，需要谨慎施行或避免使用。

（六）观察和反馈

在治疗过程中，操作者应密切观察患者的反应和症状变化。患者应及时向操作者反馈治疗效果和感受，以便医生进行调整和优化治疗方案。

（七）合理运动和休息

治疗后，患者应根据医生的建议进行合理的运动和休息。避免过度活动或长时间静坐，保持适当的身体活动。

由于中医理筋技术是一种辅助治疗方法，对于一些严重的疾病或急性情况，应寻求专业医生的指导和治疗。同时，个体差异较大，治疗效果也会有所不同，因此患者在治疗过程中要保持耐心和合理的期望。

七、常见的不良反应

（一）不良反应的影响因素

在使用理筋技术进行治疗时，常见一些不良反应，其原因由多方面构成，主要有以下几方面。

1. 个体差异　不同人对治疗刺激的反应和耐受性存在差异。有些人可能对刺激更为敏感，容易出现不适或疼痛感。个体差异可能是导致不良反应的一个重要因素。

2. 疾病状态　不同的疾病状态可能会影响治疗过程中的反应。例如，炎症、感染、组织损伤等情况下，治疗可能会引起更明显的不良反应。此外，一些疾病本身就具有较高的疼痛敏感性，治疗时可能会加重不适。

3. 治疗力度和手法　治疗力度和手法的不当使用可能导致不良反应，比如过度用力、过度拉伸或不正确的手法可能会引起组织损伤、瘀斑或瘀血等不良反应。

4. 治疗区域特殊性　治疗区域的特殊性也可能导致不良反应。例如，一些敏感部位或脆弱组织的治疗可能更容易引起不适或疼痛。

5. 治疗过程中的因素　治疗过程中的其他因素，如治疗环境、患者的情绪状态等，也可能影响治疗的反应。紧张、焦虑或不适当的治疗环境可能会加重不良反应。

（二）常见不良反应及处理

为了减少不良反应的发生，医生在治疗前应充分评估患者的病情和个体特点，并制订适当的治疗方案。同时，医生在治疗过程中应密切观察患者的反应，根据需要进行调整和优化。患者也要积极配合医生的指导，及时反馈自身感受，以便医生进行调整和处理。常见的不良反应及处理方式如下。

1. 疼痛或不适感　在治疗过程中，患者可能会感到疼痛或不适。这可能是由于治疗区域的敏感性或肌肉紧张引起的。处理办法包括调整力度和手法，减轻刺激，或者暂停治疗并与医生沟通。

2. 瘀斑或瘀血　理筋技术可能会导致局部皮肤出现瘀斑或瘀血的情况。这是因为治疗刺激了局部的血液循环，导致微小血管破裂。一般情况下，这种情况会自行消退，不需要特殊处理。如果出现明显瘀斑或瘀血，可以使用冷敷或局部按摩促进吸收。

3. 疲劳或乏力感　治疗后，患者可能会感到疲劳或乏力。这可能是由于治疗过程中肌肉得到了较大的刺激和放松，导致身体疲劳。处理办法包括适当休息和放松，保证水分和营养的补充。

4. 情绪波动　治疗过程中，患者可能会出现情绪波动的情况，如焦虑、烦躁、心慌、心悸等。这可能是由于治疗刺激了神经系统，导致情绪波动。处理办法包括与医生沟通，调整治疗方式，或采取放松和调节情绪的方法。

八、操作评分标准

理筋技术操作考核评分标准见表 7-2-1。

表 7-2-1 理筋技术操作考核评分标准

项目	分值	技术操作要求	评分等级 A	B	C	D	评分说明
仪表	2	仪表端庄、精神饱满	2	1	0	-	一项未完成扣1分
评估	3	临床症状、既往史、自理能力	2	1	0	-	一项未完成扣1分，最高扣2分
		患者合作程度，患者衣物、鞋袜	1	0	-	-	未完成扣1分
告知	2	解释作用，取得患者配合	2	1	0	-	一项未完成扣2分；解释不全扣1分
用物准备	2	备齐并检查用物	2	1	0	-	未备用物扣1分；未检查扣1分
环境与患者准备	3	环境安全、光线明亮	2	1	0	-	未进行环境准备扣2分；环境准备不全扣1分
		患者衣物、鞋袜适宜	1	0	-	-	衣物、鞋袜不适宜各扣1分
操作过程	72	拔法：将肢体或关节做被动伸展的相对牵引动作	9	7	2	1	动作不准确扣8分，不协调扣7分，不熟练扣2分
		戳法：用手指或手掌在所伤处用力按压	9	7	2	1	动作不准确扣8分，不协调扣7分，不熟练扣2分
		捻法：用指腹或整个手掌或大小鱼际、掌根在患者身体部位做均匀和缓的揉捻动作	9	7	2	1	动作不准确扣8分，不协调扣7分，不熟练扣2分
		散法：做快速的揉捻动作，其所用的力及作用范围比捻法大些	9	7	2	1	动作不准确扣8分，不协调扣7分，不熟练扣2分
		捋法：由肢体的近端捋向远端称为捋，多用于肢体外侧	9	7	2	1	动作不准确扣8分，不协调扣7分，不熟练扣2分
		顺法：由肢体的远端捋向近端称为顺，多用于肢体内侧	9	7	2	1	动作不准确扣8分，不协调扣7分，不熟练扣2分
		归法：用两手掌（或两手指）相对归挤	9	7	2	1	动作不准确扣8分，不协调扣7分，不熟练扣2分
		合法：在归挤的同时，两手掌或两手指稍向上提，并沿肢体表面滑动做逐渐合拢动作	9	7	2	1	动作不准确扣8分，不协调扣7分，不熟练扣2分
操作后	4	洗手	2	1	0	-	未洗手扣2分；洗手不准确扣1分
		记录	2	0	-	-	未记录扣2分
评价	2	动作准确、熟练、协调；解说到位	2	1	0	-	一项不合格扣1分，最高扣2分
理论提问	10	理筋技术的适应证	10	6	2	0	回答不全面扣1分；未答出扣2分
得分							

第三节　练功康复技术

一、概念

练功又称功能锻炼，古称导引，是通过自身运动防治疾病、增进健康、促进肢体功能恢复的一种疗法。该法通过特定的体操、功法、气功等运动方式，调动人体的气血和经络，增强身体的功能和抵抗力。

二、目的

中医认为疾病和损伤是由于人体的气血失调或经络堵塞所致，通过调整气血和经络，可以促进身体的自愈能力。练功康复技术是在长期实践中总结出来的，经过世代医家的实践和经验积累，形成了一套行之有效的康复方法和技术。其作用目的有活血化瘀、消肿定痛、濡养患肢关节筋络、促进骨折迅速愈合、防治筋肉萎缩、避免关节粘连和骨质疏松，还可以扶正祛邪，调节机体功能。

三、适应证与禁忌证

（一）适应证

骨骼肌肉系统疾病，包括骨折、关节脱位、韧带损伤、肌肉拉伤等。

（二）禁忌证

1. 急性疾病或急性期　包括急性感染、急性发作期的慢性疾病等。
2. 严重心血管疾病　包括严重心脏病、心肌梗死、心力衰竭等。
3. 严重呼吸系统疾病　包括严重哮喘、肺功能不全等。
4. 严重肌肉骨骼损伤或畸形　包括骨折、关节脱位、严重骨质疏松等。
5. 严重精神障碍或神经系统疾病　包括精神分裂症、重度抑郁症、帕金森病等。
6. 妊娠期　孕妇的身体处于特殊状态，练功康复技术可能对胎儿产生不良影响。

四、操作流程

练功康复技术操作流程见图 7-3-1、视频 7-1。

视频 7-1　练功康复技术

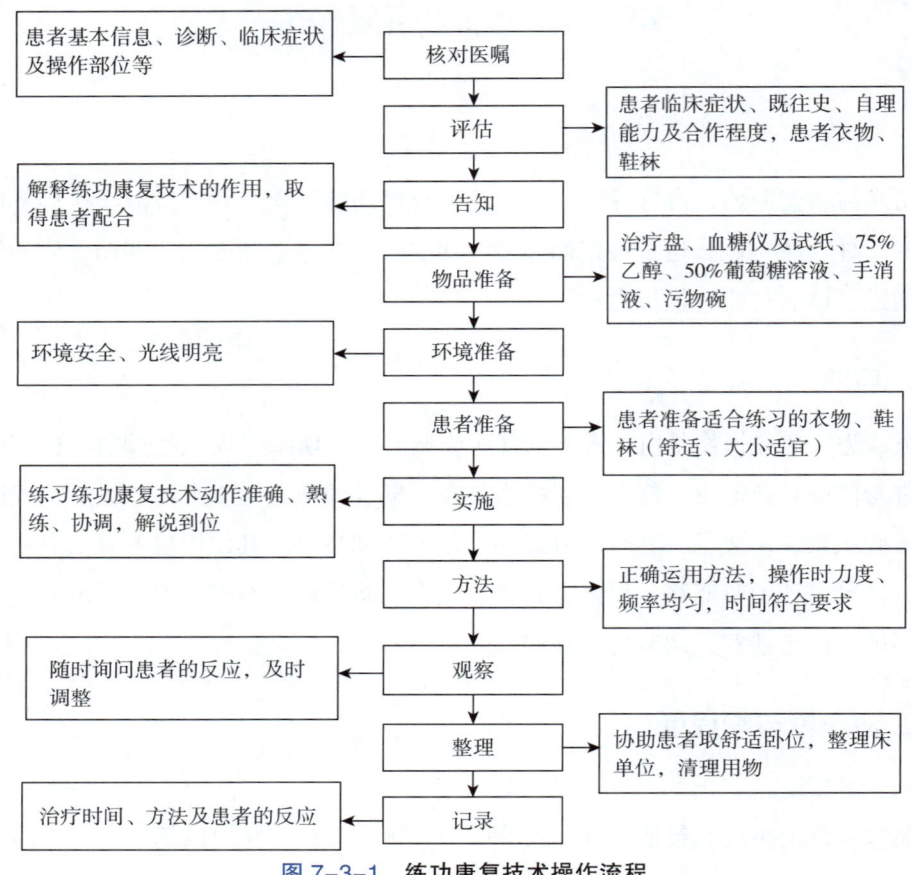

图 7-3-1 练功康复技术操作流程

五、操作步骤要领

（一）评估

操作者仪表端庄，精神饱满。核对医嘱，患者临床症状、既往史、自理能力及合作程度、衣物、鞋袜。

（二）告知

解释练功康复技术的作用，取得患者配合。

（三）环境物品准备

环境安全、光线明亮。治疗盘、血糖仪及试纸、75%乙醇、50%葡萄糖溶液、手消液、污物碗。

（四）患者准备

患者准备适合练习的衣物、鞋袜（舒适、大小适宜）。

（五）实施方法

1. 与项争力势 头后伸看天，使前额尽量保持最高位置，然后还原，头前屈看地，闭口使下颌尽量紧贴前胸，然后还原。

2. 哪吒探海势　头颈伸向左前方，双目注视左前下方6尺处使颈部尽量保持伸长位置，然后还原，再使头颈伸向右前方，方法同前。

3. 犀牛望月势　头颈向左后上方尽力旋转，双目视左后上方天空，然后还原，再使头颈转向右后上方，方法同前。

4. 金狮摇头势　头颈先向左环绕一周，再向右环绕一周。每组做2次。

5. 风摆荷叶势　两足微开站立，两手叉腰。使躯干先向左右侧屈，再向前后屈伸，做小幅度的弯腰动作。

6. 两手攀足势　两足分开比肩稍宽，两手掌心向上托平。练时两手先上举（名双手托天），再向前弯腰，双手攀双足踝部，然后还原。此势也可以正坐，两腿伸直，双手托天后再攀足尖。

7. 浪里荡舟势　两足分开比肩稍宽，两手叉腰。做腰部环转运动，先向左环转一周，还原，再向右环转一周，还原或两手上举做腰部环转运动亦可。

8. 摇头摆尾势　两足分开比肩稍宽，膝关节半屈曲，两手分别按在两膝上，先将躯干向左侧屈，还原，再向右侧屈，还原。

9. 鲤鱼打挺势　俯卧两腿伸直，两手贴在身侧。同时抬头后伸，双下肢后伸，使腰部尽量背屈。

10. 顺水推舟势　正坐或站立，双手握拳，拳心向上置于胁下。右（或左）手立掌，掌心朝外，向正前方推出，然后还原。

11. 仙人推碑势　两足分开与肩等宽站立，两手握拳，拳心向上置于胁下，躯干向右（左）旋转，右（左）手立掌，掌心朝外，向右（左）前方推出，然后还原。

12. 单手托天势　正立，两手握拳，拳心向上，置于胁下。右（左）手变掌向上方托出，然后还原。

13. 野马分鬃势　两足分开与肩等宽站立，或正坐，两手握拳，掌心向上置于乳下。先将两手张开向正前方水平伸出，再翻手使掌心向下，两手即向左、右分开，然后还原。

14. 车轮还转势　两足分开比肩稍宽站立（或正坐），一手叉腰，另一手握拳，做肩部环转运动，先向前环转3周，再向后环转3周。

15. 大鹏展翅势　贴墙站立或正坐，两手插指抱在头后，先使两肘关节尽量内收，再使两肘关节尽量外展贴墙。

16. 蝎子爬墙势　两足分开，面对墙壁站立，双手五指张开扶在墙上，五指用力缓缓向上爬行，使上肢高举，然后五指再用力缓缓向下爬行归回原处。

17. 抓空增力势　即五指屈伸运动，先将五指伸展张开，然后用力屈曲握拳。

18. 仙人摇扇势　屈肘，上臂贴于胸侧，手握拳。前臂反复做旋前、旋后动作，如同摇扇子动作一样。

19. 蹬空增力势　仰卧或正坐均可，做踝关节反复屈伸活动，先极度背屈，再用力下蹬，进行跖屈或屈曲髋、膝关节，向斜上方进行蹬足动作。

20. 坠举千斤势　仰卧两腿伸直，上肢做直腿抬举动作。抬举能达90°时，在踝部系沙袋进行直腿抬举，重量从2～3斤渐增至10余斤。

21. 白鹤摇膝势　两膝并拢微屈曲，两手扶在双膝上，做膝部环转动作。

（六）观察

随时询问患者的反应，及时调整。

（七）整理

协助患者整理衣着，安排舒适体位，整理床单位，清理用物。

（八）记录并签名

记录治疗时间、方法及患者的反应，并签名。

六、注意事项

（一）寻求专业指导

在开始练功康复技术之前，最好咨询专业医生、康复师的指导，以便根据患者的具体情况提供个性化的建议和指导。

（二）适度开始

对于初学者或康复患者，应适度开始练习，不要过于急躁或过度用力。从简单的动作和低强度开始，逐渐增加难度和强度。根据伤病的病理特点，在医护人员指导下选择适宜各个时期的练功方法，尤其对骨折患者更应分期、分部位对待。

（三）动作要领

正确的姿势和技术是练功康复技术的关键。务必确保姿势正确、动作准确，正确指导患者练功，要将练功的目的、意义及必要性对患者进行解释，提升患者的治疗依从性，充分发挥其主观能动性，加强其练功的信心和耐心，从而自觉地进行积极的锻炼。

1. 上肢练功主要目的是恢复手的功能。凡上肢各部位损伤，均应注意手部各指间关节、指掌关节的早期练功活动，特别要保护各关节的灵活性，以防关节发生功能障碍。

2. 下肢练功主要目的是恢复负重和行走功能，保持各关节的稳定性。在机体的活动中，尤其需要依靠强大而有力的臀大肌、股四头肌和小腿三头肌，才能保持正常的行走。

3. 严格掌握循序渐进的原则，防止加重损伤和出现偏差。练功时动作应逐渐增加，次数由少到多，动作幅度由小到大，锻炼时间由短到长。

4.随访、定期复查不仅可以了解患者病情和功能恢复的快慢，还可随时调整练功内容和运动量，修订锻炼计划。

（四）注意呼吸

练功康复技术通常需要结合正确的呼吸方式。注意调整呼吸节奏和深度，使呼吸与动作协调一致。

（五）听从身体信号

练功过程中，要时刻留意身体的信号和反应。如果感到疼痛、不适或疲劳，应立即停止或调整动作，避免进一步损伤。

（六）逐渐增加时间和强度

初学者或康复患者应逐渐增加练习的时间和强度。不要一开始就进行过于激烈的训练，要根据个体情况逐步适应和提高。

（七）注意安全

要注意安全，确保练习环境安全、场地整洁，并避免受伤或造成其他意外。

（八）坚持和耐心

练功康复技术需要持续的练习和坚持，才能取得良好的效果。建议制订合理的练习计划，并保持耐心和毅力。

（九）注意个体差异

每个人的身体状况和康复需求都有所不同，因此练功康复技术的效果也会因人而异，要根据个体情况进行调整和适应。

（十）寻求医疗建议

如果在练功康复技术过程中出现严重疼痛、不适或其他异常情况，应及时咨询医生或康复师的建议。

七、常见不良反应

（一）不良反应的影响因素

练功康复技术在正确的操作和适应的情况下通常是安全有效的，但有时可能会出现不良反应。以下是一些可能导致不良反应的原因。

1.错误的姿势或技术　如果练功康复技术的姿势或技术不正确，可能会导致肌肉或关节的过度拉伸、扭曲或受伤。此外，错误的姿势或技术可能会导致不适或疼痛。

2.过度用力或过度训练　如果在练功康复技术中使用过大的力量或进行过度的训练，可能会对肌肉、关节或其他组织造成损伤。过度用力或过度训练还可能导致疲劳、肌肉酸痛和其他不适感。

3. 个体差异和适应性　每个人的身体状况和康复需求都有所不同，因此对练功康复技术的适应性也会有差异。某些人可能对特定的动作或技术更敏感，容易出现不良反应。此外，一些人可能需要更长的时间来适应练功康复技术。

4. 预先存在的疾病或损伤　如果存在先前的疾病或损伤，练功康复技术可能会对其产生不良影响。比如某些疾病或损伤可能会导致特定部位的敏感性或易受伤性增加。

5. 不适当的环境或设备　练功康复技术需要在适当的环境和设备下进行。如果环境过于拥挤、不洁或不安全，或者使用的设备不合适或损坏，可能会增加发生不良反应的风险。

6. 个人因素和遵循指导　个人因素如年龄、健康状况、体力水平等也会影响练功康复技术的反应。此外，不遵循专业指导、忽视身体信号或不适当地进行练习也可能导致不良反应。

（二）常见不良反应与处理

练功康复技术应该在专业指导下进行，并根据个体情况进行调整。如果出现不良反应，建议立即停止练功康复技术，并咨询医生或康复师的建议。常见的不良反应及处理方式如下。

1. 肌肉酸痛　在开始练功康复技术后，可能会出现肌肉酸痛。这是由于肌肉组织在运动中出现的微小损伤和炎症反应所致。处理方式包括适当休息、热敷或冷敷、按摩和逐渐增加运动量。

2. 关节不适或疼痛　某些练功康复技术可能对关节产生一定的压力或负荷，导致关节不适或疼痛。处理方式包括适当休息、冷敷或热敷、关节保护和避免过度用力。

3. 晕眩或头晕　在进行某些姿势或动作时，可能会引起晕眩或头晕感，这可能是由于血液循环的改变或姿势变化过快所致。处理方式包括停止动作、坐下休息、适当调整呼吸和避免突然改变姿势。

4. 呼吸困难　某些练功康复技术可能需要调整呼吸方式，但有时可能会导致呼吸困难。处理方式包括停止动作、缓慢深呼吸、休息并逐渐调整呼吸节奏。

5. 疲劳和过度训练　过度训练或长时间的练习可能会导致身体疲劳和过度训练。处理方式包括适当休息、补充水分和营养、调整训练计划和逐渐增加强度。

6. 情绪不稳定　有些人在进行练功康复技术时可能会出现情绪波动或不稳定。这可能是由于身体的生理反应或情绪释放所致。处理方式包括适当休息、放松技巧、寻求支持和专业指导。

八、操作评分标准

练功康复技术操作考核评分标准见表 7-3-1。

表 7-3-1 练功康复技术操作考核评分标准

项目	分值	技术操作要求	评分等级 A	B	C	D	评分说明
仪表	2	仪表端庄、精神饱满	2	1	0	-	一项未完成扣 1 分
评估	6	临床症状、既往史、自理能力	3	2	1	0	一项未完成扣 1 分
		患者合作程度，患者衣物、鞋袜	3	2	1	0	一项未完成扣 1 分
告知	2	解释作用，取得患者配合	2	1	0	-	一项未完成扣 2 分；解释不全扣 1 分
用物准备	3	备齐并检查用物	3	2	1	0	未备用物扣 2 分；未检查扣 2 分；检查不全扣 1 分；最高扣 3 分
环境与患者准备	4	环境安全、光线明亮	2	1	0	-	未进行环境准备扣 2 分；环境准备不全扣 1 分
		患者衣物、鞋袜适宜	2	1	0	-	衣物、鞋袜不适宜各扣 1 分
操作过程	63	与项争力势：头后伸看天，使前额尽量保持最高位置，然后还原，头前屈看地，闭口使下颌尽量紧贴前胸，然后还原	3	2	1	0	动作不准确扣 3 分，不协调扣 1 分，不熟练扣 1 分
		哪吒探海势：头颈伸向左前方，双目注视左前下方 6 尺处使颈部尽量保持伸长位置，然后还原，再使头颈伸向右前方，方法同前	3	2	1	0	动作不准确扣 3 分，不协调扣 1 分，不熟练扣 1 分
		犀牛望月势：头颈向左后上方尽力旋转，双目视左后上方天空，然后还原，再使头颈转向右后上方，方法同前	3	2	1	0	动作不准确扣 3 分，不协调扣 1 分，不熟练扣 1 分
		金狮摇头势：头颈先向左环绕一周，再向右环绕一周。每组做 2 次	3	2	1	0	动作不准确扣 3 分，不协调扣 1 分，不熟练扣 1 分
		风摆荷叶势：两足微开站立，两手叉腰。使躯干先向左右侧屈，再向前后屈伸，做小幅度的弯腰动作	3	2	1	0	动作不准确扣 3 分，不协调扣 1 分，不熟练扣 1 分

续表

项目	分值	技术操作要求	评分等级 A	B	C	D	评分说明
		两手攀足势：两足分开比肩稍宽，两手掌心向上托平。练时两手先上举（名双手托天），再向前弯腰，双手攀双足踝部，然后还原。此势也可以正坐，两腿伸直，双手托天后再攀足尖	3	2	1	0	动作不准确扣3分，不协调扣1分，不熟练扣1分
		浪里荡舟势：两足分开比肩稍宽，两手叉腰。做腰部环转运动，先向左环转一周，还原，再向右环转一周，还原或两手上举做腰部环转运动亦可	3	2	1	0	动作不准确扣3分，不协调扣1分，不熟练扣1分
		摇头摆尾势：两足分开比肩稍宽，膝关节半屈曲，两手分别按在两膝上，先将躯干向左侧屈，还原，再向右侧屈，还原	3	2	1	0	动作不准确扣3分，不协调扣1分，不熟练扣1分
		鲤鱼打挺势：俯卧两腿伸直，两手贴在身侧。同时抬头后伸，双下肢后伸，使腰部尽量背屈	3	2	1	0	动作不准确扣3分，不协调扣1分，不熟练扣1分
		顺水推舟势：正坐或站立，双手握拳，拳心向上置于胁下。右（或左）手立掌，掌心朝外，向正前方推出，然后还原	3	2	1	0	动作不准确扣3分，不协调扣1分，不熟练扣1分
		仙人推碑势：两足分开与肩等宽站立，两手握拳，拳心向上置于胁下，躯干向右（左）旋转，右（左）手立掌，掌心朝外，向右（左）前方推出，然后还原	3	2	1	0	动作不准确扣3分，不协调扣1分，不熟练扣1分
		单手托天势：正立，两手握拳，拳心向上，置于胁下。右（左）手变掌向上方托出，然后还原	3	2	1	0	动作不准确扣3分，不协调扣1分，不熟练扣1分
		野马分鬃势：两足分开与肩等宽站立，或正坐，两手握拳，掌心向上置于乳下。先将两手张开向正前方水平伸出，再翻手使掌心向下，两手即向左、右分开，然后还原	3	2	1	0	动作不准确扣3分，不协调扣1分，不熟练扣1分

续表

项目	分值	技术操作要求	评分等级 A	B	C	D	评分说明
		车轮还转势：两足分开比肩稍宽站立（或正坐），一手叉腰，另一手握拳，做肩部环转运动，先向前环转3周，再向后环转3周	3	2	1	0	动作不准确扣3分，不协调扣1分，不熟练扣1分
		大鹏展翅势：贴墙站立或正坐，两手插指抱在头后，先使两肘关节尽量内收，再使两肘关节尽量外展贴墙	3	2	1	0	动作不准确扣3分，不协调扣1分，不熟练扣1分
		蝎子爬墙势：两足分开，面对墙壁站立，双手五指张开扶在墙上，五指用力缓缓向上爬行，使上肢高举，然后五指再用力缓缓向下爬行归回原处	3	2	1	0	动作不准确扣3分，不协调扣1分，不熟练扣1分
		抓空增力势：即五指屈伸运动，先将五指伸展张开，然后用力屈曲握拳	3	2	1	0	动作不准确扣3分，不协调扣1分，不熟练扣1分
		仙人摇扇势：屈肘，上臂贴于胸侧，手握拳。前臂反复做旋前、旋后动作，如同摇扇子动作一样	3	2	1	0	动作不准确扣3分，不协调扣1分，不熟练扣1分
		蹬空增力势：仰卧或正坐均可，做踝关节反复屈伸活动，先极度背屈，再用力下蹬，进行跖屈或屈曲髋、膝关节，向斜上方进行蹬足动作	3	2	1	0	动作不准确扣3分，不协调扣1分，不熟练扣1分
		坠举千斤势：仰卧两腿伸直，上肢做直腿抬举动作。抬举能达90°时，在踝部系沙袋进行直腿抬举，重量从2~3斤渐增至10余斤	3	2	1	0	动作不准确扣3分，不协调扣1分，不熟练扣1分
		白鹤摇膝势：两膝并拢微屈曲，两手扶在双膝上，做膝部环转动作	3	2	1	0	动作不准确扣3分，不协调扣1分，不熟练扣1分
操作后	4	洗手	2	1	0	-	未洗手扣2分，洗手不规范扣1分
		记录	2	0	-	-	未记录扣2分
评价	6	动作准确、熟练、协调；解说到位	6	4	2	0	一项不合格扣2分，最高扣6分
理论提问	10	练功康复技术的适应证	5	3	1	0	回答不全面扣1分/题；未答出扣2分/题
		练功康复技术的作用	5	3	1	0	
得 分							

第八章
肛肠类技术——中药灌肠技术

一、概要

中药灌肠技术是将中草药煎剂或中成药液体制剂从肛门灌入直肠或结肠，使药液保留在肠道内，通过肠黏膜的吸收达到清热解毒、软坚散结、泄浊排毒、活血化瘀等作用的一种操作方法。中药结肠滴注参照此项操作技术。

（一）历史源流

古代称直肠给药为"导法"。据记载，中药灌肠技术源自2000多年前，根据不同病症选取不同方药进行灌肠后，通过肠黏膜吸收，以达到治疗疾病的目的。

《史记》记载了直肠给药。东汉时期张仲景的《伤寒论》中记载："大猪胆一枚，泻汁和陈醋少许，以灌谷道（肛门）内，如一食顷，当大便，出宿食恶物甚效。"介绍了猪胆汁灌肠以通便，开创了中医直肠给药的先河。东晋葛洪《肘后备急方》中有"治大便不通，土瓜根捣汁。筒吹入肛门中，取通。"的记载。

古代众多医书古籍乃至现代医书中对中药灌肠及直肠给药都有诸多介绍。

（二）作用机理

中药灌肠主要是通过在局部填充药物溶液，通过肠壁进行吸收，可以迅速吸收药物对全身起到治疗作用。中药灌肠对靠近肠道的器官，如盆腔、腹腔及局部肠道炎症、感染等疾病，有明显的治疗效果。对于盆腔炎、前列腺炎、结肠炎等症状，辨证后可根据临床情况采用药物灌肠的处方，通常具有良好的治疗效果。此外，高热等症状也可通过灌肠治疗，效果也很显著。

中医认为，大肠具有传化糟粕、吸收水液的作用。大肠吸收水液的同时，将中药药液吸收入体，大肠吸收药液后通过经络散布于全身，以达到治疗疾病的目的。

（三）器具与材料

1. 常用剂型和给药特点

（1）传统中药灌肠：从肛门灌入中药药液，使药物保留于肠道内，中药药液发挥作用后经肠道黏膜吸收，从而达到治疗疾病的目的。此法对肠道炎症、低位性肠梗阻、细菌性痢疾、肠易激综合征等作用显著。

（2）微型灌肠剂：是指将每次用量小于5ml的小剂量液态制剂灌入肠道内，具有用量小、吸收快的优点。

（3）气药灌肠：应用DGY-2型电脑灌肠仪进行气药灌肠，利用气压推动药液分散于肠道各处，使药物可弥散到近端结肠，解决了传统灌肠无法准确覆盖左半结肠和近端结肠的问题，可有效治疗溃疡性结肠炎。

（4）直肠点滴给药：将药液（中草药煎剂、中成药液体制剂等）自肛门点滴入大肠，以治疗疾病。该法较传统保留灌肠患者不适感轻、便于药液保留与吸收。

2. 用物

（1）传统中药灌肠：一次性灌肠器。

（2）微型灌肠剂：微型肠道清洗器。

（3）气药灌肠：DGY-2型电脑灌肠仪。

（4）直肠点滴给药：肠道冲洗袋。

（四）原则与方法

1. 原则　直肠黏膜血液循环旺盛，吸收能力强。药物通过直肠吸收后，一是通过直肠中静脉、下静脉和肛管静脉，绕过肝脏直接进入大循环，既可防止和减少药物在肝脏中发生变化，又避免了胃和小肠对药物的影响；二是通过直肠上静脉，经门静脉进入肝脏代谢后，再循环至全身；三是通过直肠淋巴系统吸收后，通过乳糜池、胸导管进入血液循环。使灌肠药物直达病所，疗效较好，且不易复发，并且可减轻口服药物对胃肠的副作用。

2. 方法　根据病情安排体位，如病变在乙状结肠和直肠，取左侧卧位；阿米巴痢疾，取右侧卧位。在中医基础理论指导下辨证论治，辨证用药，拟好灌肠的方剂并煎制灌肠液中药，液量不多于200ml，温度控制在39～41℃，润滑导管后从肛门插入保留灌肠，并尽量保留药液不溢出。

（五）研究现状

近年来，中药灌肠广泛应用于肠道疾病、肾脏疾病及妇科疾病，且效果显著。

不少学者从分子机制水平研究中药复方的作用机制，发现通过抑制p38蛋白（p38MAPK）/肌球蛋白轻链激酶（MLCK）的激活，降低内毒素含量，促进肠黏膜修复，降低肠黏膜的通透性，刺激免疫细胞分泌，抑制NF-kBp65激活，从而改善肠道疾病患者症状。

慢性肾衰竭时，通过肾脏排泄的尿素氮和肌酐明显减少，而通过肠道排泄的部分明显增加，以大黄为主的中药灌肠剂利用肠道清除毒素，对肾衰竭的治疗有重要意义。

大量研究表明，中药灌肠以方便、临床效果好、无副作用等优势对盆腔炎等妇科疾患作用显著。

二、目的

中药灌肠法根据药物的不同，而相应具有导便通腑、清热解毒等不同作用。中药汤剂通过肛管，使药液保留在肠内，通过肠黏膜吸收，达到治疗疾病的目的。

三、适应证与禁忌证

（一）适应证

1. 慢性结肠炎、慢性痢疾。
2. 慢性肾衰竭。
3. 慢性盆腔炎、盆腔包块。
4. 高热。
5. 慢性疾病所致的腹痛、腹泻、便秘、发热、带下等症状。
6. 腹部手术后及便秘和肠道检查准备等。

（二）禁忌证

1. 肛门、直肠、结肠等手术患者。
2. 急腹症、消化道出血患者。
3. 有脑疝征象者、严重心脑疾病患者。
4. 有痔疮、肛门疾病排便失禁及严重腹泻者。
5. 女性月经期、孕期、产褥期。
6. 气虚、阴虚、极度虚脱、脱水者。

四、操作流程

中药灌肠技术操作流程见图 8-1-1。

五、操作步骤要领

（一）评估

1. 操作者着装整洁，核对医嘱，床边评估患者。询问患者主要症状、既往史、排便情况、有无大便失禁、是否妊娠、有无药物过敏史。
2. 观察患者肛周皮肤有无红肿、破溃，有无痔疮及肠道疾病，近期有无实施肛门、直肠、结肠手术。患者的心理状况、合作程度等。

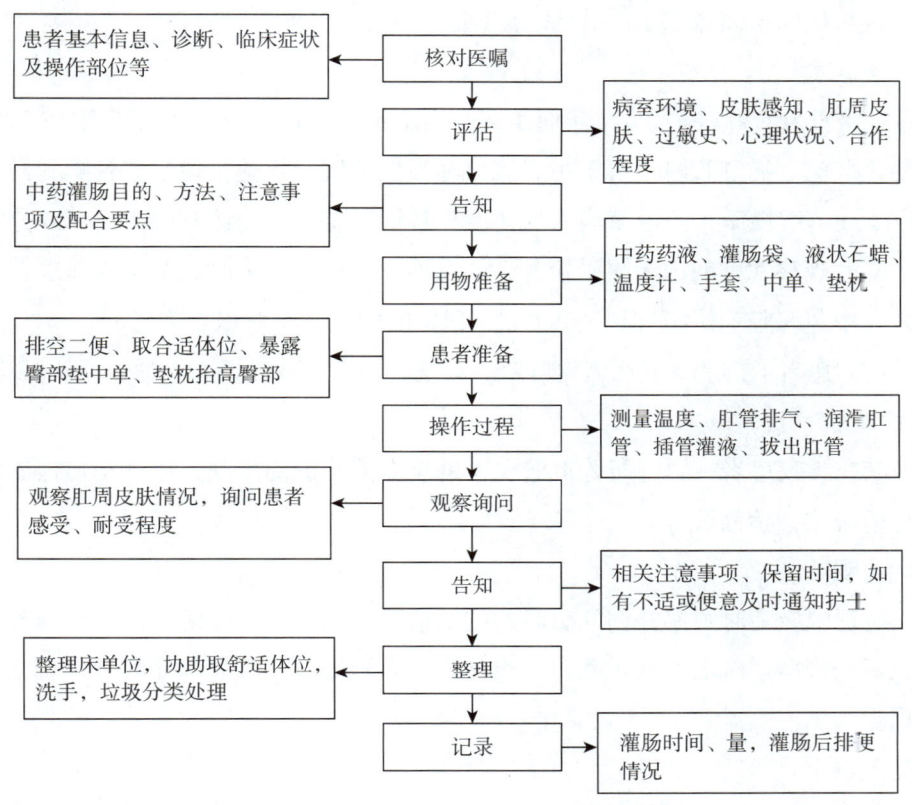

图 8-1-1 中药灌肠技术操作流程

（二）告知

1.向患者做好解释工作，以取得患者配合。告知患者中药灌肠的目的、方法、操作时间、注意事项及配合要点；操作前排空二便，必要时先行清洁灌肠。

2.告知患者操作过程中局部会感觉到胀、满、轻微疼痛，如有便意或不适，应及时告知操作者。

（三）准备

1.用物准备　治疗盘、弯盘、煎煮好的药液、一次性灌肠袋、水温计、纱布、一次性手套、垫枕、中单、液状石蜡、棉签等，必要时备便盆、屏风。携至床旁，再次核对患者。

2.操作者准备　着装符合操作要求，去除首饰、腕表等，七步洗手法洗手。

3.患者准备　排空二便，取合适体位侧卧，充分暴露操作部位。

4.环境准备　关闭门窗、屏风遮挡。

（四）体位

协助患者取左侧卧位（阿米巴痢疾的患者选择右侧卧位），充分暴露肛门，垫中单于臀下，置垫枕以抬高臀部10cm，注意保暖。

（五）施术

测量药液温度（39～41℃），液面距离肛门不超过30cm，用液状石蜡润滑肛管前端，排液，暴露肛门。插肛管时，可嘱患者张口呼吸以使肛门松弛，便于肛管顺利插入。插入10～15cm，缓慢滴入药液（滴入的速度视病情而定），滴注时间15～20分钟。滴入过程中随时观察和询问患者耐受情况，如有不适或便意，及时调节滴入速度，必要时终止滴入。中药灌肠药量不宜超过200ml，保留时间以1小时以上为宜。

随时询问患者的感受，嘱患者深呼吸，以减轻便意，减轻患者不适，延长保留时间，以1小时以上为宜。

药液滴完，嘱患者夹紧并拔除肛管，协助患者擦干肛周皮肤，用纱布轻揉肛门处，协助取舒适卧位，抬高臀部。

（六）观察

滴入过程中应随时观察并询问患者的耐受情况，如有不适或便意，及时调节滴入速度。当患者出现脉搏细弱、面色苍白、出冷汗、剧烈腹痛、心慌等症状时，应立即停止灌肠并报告医生。

（七）结束

操作完毕，协助患者整理衣着，安排舒适体位，整理床单位，健康宣教。清理用物，垃圾分类处理，洗手，记录、签名。记录灌肠时间、保留时间及患者排便情况。

六、注意事项

1. 配制灌肠液时应避免使用对肠黏膜有腐蚀作用的药物。

2. 插入肛管时手法应轻柔，以免损伤黏膜。

3. 灌肠液应根据病情保留一段时间，如某些患者不能保留，可采取头低足高俯卧位，灌肠液亦减少剂量。灌肠的时间一般以晚上临睡前为宜。

4. 中药保留灌肠前应先了解病变的部位，以便掌握灌肠时的卧位和肛管插入的深度。灌肠前让患者排空大便，必要时可先行清洁灌肠。药液温度应保持在39～41℃，过低可使肠蠕动加强，加剧腹痛；过高则引起肠黏膜烫伤或肠管扩张，产生强烈便意，致使药液在肠道内停留时间短、吸收少、效果差等。

5. 速度不能太快，否则影响在肠道内保留的时间。为使药液能在肠道内尽量多保留一段时间，药液一次不要超过200ml，可在晚间睡前灌肠，灌肠后不再下床活动，以提高疗效。

6. 导管闭塞的处理：滴入时如出现闭塞，液体进不去，可转动肛管或将肛管稍拉出一点，或摇动灌肠液以免药液沉渣堵塞导管。

7. 灌肠后观察大便次数、颜色、质量，如有特殊臭味或有脓液、血液等，应留取标本。

8. 患者既往如有慢性痢疾，病变多在直肠和乙状结肠，宜采取左侧卧位，插入深度以15～20cm为宜；溃疡性结肠炎，病变多在乙状结肠或降结肠，插入深度为18～25cm；阿米巴痢疾，病变多在回盲部，应取右侧卧位。

9. 肛门、直肠、结肠术后，大便失禁，孕妇、急腹症和下消化道出血的患者禁用。

七、常见不良反应与处理

（一）肠道黏膜损伤

1. 灌肠前评估患者的一般情况，包括患者的年龄、患者的病情（是否有便秘、内痔、息肉、肿瘤等）、灌肠的目的、患者的意识状态等，以判断患者的耐受程度、灌肠效果以及存在的风险。

2. 做好解释工作，取得患者的配合。插管前，向患者详细解释目的、方法、注意事项及配合要点，消除患者的顾虑，使其接受并配合操作。

3. 选择粗细合适、质地柔韧的肛管。使用前用液状石蜡充分润滑肛管头端，以减少插管时的摩擦力，使肛管顺利插入。

4. 注意插管角度与插管方法：插管时注意手法轻柔，进入缓慢，忌强行插入，不要来回抽插及反复插管。

5. 改进患者灌肠方法：采用低臀高侧卧位或膝胸卧位法灌肠可以使灌肠液易流向结肠；增加肛管插入长度，达15～25cm，可使肛管达到乙状结肠，灌肠液在结肠中充分软化大便，减少对直肠的刺激，减轻患者的不适。

6. 出现肛肠疼痛和已发生肠出血者，立即停止灌肠，密切观察患者面色、意识、腹痛、便血等情况，监测生命体征，遵医嘱予止痛等对症治疗。

（二）排便带有血丝

1. 严格掌握灌肠的适应证：除急腹症、消化道出血等灌肠禁忌证外，对年龄50岁以上，一般情况差，有长期慢性便秘史、近期又多日未解大便者，灌肠应慎重。

2. 灌肠前详细评估患者情况，包括患者的年龄、病情、意识状态、排便情况、有无禁忌证等，并做好解释工作，取得患者配合。

3. 选择质地适中，大小、粗细合适的肛管，在使用前用液状石蜡充分润滑肛管头端，能使肛管顺利插入。

4. 护理人员要熟练掌握灌肠技术。插管时注意手法轻柔，进入缓慢，忌强行插入，不要来回抽插及反复插管。若插管遇到阻力时，可稍移动肛管或嘱患者变动一下体位，液体灌入速度适中，灌肠袋液面距患者肛门高度不超过 30cm。

5. 操作过程中及操作后要随时观察病情变化，注意患者的面色、意识、腹痛等情况，发现脉速、面色苍白、出冷汗或剧烈腹痛、心悸、气急者，应立即停止操作，并及时报告医生。

6. 做好宣教工作，加强心理护理，解除患者的思想顾虑与恐惧心理。

八、操作评分标准

中药灌肠技术操作考核评分标准见表 8-1-1。

表 8-1-1　中药灌肠技术操作考核评分标准

项目	分值	技术操作要求	A	B	C	D	评分说明
仪表	2	仪表端庄，戴表	2	1	0	-	一项未完成扣 1 分
核对	2	核对医嘱	2	1	0	-	未核对扣 2 分；内容不全面扣 1 分
评估	6	临床症状、既往史、过敏史、是否妊娠	4	3	2	1	一项未完成扣 1 分，最高扣 3 分
		肛周皮肤情况、排便情况及患者合作程度	2	1	0	-	一项未完成扣 1 分，最高扣 2 分
告知	3	解释作用、简单的操作方法、局部感受，取得患者配合	3	2	1	0	一项未完成扣 1 分，最高扣 2 分
用物准备	5	洗手，戴口罩	2	1	0	-	未洗手扣 1 分；未戴口罩扣 1 分
		备齐并检查用物	3	2	1	0	少备一项 1 分；未检查一项扣 1 分，最高扣 3 分
环境与患者准备	10	病室整洁、光线明亮	2	1	0	-	未进行环境准备扣 2 分；环境准备不全扣 1 分
		嘱患者排空二便	2	1	0	-	未嘱咐扣 2 分；内容不全面扣 1 分
		协助患者取左侧卧位	2	1	0	-	未进行肢体摆放扣 2 分；体位不舒服扣 1 分
		充分暴露肛门，注意保暖及保护隐私	2	1	0	-	未充分暴露治疗部位扣 2 分；未保暖扣 1 分；未保护隐私扣 1 分
		垫中单于臀下，置枕垫以抬高臀部 10cm	2	1	0	-	未垫中单扣 1 分；未置枕垫扣 1 分

续表

项目	分值	技术操作要求	评分等级 A	B	C	D	评分说明
操作过程	50	核对医嘱	2	1	0	—	未核对扣2分；内容不全面扣1分
		测量药液温度为39～41℃，药量不超过200ml	6	4	2	0	药液温度过高或过低扣4分；药量过多或过少扣2分
		液面距肛门不超过30cm，用液状石蜡润滑肛管头端，排液	6	4	2	0	液面距肛门过高或过低扣2分；液状石蜡未润滑至肛管头端扣2分；排液过多或空气未排净扣2分
		插肛管时，嘱患者深呼吸，使肛门松弛，插入10～15cm，缓慢滴入药液，滴注时间为15～20分钟	10	8	6	4	未与患者沟通直接插入扣2分；未嘱患者深呼吸扣2分；插入深度＜10cm扣2分；滴注时间过快扣2分，最高扣6分
		询问患者耐受情况，及时调节滴速，滴注时间为15～20分钟，必要时终止滴注	6	3	0	—	未询问患者耐受情况扣3分；未及时调节滴速扣3分
		药液滴完后，夹紧并拔除肛管，擦干肛周皮肤，用纱布轻揉肛门	6	4	2	0	拔除肛管污染床单位扣2分；未擦干肛周皮肤扣2分；未用纱布轻揉肛门处扣2分
		协助患者取舒适体位，抬高臀部	4	2	0	—	未按病情取卧位扣2分；未抬高臀部扣2分
		告知相关注意事项、保留时间，如有不适或便意及时通知操作者	4	2	0	—	未告知扣2分/项，最高扣4分
		整理床单位，洗手，再次核对	6	5	4	3	未整理床单位扣2分；未洗手扣1分；未核对扣1分
操作后	6	用物按《医疗机构消毒技术规范》处理	2	1	0	—	处置方法不正确扣1分/项，最高扣2分
		洗手	2	1	0	—	未洗手扣2分；洗手不规范扣1分
		记录	2	1	0	—	未记录扣2分；记录不完全扣1分
评价	6	流程合理、技术熟练、询问患者感受	6	4	2	0	一项不合格扣2分
理论提问	10	中药灌肠的禁忌证	5	3	1	0	回答不全面扣2分/题；未答出扣5分/题
		中药灌肠的注意事项	5	3	1	0	
得分							

第九章
气功类技术

第一节 气功类技术概要

气功源于我国古代的导引术。"导引"一词最早见于先秦典籍《庄子·刻意》篇:"吹呴呼吸,吐故纳新,熊经鸟伸,为寿而已矣,此导引之士,养形之人,彭祖寿考者之所好也。"导引主要有导气和引体两种,导气逐渐演变成了吐纳法的"六字诀";单式的"熊经鸟伸"逐渐发展成为成套的"五禽戏";随着导引术的发展出现了简化的"八段锦"以及功理与功法相结合的"易筋经"。气功是我国古代劳动人民创造的一种健身术,是在精神意识的控制下,通过对"气"的调节和引导,经过一定时间的积累,激发和释放人体内在能量,从而产生某些特殊功能和效应的方法。随着时代的发展,健身气功应运而生。健身气功是中国特有的健身体育项目,是以自身形体活动、呼吸吐纳、心理调节相结合为主要运动形式的民族传统体育项目,是中华悠久文化的组成部分,是我国正式开展的第62个体育运动项目,是以身体练习为基本手段,以柔和、缓慢、匀速和动静相兼的有氧运动为特点,以强身健体、养生康复为目的的民族传统体育项目。

一、历史源流

原始社会,儒、释、道尚未出现之前,中华祖先的自然崇拜促使其进行的仿生练习可视为导引的萌芽。先秦时期,医学的发展和诸子百家文化的兴起促使了导引的成长,在《黄帝内经》《行气玉佩铭》等有重要记载。《庄子》关于导引的记载就是最好的例证,展示了智者贤人通过导引实现延年益寿的目的。汉唐时期,医学空前发展,促使原始导引与不同的文化体系结合,并且在不同的文化推动下达到高峰。汉代"导引图"、隋朝《诸病源候论》、唐朝《外台秘要》等重要典籍记载了大量的导引方法及功能,显示导引在权威医学中逐渐达到高峰。在经历汉、唐导引高峰之后,宋、元、明、清时期受中华多元文化的影响,单纯性的导引形式逐渐演变到不同文化的导引套路之中。近代以来,西方文化的渗入,"体育"概念的引进,对整个中华文化大背景造成冲击,随着东、西方文化的冲突与融合,加之中华文化历史久远，对导引概念的理解逐渐多样化。"气功"成为非常具影响力的概念，在经历 20 世纪 80 年代气功热之后，产生出"导引养生功""健身气功""传统体育养生"等相关概念。

二、作用机理

气功功法很多，各具特色，但绝大多数都是以"三调"，即调心（意）、调息、调形（身）为主要方式，以"三调"为主线，总结气功的作用机理。对于"三调"，健身气功传统理论认为，调身是基础，调息是中介，调心主导调身和调息，三者之间存在着相辅相成和相互制约的平衡关系，通过身、息、心的合理调节，进而达到"三调合一"的最佳练功状态。

（一）调身

所谓"调身"，是指对基本身形和肢体运动的调控。在健身气功的调身中，包括身体姿势的调节和身体运动的调节。古人讲："形不正则气不顺，气不顺则意不宁，意不宁则神散乱。"健身气功练习中通过有意识地放松身心，一方面可以增强中枢神经兴奋程度和募集程度的调节效能，更加精准地控制肌肉力量的大小、速度的快慢和动作的节奏，改善动作的协调性；另一方面，适度的身体放松和大脑入静有利于提高感觉神经对身体状态的感知能力，有效获得健身气功练习过程中身体的实时运动状态，对健身气功动作进行及时的修正调节。

（二）调息

所谓"调息"，就是对呼吸的调整和锻炼。健身气功非常重视对呼吸的调节，形成了很多种呼吸方式，如自然呼吸、胸式呼吸、腹式呼吸、发声呼吸、提肛呼吸、丹田呼吸、体呼吸等。现代生理学认为，人体的呼吸系统主要完成的是肺部与外界之间的气体交换，而循环系统主要完成的是组织细胞与血液之间的气体交换。因此，人体新陈代谢的效率主要受两个方面的因素影响，一是肺部的气体交换，二是组织细胞的气体交换。健身气功通过不同的呼吸方法来调节呼吸系统和循环系统的换气，使机体的气体交换达到最佳的平衡状态。

（三）调心

所谓"调心"，就是对精神意识、思维活动的调整和运用。在精神意识的调节方面，健身气功要求精神放松，大脑入静，情绪平静，意识专注。现代生理学认为，神经系统作为控制和协调全身各种功能活动的最主要的调节手段，其活动的基本过程是兴奋与抑制。健身气功练习就是要调节神经系统的兴奋性和抑制性，使其达到平衡协调的状态，从而发挥最佳的调控功能。

三、练功准则

尽管气功功法种类繁多，不同功法的修炼也有些各自的不同要求，但无论练何种功法，需要遵循一些共同的基本准则，避免不良反应发生。练功准则包括练功要领和前后调理两个方面。

（一）练功要领

练功要领是指习练各种功法必须遵循的基本的操作性要求。

1. 松静自然，准确灵活　松与静是气功修炼中始终都要遵守的基本要领。所谓松，是指形与神、身与心的放松。所谓静，是指在练功过程中保持心境的安宁。

2. 动静结合，练养相兼　动与静是对立的统一，能够相互影响，相互促进，两者结合有利于气功修炼。

3. 循序渐进，持之以恒　循序渐进是气功修炼由初级进步到高级的客观规律，只能拾级而上，不会一步登天；持之以恒是指练功必须长期坚持不懈，难以一蹴而就。

（二）前后调理

前后调理包括练功前后的一些准备、整理性的身心活动。

1. 功前调理

（1）选择整洁、幽静的环境练功。不论室内、室外，均宜光线柔和，空气流通，但应避免在风口练功，注意保暖，防感风寒。

（2）练功前半小时停止一切剧烈的体育、文娱活动，使情绪安宁下来；应适当着装，练功的衣服宜宽松合体，色泽柔和，布料柔软；摘除帽子、眼镜、手表等附着物。

（3）过饥过饱不宜练功。功前可饮适量温开水，有助于气血运行。练功前排空大、小便。

（4）开始练功前可做一些松解关节经络的活动，或先行自我拍打按摩，以利气血运行。

（5）妇女经、孕、产期，不要练意守丹田、腹式呼吸和活动量过大的功法。

2. 功后调理

（1）认真做好收功。

（2）若练静功，收功后可稍做肢体活动；若练动功，收功后再做几次深呼吸，静息片刻，再开始其他活动。

（3）练功后不可冷水洗浴、洗手，如有汗出，宜用毛巾擦干，或洗热水浴。

（4）练功后，也不能立即喝冷水、吃冷饮，以免引起腹痛、腹泻。

四、练功反应

练功反应是指因练功而引起的特殊感觉和身心变化，包括正常反应和异常反应。练功反应通常在练功过程中出现，有些可以延续到练功后，延续的时间一般不长。

（一）正常反应

正常反应又称"功效反应"，是气功修炼进程自然出现的、常规的感觉和身心变化，是练功效果的表现。

1. 动触　练功过程中会出现一些平常不出现的感觉或运动，在气功中称为"动触"现象。动即运动，包括肢体动作、肌肉跳动等；触即感觉，包括感官感觉和机体感觉。动触多出现于局部，且多为短时间出现后又自行消失。

2. 疏经通脉　当练功达到一定程度时，有许多练功者会出现各种疏经通脉反应，如感到经络跳动、气机运行，少数经络敏感者会出现循经传感现象，如出现一股热流循经传导。

3. 机能改善　练功后一般会出现消化机能改善的现象，表现为胃肠蠕动加快而产生肠鸣，排气增多，大便通畅，食欲增加，消化吸收能力加强等。

4. 入静　入静是练功者在气功锻炼过程中，在意念放松和神志清醒的情况下出现的高度安静、轻松舒适的状态。

（二）异常反应

异常反应是因练功时调身、调息、调心操作不当而产生的种种轻度不适，但尚不至于影响日常生活和工作的感觉和身心变化，又称不良反应。

1. 头胀头重　练功过程中或练功后，头痛头胀的异常反应比较多见，其常见原因为调心时意守强度过大，思想过于集中；或勉强用意导引气血至头部。

2. 胸闷憋气　常见原因有调身时姿势呆板、肌肉紧张、挺胸练功或含胸太过；或由于调息时呼吸过猛、一味追求细匀深长的深呼吸；或停闭呼吸时间过长、意守呼吸强度偏大等。

3. 心慌不安　心慌不安者多由于练功时思想有顾虑，姿势不自然，全身不放松；或呼吸用力，过于深长，勉强停闭；或精神紧张等原因所致。

4. 肌肉酸痛　练功初期，感觉下肢与肩胛等处酸痛胀麻，乏力疲软。

五、研究现状

气功是调身、调息、调心，三调合一的身心锻炼技能。气功功法可以分为静功和动功两大类。随着历史的不断演变和发展，气功的种类也越来越多样化，其中研究比较多的功法是八段锦、导引术、五禽戏和易筋经等，主要聚焦的疾病有糖尿病、慢性阻塞性肺疾病（COPD）、高血压、脑卒中、颈椎病、腰椎间盘突出症、失眠、膝骨关节炎、腰痛、骨质疏松症、冠心病、乳腺癌、肩关节周围炎、抑郁症、代谢综合征等，可以有效改善身体功能、生活质量、症状、疼痛、心理健康指标等临床结局指标。

经过数千年的发展，健身气功在促进人体身心健康、增强社会适应力等方面发挥了巨大的作用，其健身、修身等功效已被现代医学所证明，其临床功效主要包括以下5个方面。

1. 改善内分泌，促进代谢　2型糖尿病患者长期、规律练习八段锦可以有效改善其糖、脂代谢，降低血糖、血脂水平。

2. 调控人体的心血管功能　功法练习后，高血压患者全血黏度呈下降趋势，血压水平也得到改善。中老年人进行五禽戏锻炼可以使其血脂水平得到明显改善。

3. 增强骨骼和肌肉力量，提高平衡能力　功法的练习可以有效改善肩颈部疼痛、不适症状，增强颈椎活动度和颈部肌肉力量，降低颈椎功能障碍水平。

4. 改善呼吸，增强肺功能　长期规律练习功法可以有效改善患有慢性阻塞性肺疾病、肺结核等肺部疾病患者的肺功能和血气指标，增加其活动耐力，减轻呼吸困难症状，促进康复，还能提高小学生的肺活量，增强其身体功能。

5. 提高注意力，改善睡眠质量，促进心理健康　长期练习功法可以有效改善老年人群的睡眠状况，提高睡眠质量。健身气功可改善各类人群的心理健康状态，降低焦虑水平，减轻抑郁情绪，提高情绪调节能力。

第二节　五禽戏

一、概念

最早有"五禽戏"记载的典籍是《后汉书》与《三国志》。五禽戏的源头是模仿五种飞禽与走兽——虎、鹿、熊、猿、鸟的动作创编而成的，主要以肢体运动为主，再辅以呼吸吐纳与意念配合的导引类功法。后世五禽戏发展成不少流派，继承了华佗五禽戏的思想，但各有其不同的风格和特点。但总是以外动内静、动中求静、动静相兼、刚柔并济为要。

二、目的

五禽戏功法锻炼的目的是疏通人体的经脉气血，保持身体器官的畅通运转，而这一功效是借助活动人体各个肌肉、关节来达到的。坚持该功法的锻炼，确能起到导引气血、强身健体、祛病延年的功效。本功法刚柔相济、可刚可柔、亦刚亦柔，既有虎戏之威猛，亦有鸟戏之柔和，尚有猿戏之灵巧，故适合大多数人锻炼，包括某些慢性疾病患者。

三、适应证与禁忌证

（一）适应证

1. 适宜有氧运动的老年人及良性慢性病患者。
2. 良性COPD及平稳期心肺功能障碍者。
3. 学生、健身人群和运动员。
4. 久坐、长期姿势不良的人群。

（二）禁忌证

1. 慢性心力衰竭病情严重或者其他原因限制活动者。
2. 处于慢性心力衰竭的急性发作期。
3. 高血压控制不良者。
4. 合并严重的肾功能不全、肝功能不全者。
5. 合并严重COPD、肺源性心脏病或呼吸衰竭患者。
6. 合并造血系统、肿瘤等严重原发性疾病者。
7. 合并精神病、重度神经官能症者。

四、操作流程

五禽戏操作流程见图9-2-1、视频9-1。

视频9-1 五禽戏

五、操作步骤要领

（一）评估

评估环境是否整洁、幽静、采光通风良好，适宜练功；评估患者的身体状况，是否适宜练功；评估患者的精神心理情况是否良好，能够配合练功。

（二）告知

告知患者功前半小时停止一切剧烈运动、着宽松合体衣物、不宜过饥过饱、排空二便、适当热身活动，妇女经、孕、产期适当锻炼。

（三）预备式

面向东方或南方，两臂自然下垂，两眼平视前方。

（四）熊戏

1. 双足平行分开与肩同宽，凝神定气，自然呼吸。

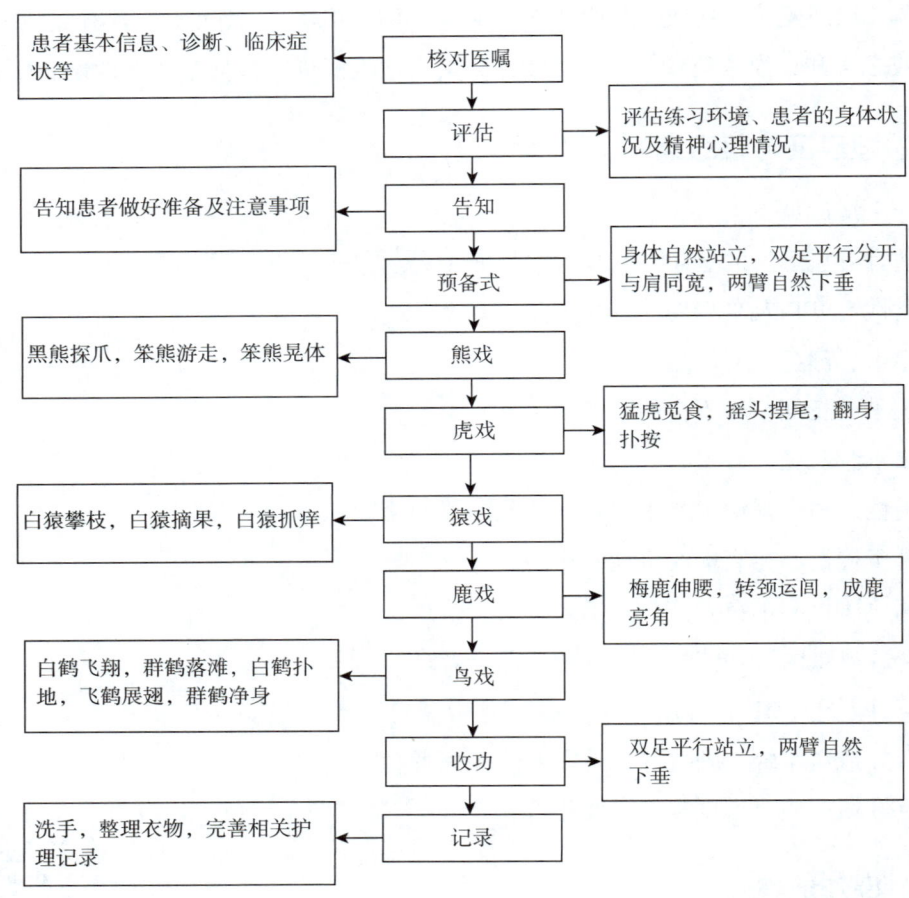

图 9-2-1 五禽戏操作流程

2. 重心右移,右腿屈膝,左足收至右足内侧,左足尖点地,吸气。

3. 左足向左前方迈出一步,足跟先着地,屏息。

4. 重心前移成左弓步,左肩向前下下沉,呼气后屏息。

5. 身体随重心前移由右至左晃动两圈,由右至左时吸气—屏息—呼气。

6. 重心再后移至右腿,收左足踏实,吸气。

7. 提右足,右足尖点于左足内侧,屏息。

8. 右足向右前方跨一步,接行右式,唯方向相反,呼气后重复动作 2～7。

9. 一左一右为 1 次,共做 6 次。如果场地条件允许,可做行步功法,向前进行练习。

10. 练功中意念自己犹如熊在移动,要想象熊的憨态、笨拙和沉稳的特征。

(五)虎戏

1. 足跟并拢成立正姿势,松静站立,自然呼吸。

2. 左式，腿屈膝下蹲，重心移至右腿，左足虚步，足掌点地、靠于右足内踝处，同时两掌握拳提至腰两侧，拳心向上，眼看左前方，吸气。左足向左前方斜进一步，右足随之跟进半步，重心坐于右腿，左足掌虚步点地，同时两拳沿胸部上抬，拳心向后，抬至口前两拳相对翻转变掌向前按出，高于胸齐，掌心向前，两掌虎口相对，眼看左手，屏息—呼气。

3. 右式，左足向前迈出半步，右足随之跟至左足内踝处，重心坐于左腿，右足掌虚步点地，两腿屈膝，同时两掌变拳撤至腰两侧，拳心向上，眼看右前方，屏息—吸气。

4. 一左一右为1次，共做6次。

5. 练功中意念自己犹如虎在扑食，想象虎的威猛气势和扑食的迅捷。

（六）猿戏

1. 足跟并拢成立正姿势，自然呼吸。

2. 左式，两腿屈膝，左足向前轻灵迈出，同时左手沿胸前至口相平处向前如取物样探出，将达终点时，手掌撮拢成钩手，手腕自然下垂；右足向前轻灵迈出，左足随至右足内踝处，足掌虚步点地，同时右手沿胸前至口平处时向前如取物样探出，将达终点时，手掌撮拢成钩手，左手同时收回至左肋下，吸气—屏息—呼气。左足向后退步，右足随之退至左足内踝处，足掌虚步点地，同时左手沿胸前至口平处向前如取物样探出，最终成为钩手，右手同时收回至右肋下，屏息—吸气。

3. 右式，动作与左式相同，唯左右相反。

4. 一左一右为1次，共做6次。

5. 练功中意念自己犹如猴在摘桃嬉戏，意念中想象猴的敏捷灵活和顽皮。

（七）鹿戏

1. 身体自然直立，两臂自然下垂，两眼平视前方，自然呼吸。

2. 左式，右腿屈膝，身体后坐，左腿前伸，左膝微屈，左足虚踏；左手前伸，左臂微屈，左手掌心向右，右手置于左肘内侧，右手掌心向左，吸气。两臂在身前同时逆时针方向旋转，左手绕环比右手大些，同时要注意腰胯、尾闾部的逆时针方向旋转；久之，过渡到以腰胯、尾闾部的旋转带动两臂的旋转，屏息—呼气。

3. 右式，动作与左式相向，唯方向左右相反，绕环旋转方向亦有顺逆不同，屏息。

4. 一左一右为1次，共做6次。

5. 练功中意念自己犹如鹿在行走嬉戏左顾右盼，意念中要想象鹿的温顺、恬静、优雅的姿势。

（八）鸟戏

1. 两足平行站立，两臂自然下垂，两眼平视前方，自然呼吸。

2. 左式，左足向前迈进一步，右足随之跟进半步，足尖虚点地，同时两臂慢慢从身前抬起，掌心向上，与肩平时两臂向左右侧方平举，随之深吸气—屏息。右足前进与左足相并，两臂自侧方下落，掌心向下，同时下蹲，两臂在膝下相交，掌心向上，随之深呼气。

3. 右式，动作与左式相向，唯方向左右相反，绕环旋转方向亦有顺逆不同。

4. 一左一右为1次，共做6次。

5. 练功中意念自己犹如鸟在飞翔，要意念鸟飞翔时时而轻灵、时而振翅凌云之势。

（九）收功

意转丹田，可意想身体各部分气息缓缓集中于丹田，逐渐恢复自然呼吸；再做一些自我保健按摩，并慢慢睁开眼睛。

六、注意事项

1. 熊戏练习时应将自己比作熊，熊从外形上看好似很笨拙，要表现出浑憨沉稳的特性。故此功应缓慢沉稳，不宜过快。靠肩的晃动带动肩、肘、腕及髋、膝、踝甚至内脏等得到锻炼。同时肢体尽量放松，呼吸均匀柔和。

2. 虎戏练习时需要注意收脚出脚时要沉稳，推掌时要刚劲威猛但又不失弹性，寓柔于刚，以后练习日深尚可运内劲推出。

3. 猿戏练习时主要锻炼一种灵巧性，模仿猴子的机敏灵巧。练习时手脚动作要轻灵，保持全身的协调性，同时要表现出猴子的天性。此功可反复练习。

4. 鹿戏练习时动作应舒缓柔和，体现出鹿这种动物的温良柔顺。操作时要缓慢柔和，缓缓伸展至极处，能让脊柱得到充分的伸展和锻炼。

5. 鸟戏练习时主要模仿鸟类的飞翔动作，故要特别表现出鸟类振翅凌云之势。练时应注意肩臂放松、动作柔和，两臂与身体的动作要协调，同时要与呼吸密切配合。

七、操作评分标准

五禽戏技术操作考核评分标准见表9-2-1。

表9-2-1 五禽戏技术操作考核评分标准

项目	分值	技术操作要求	评分等级				评分说明
			A	B	C	D	
仪表	2	仪表端庄，服饰适合练功，未佩戴首饰	2	1	0	-	一项未完成扣1分
核对	2	核对医嘱	2	1	0	-	一项未完成扣1分

续表

项目	分值	技术操作要求	评分等级 A	B	C	D	评分说明
评估	5	评估环境、患者的身体和精神状况	5	3	1	0	一项未完成扣2分
告知	5	告知患者练功注意事项	5	3	1	0	一项未完成扣1分
准备	4	进行环境、着装、患者等准备	4	3	2	1	一项未完成扣1分
功法分式	60	熊戏	12	10	8	6	动作不连贯，每个动作扣2分；未体现出熊浑憨沉稳的特性扣4分
		虎戏	12	10	8	6	动作不连贯，每个动作扣2分；未体现出虎刚劲威猛有弹性，寓柔于刚的特性扣4分
		猿戏	12	10	8	6	动作不连贯，每个动作扣2分；未体现出猴子手脚动作轻灵的特性扣4分
		鹿戏	12	10	8	6	动作不连贯，每个动作扣2分；未体现出鹿温良柔顺的特性扣4分
		鸟戏	12	10	8	6	动作不连贯，每个动作扣2分；未体现出鸟类振翅凌云之势的特性扣4分
结束	6	收功，之后对考核老师致谢、离场	6	4	2	0	未有收功法扣4分；未致谢离场扣2分
评价	6	整体动作熟练、流畅、协调	6	4	2	0	一项不合格扣2分，最高扣6分
理论提问	10	五禽戏的适应证	5	3	1	0	回答不全面扣2分/题；未答出扣5分/题
		五禽戏的注意事项	5	3	1	0	
得分							

第三节 六字诀

一、概念

六字诀是我国古代流传下来的一种养生方法，为吐纳法。因其功法操作的核心内容是呼气吐字，并有六种变化，故常称"六字诀养生法"。六字是呬（属肺金）、吹（属肾水）、嘘（属肝木）、呵（属心火）、呼（属脾土）、嘻（属三焦）。明代冷谦著《修龄要旨》，把六字按照五脏的关系与四季配属起来，要理清晰，朗朗上口。其歌诀为：

"春嘘明目木扶肝，夏至呵心火自闲，秋呬定收金肺润，肾吹唯要坎中安，三焦嘻却除烦热，四季长呼脾化餐，切忌出声闻口耳，其功尤胜保神丹。"

二、目的

六字诀是根据中医学阴阳五行、天人合一、生克制化的理论，按春、夏、秋、冬四时节序，配合五脏（肝、心、脾、肺、肾）属性及角、徵、宫、商、羽五音的发音口型，以呼吸、意念和肢体导引，引地阴之气上升，吸天阳之气下降，吐出脏腑之浊气，吸入天地之清气，结合后天之营卫，推动真元，使气血畅行于五脏六腑之中，达通瘀导滞、散毒解结、调整虚实、健康身心、益寿延年之实效，可用于治疗脏腑功能失调的病证。

三、适应证与禁忌证

（一）适应证

1. 适宜进行有氧运动的老年人及良性慢性病患者。
2. 良性 COPD 及平稳期心肺功能障碍者。
3. 学生、健身人群和运动员。
4. 久坐、长期姿势不良的人群。

（二）禁忌证

1. 慢性心力衰竭病情严重或者其他原因限制活动者。
2. 处于慢性心力衰竭的急性发作期。
3. 高血压控制不良者。
4. 合并严重的肾功能不全、肝功能不全者。
5. 合并严重 COPD、肺源性心脏病或呼吸衰竭患者。
6. 合并造血系统、肿瘤等严重原发性疾病。
7. 合并精神病、重度神经官能症者。

四、操作流程

六字诀操作流程见图 9-3-1、视频 9-2。

视频9-2 六字诀

五、操作步骤要领

（一）评估

评估环境是否整洁、幽静、采光通风良好，适宜练功；评估患者的身体状况，是否适宜练功；评估患者的精神心理情况是否良好，能够配合练功。

第九章 气功类技术

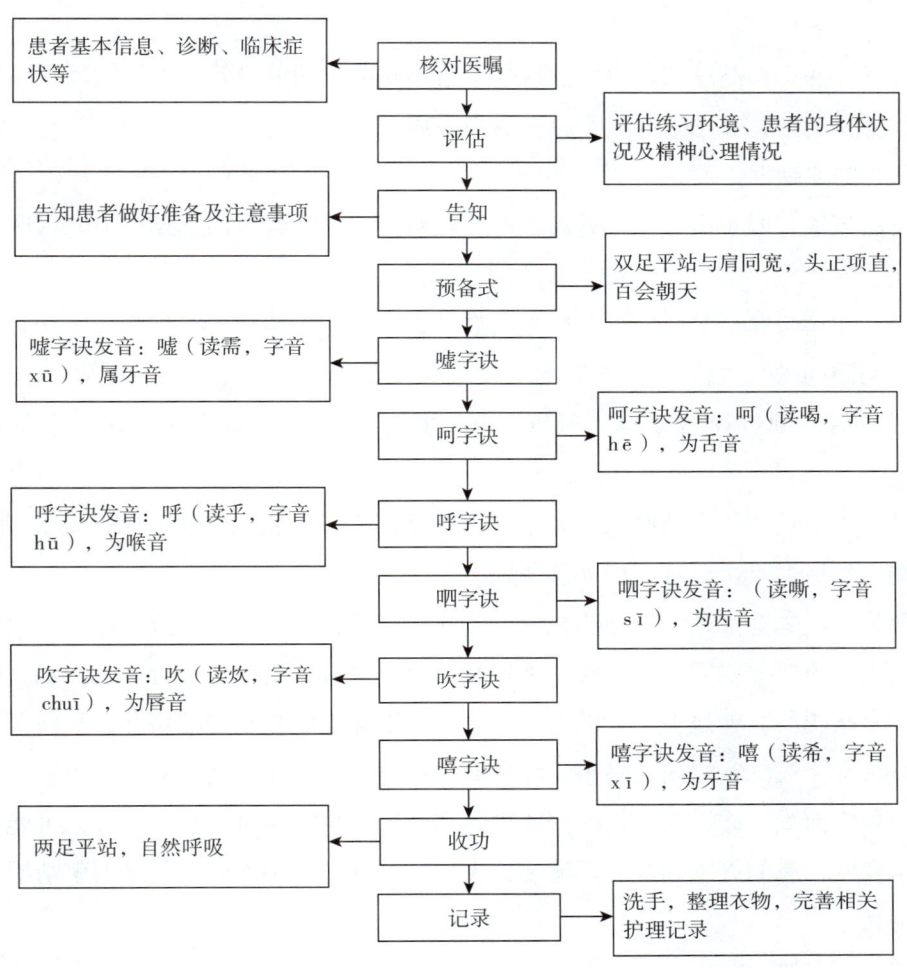

图 9-3-1 六字诀操作流程

（二）告知

告知患者功前半小时停止一切剧烈运动、着宽松合体衣物、不宜过饥过饱、排空二便、适当热身活动，妇女经、孕、产期适当锻炼。

（三）预备式

1.面向东方或南方，两足平等站立，约与肩同宽，两膝微屈，头正颈直，下颌微收，竖脊含胸，两臂自然下垂，周身中正，唇齿合拢，舌尖放平，轻贴上腭，目视前下方，自然呼吸。

2.接上式，吸气，两臂从体侧徐徐抬起，手心向下，待手腕与肩平时，以肘为轴转动前臂，手心翻向上，旋臂屈肘使指尖向上，掌心相对，高不过眉，吸气。

3.向中合拢至两掌将要相合时，再向内画弧，两手心转向下，指尖相对，目视前方，屏息。

4. 呼气，两手似按球状，由胸前徐徐下落至腹前，两臂自然下垂，恢复预备式。

5. 头脑要清空，意念平静，想象全身由上而下放松。

（四）嘘字诀

1. 自然吸气，两手由带脉穴处起，两手相对向上提，经章门、期门上升入肺经之中府、云门。

2. 两臂如鸟张翼，手心向上，向左右展开，呼气并念"嘘"字，足大趾轻轻点地，两臂上升两眼随呼气之势尽力瞪圆。

3. 呼气后，则放松恢复自然吸气，屈臂两手经面前、胸腹前徐徐向下，垂于体侧。

4. 可做1个短暂的自然呼吸，稍事休息（下同），再做第2次吐字。如此动作做6次为1遍，然后做1次调息，恢复预备式。

意念领肝经之气由足大趾外侧之大敦穴起，沿足背上行。肝经过太冲、中都至膝内侧，再沿大腿内侧上绕阴器达小腹，夹胃脉两旁，属肝，络胆，上行穿过横膈，散布于胸胁间，沿喉咙后面经过上颌骨的上窍，联系于眼球与脑相联络的络脉，复向上行，出额部与督脉会于泥丸宫之内；另一支脉从肝脏穿过横膈膜而上注于肺，经中府、云门，沿手臂内侧之前缘，达手大拇指内侧的少商穴。故做嘘字功时，功夫稍长，可能眼有气感，开始发胀，有的人感到刺痛、流泪，大拇指少商穴处感到麻胀，慢慢眼睛明亮，视力逐渐提高。

（五）呵字诀

1. 自然吸气，自冲门穴处起，循脾经上提，至胸部膻中穴处。

2. 两掌向外翻掌，呼气念"呵"字，足大趾点地，掌心向上上托至眼部。两手掌心向里，翻转手心向面，经面前、胸腹前，徐徐下落，垂于体侧。

3. 稍事休息，再重复做。本式共吐"呵"字音6次。调息，恢复预备式。

以意领气，由脾经之井穴隐白上升。脾经循大腿内侧前缘进入腹里，通过脾脏、胃腑，穿过横膈膜流注心中，上夹咽，连舌本入目，上通于脑。其直行之脉从心系上行至肺部，横出腋下，入心经之首极泉，沿着手臂的内侧后缘上行，经少海、神门、少府等穴直达小指尖端之少冲穴。故做呵字功时，小指尖、中指尖可能有麻胀之感，同时与心经有关的脏器也可能会有相应的感受。

（六）呼字诀

1. 两手由冲门穴处起，向上提，至章门穴上翻转手心向上。

2. 左手外旋上托至头顶（注意沉肩），同时右手内旋下按至冲门穴处，呼气念"呼"

字，至呼气尽。

3. 吸气，左臂内旋变为掌心向里，从面前下落，同时右臂回旋变掌心向里上穿，两手在胸前相叠。

4. 左手在外右手在内，两手内旋下按至腹前自然下垂于体侧，目视前下方，呼气—屏息。

5. 稍事休息，再以同样要领右手上托、左手下按做第 2 次呼字功。

6. 如此左右手交替，共做 6 次为 1 遍，调息，恢复预备式。

当念呼字时，足大趾稍用力，并以意念引经气由足趾内侧之隐白穴起，沿大趾赤白肉际上行。脾经过大都、太白、公孙，于内踝上 3 寸胫骨内侧后缘三阴交，再上行过膝，由腿内侧经血海、箕门，上至冲门、府舍入腹内，属脾脏，络胃，夹行咽部连于舌根，散于舌下；经气尚可于舌注入心经之脉，随手势高举之形而直达小指尖端之少冲。念呼字的气感与呵字相同的原因也在于此。

（七）呬字诀

1. 吸气自然，两手由腹前向上提，过腹渐转掌心向上，抬至膻中穴时，内旋翻转手心向外成立掌，指尖与喉平。

2. 然后左右展臂宽胸推掌如鸟张翼，开始呼气念"呬"，足大趾轻轻点地，目视前方。

3. 呼气尽，随吸气之势两臂自然下落。

4. 共做 6 次为 1 遍，调息，恢复预备式。

当念呬字时，意念引肝经之气由足大趾外侧之大敦穴上升。肝经沿腿的内侧上行入肝，经气由肝的支脉分出流注于肺，从肺系（肺与喉咙相联系的部位）横行出来，经中府、云门，循臂内侧的前缘入尺泽，下寸口经太渊走入鱼际，出拇指尖端之少商穴。故做此功两臂左右展开时，可能会有气感，以拇指、示指气感较强。

（八）吹字诀

1. 吸气自然，两臂从体侧提起，两手经长强、肾俞向前画弧，沿肾经至俞府穴处，如抱球两臂撑圆，两手指尖相对，两掌前推，随后松腕伸掌，指尖向前，掌心向下。

2. 身体下蹲，两臂随之下落，呼气念"吹"字，呼气尽时两手落于膝盖上部，在呼气念字的同时，足五趾抓地，足心空如行泥地，引肾经之气从足心上升。

3. 下蹲时身体要保持正直，下蹲高度直至不能提肛为止。

4. 呼气尽，随吸气之势慢慢站起，两臂自然垂于身体两侧。

5. 稍事休息再做，本式共吐"吹"字音 6 次。调息，恢复预备式。

当念吹字时足跟着力，并以意念引肾经之精气从足心涌泉上升。肾经经足掌内侧沿内踝骨向后延伸，过三阴交经小腿内侧出腘窝，再沿大腿内侧股部内后缘通向长强、脊柱，入肾脏，下络膀胱；上行之支脉入肝脏，穿横膈膜进入肺中，沿喉咙入舌根部，另一支脉从肺出来入心，流注胸中，与心包经相接，经天池、曲泽、大陵、劳宫到中指尖之中冲穴。故做吹字功时可能手心和中指气感较强。

（九）嘻字诀

1. 两手如捧物状由体侧耻骨处抬起，过腹至膻中穴处，翻转手心向外。

2. 呼气念"嘻"字，足四、五趾点地；两手向头部托举，两手心转向上，指尖相对。目视前方。

3. 呼气尽时，吸气，两臂内旋，两手五指分开由头部循胆经路线而下，拇指经过风池，其余四指过侧面部，再历渊腋，以意送至足四趾端之窍阴穴。

4. 本式共吐"嘻"字音6次，调息，恢复预备式。

读"嘻"字时，以意领气，出足窍阴、至阴上踝入膀胱经，由小腹处上升，历络下、中、上三焦至胸中，转注心包经，由天池、天泉而过曲泽、大陵至劳宫穴，别入三焦经。吸气时即由手第四指端关冲穴起，沿手臂上升贯肘至肩，走肩井之后，前入缺盆注胸中联络三焦。上行之支穿耳部至耳前，出额角下行至面颊，流注胆经，由风池、渊腋、日月、环跳下至足窍阴穴。简而言之，意领时，由下而上，再由上而下复归胆腑。练嘻字功，呼气时无名指气感强，下落时足四趾气感强，这是少阳之气随呼气上升与冲脉并而贯通上下，三焦理气之功能发挥，促进脏腑气血通畅之缘故。

（十）收功

意转丹田，可意想身体各部分气息缓缓集中于丹田，逐渐恢复自然呼吸；再做一些自我保健按摩，并慢慢睁开眼睛。

六、注意事项

1. 预备式，全身放松，头脑清空，呼吸自然平稳，切忌用力；应体现出头空、心静、身正、肉松之境界。后面每变换一个字都从预备式起，因此，后面每次练功时预备式可多站一会儿，待体会到松静自然血和顺之时再开始练功。

2. 嘘字诀发音口型："嘘"字吐气法，"嘘"为牙音。发音吐气时，嘴角后引，上下槽牙平对，中留缝隙，槽牙与舌边亦有缝隙。发声吐气时，气从槽牙间、舌两边的空隙中呼出体外。两臂如鸟张翼，手心向上，向左右展开时口吐"嘘"字音，收掌时鼻吸气，动作与呼吸应协调一致。

3. 呵字诀发音口型："呵"为舌音。口半张，舌尖抵下腭，腮稍用力后拉，舌边靠下牙齿。发声吐气时，舌体上拱，舌边轻贴上槽牙，气从舌与上腭之间缓缓呼出"呵"

字。吸气自然，呼气念"呵"字，足大趾轻轻点地；两掌捧起时鼻吸气，外拨下按时呼气，口吐"呵"字音。

4. 呼字诀发音口型："呼"为喉音。撮口如管状，唇圆似筒，舌放平向上微卷，用力前伸。这个口型动作，能牵引冲脉上行之气喷出口外。吸气自然，呼气念"呼"字，足大趾轻轻点地；两掌向肚脐方向收拢时吸气，两掌向外展开时口吐"呼"字音。

5. 呬字诀发音口型："呬"为齿音。发声吐气时，两唇微向后收，上下齿相对，舌尖入两齿缝内，由齿向外发音。上下门牙对齐，留有狭缝，舌尖轻抵下齿，气从齿间呼出体外。吸气自然，呼气念"呬"字音；两掌向上时吸气，两掌向外展开时口吐"呬"字音。

6. 吹字诀发音口型："吹"为唇音。口微张两嘴角稍向后咧，舌微向上翘并微向后收。发声吐气时，舌体、嘴角向后引，槽牙相对，两唇向两侧拉开收紧，气从喉出后，从舌两边绕舌下，经唇间缓缓呼出体外。手提起、撑圆到前推时吸气，手下落并且身体下蹲时呼气。

7. 嘻字诀发音口型："嘻"为牙音。两唇微启稍向里扣，上下相对但不闭合，舌微伸而有缩意，舌尖向下，有嬉笑自得之貌、怡然自得之心。发声吐气时，舌尖轻抵下齿，嘴角略后引并上翘，上下槽牙轻轻咬合，呼气时使气从槽牙边的空隙中经过时呼出体外。手提起时吸气，双手托起时呼气念"嘻"字，足四、五趾点地。

七、操作评分标准

六字诀技术操作考核评分标准见表 9-3-1。

表 9-3-1 六字诀技术操作考核评分标准

项目	分值	技术操作要求	A	B	C	D	评分说明
仪表	2	仪表端庄，服饰适合练功，未佩戴首饰	2	1	0	—	一项未完成扣 1 分
核对	2	核对医嘱	2	1	0	—	一项未完成扣 1 分
评估	5	评估环境、患者的身体和精神状况	5	3	1	0	一项未完成扣 2 分
告知	5	告知患者练功注意事项	5	3	1	0	一项未完成扣 1 分
准备	4	进行环境、着装、患者等准备	4	3	2	1	一项未完成扣 1 分

续表

项目	分值	技术操作要求	评分等级 A	B	C	D	评分说明
功法分式	60	预备式呼吸自然平稳,切忌用力;应体现出头空、心静、身正、肉松之雅境。每变换一个字都从预备式起	6	4	2	0	未做到呼吸平稳扣4分;每个动作之间未衔接预备式扣2分
		嘘字诀发音口型:"嘘"字吐气法,"嘘"为牙音,发音吐气时,嘴角后引,上下槽牙平对,中留缝隙,槽牙与舌边亦有缝隙。发声吐气时,气从槽牙间、舌两边的空隙中呼出体外	9	6	3	0	发声吐气时,气未从槽牙间、舌两边的空隙中呼出体外扣3分;动作未达标扣3分;两臂动作与呼吸未协调扣3分
		呵字诀发音口型:"呵"为舌音。口半张,舌尖抵下腭,腮稍用力后拉,舌边靠下牙齿。发声吐气时,舌体上拱,舌边轻贴上槽牙,气从舌与上腭之间缓缓呼出"呵"字	9	7	5	3	未张口扣2分;舌尖未抵下腭扣2分;发声吐气时,未做到气从舌与上腭之间缓缓呼出体外扣2分
		呼字诀发音口型:"呼"为喉音。撮口如管状,唇圆似筒,舌放平向上微卷,用力前伸。这个口型动作,能牵引冲脉上行之气喷出口外	9	7	5	3	未做到舌放平向上微卷并用力前伸扣4分;未在两掌向外展时吐"呼"字扣2分
		呬字诀发音口型:"呬"为齿音。发声吐气时,两唇微向后收,上下齿相对,舌尖入两齿缝内,由齿向外发音。上下门牙对齐,留有狭缝,舌尖轻抵下齿,气从齿间呼出体外	9	7	5	3	舌尖未轻抵下齿扣4分;两掌向上时未吸气扣2分
		吹字诀发音口型:"吹"为唇音。口微张两嘴角稍向后咧,舌微向上翘并微向后收。发声吐气时,舌体、嘴角向后引,槽牙相对,两唇向两侧拉开收紧,气从喉出后,从舌两边绕舌下,经唇间缓缓呼出体外	9	7	5	3	未做到气从喉出扣4分;手下落时未身体下蹲扣2分
		嘻字诀发音口型:"嘻"为牙音。两唇微启稍向里扣,上下相对但不闭合,舌微伸而有缩意,舌尖向下,有嬉笑自得之貌、怡然自得之心,足四、五趾点地	9	7	5	3	嘴角后引未上翘扣2分;槽牙上下未咬合扣2分;足四、五趾未点地扣2分
结束	6	收功,之后对考核老师致谢、离场	6	4	2	0	未有收功法,扣4分;未致谢离场,扣2分

续表

项目	分值	技术操作要求	评分等级 A	B	C	D	评分说明
评价	6	整体动作熟练、流畅、协调	6	4	2	0	一项不合格扣 2 分，最高扣 6 分
理论提问	10	六字诀的适应证	5	3	1	0	回答不全面扣 2 分 / 题；未答出扣 5 分 / 题
		六字诀的注意事项	5	3	1	0	
得分							

第四节　易筋经

一、概念

易筋经是我国古代流传下来的颇负盛名的传统导引养生功法之一，属导引的范畴。"易"是改变的意思，"筋"指筋肉，"经"为方法。"易筋经"就是通过锻炼来改变人体筋肉的方法。

二、目的

练习健身气功的主要目的是有意识地锻炼连接全身各主要关节的肌肉及脏腑三焦的筋膜。易筋经讲究在呼吸的配合下，用意念引导肌肉紧张、用力。从运动生理学上分析，这种练习实际上是一种由意念和呼吸相配合的筋骨静力性力量练习。练习时，有关肌肉、肌腱、筋膜等组织在一定长度上逐渐增加张力，牵拉肌肉和关节周围的韧带及体内筋膜三焦，使之得到最适宜的锻炼。

三、适应证与禁忌证

（一）适应证

1. 适宜有氧运动的老年人及良性慢性病患者。
2. 良性慢性阻塞性肺疾病及平稳期心肺功能障碍者。
3. 学生、健身人群和运动员。
4. 久坐、长期姿势不良的人群。

（二）禁忌证

1. 慢性心力衰竭病情严重或者其他原因限制活动者。

2. 处于慢性心力衰竭的急性发作期。

3. 高血压控制不良者（收缩压≥180mmHg，或舒张压≥100mmHg）。

4. 合并严重的肾功能不全、肝功能不全者。

5. 合并严重慢性阻塞性肺疾病、肺源心脏病或呼吸衰竭患者。

6. 合并严重造血系统、肿瘤等严重原发性疾病。

7. 合并精神病、重度神经官能症者。

四、操作流程

易筋经操作流程见图9-4-1。

五、操作步骤要领

（一）评估

评估环境是否整洁、幽静、采光通风良好，适宜练功；评估患者的身体状况，是否适宜练功；评估患者的精神状况是否良好，能够配合练功。

（二）告知

告知患者功前半小时停止一切剧烈运动、着宽松合体衣物、不宜过饥过饱、排空二便、适当热身活动，妇女经、孕、产期适当锻炼。

（三）预备式

左腿向左横跨一步，双足距离与肩同宽（双足平行或呈外八字均可），双手自然下垂，头端正，两目半开半合，平视前方，舌抵上腭，松肩垂肘，含胸拔背，收腹松胯，膝松微屈，足掌踏实，全身放松。自然呼吸，逐渐使呼吸缓、慢、深、细、匀、长，调息3～6次。心境澄清，神意内敛。

（四）韦驮献杵

歌诀：立身期正直，环拱手当胸，气定神皆敛，心澄貌亦恭。

1. 双手缓慢翻转为掌心向后，慢慢地向前、向上抬起与肩平逐渐变为立掌向胸前靠拢，双掌心相对，缓缓屈肘，深吸气。意念专注于动作、姿势。

2. 双拇指少商穴轻轻接触，合十当胸，指尖向上，松肩沉肘。姿势定位后开始呼气，然后逐渐变为腹式呼吸，在自然的基础上使呼吸缓、慢、深、细、匀、长，调息3～6次。

3. 自觉全身气脉流动后，意念随呼吸在吸气时导引气从指尖而出，进入鼻内，下沉丹田。呼气时，意念气从下丹田上胸，循手三阴经入掌贯指。

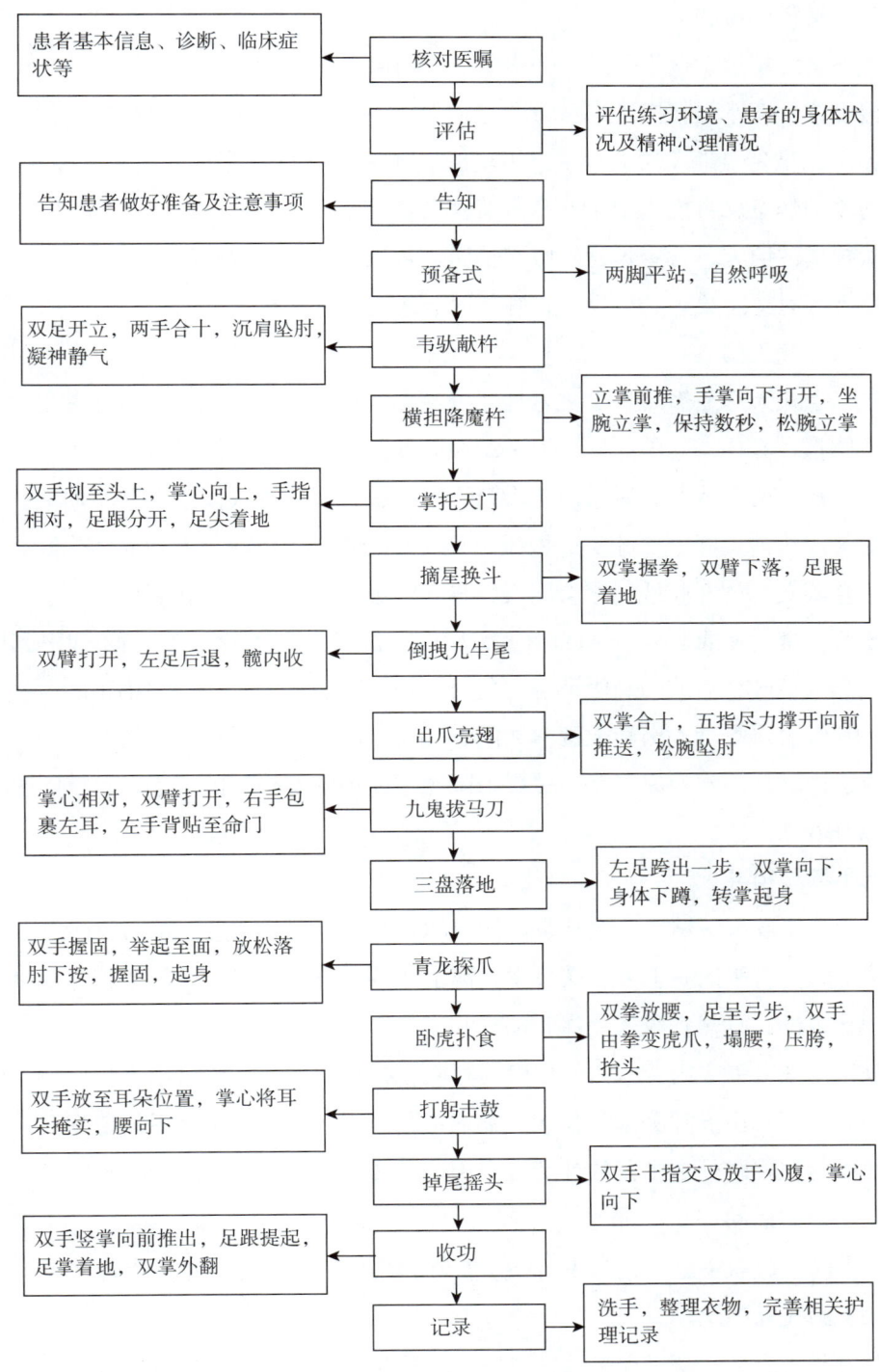

图 9-4-1 易筋经操作流程

（五）横担降魔杵

歌诀：足趾柱地，两手平开，心平气静，目瞪口呆。

1. 接上式。双掌慢慢向左右分开，至肩肘腕平，掌心向下，成"一"字形，同时足跟微微抬起，足尖点地（功夫深了只用蹞趾点地），自然呼吸。

2. 随着动作意念自然集中于双掌内劳宫穴及足趾部。

3. 凝神贯注前方，含胸拔背，收腹松胯，舌抵上腭，用腹式呼吸。

4. 在吸气时意念集中于劳宫穴，呼气时意念集中于蹞趾大敦穴。

（六）掌托天门

歌诀：掌托天门目上观，足尖着地立身端，身周腿胁浑如植，咬紧牙关不放宽。舌下生津将腭抵，鼻中调息将心安，两拳缓缓收回处，用力还将挟重看。

1. 接上式。两手从左右缓缓向上做弧形上举，将阴掌变成阳掌，掌心向上，指尖相对，直对天门（前发际上2寸），做托天状。同时两足跟提起，微微向外分开，足尖着地，闭住会阴穴，放开膀胱经之会阳穴，自然呼吸。专注于动作和姿势。

2. 牙关咬紧，舌抵上腭，两目用内视法，通过天门，注视两手掌之间。用腹式呼吸。开始可用鼻吸口呼，后改为鼻吸鼻呼，气沉丹田。呼吸细匀长缓，绵绵不断。吸气时意守丹田，呼气时将意念逐渐转入两掌之间，感觉气脉运行时，则以意随气。

3. 两手握拳，两臂顺原来路线缓缓下降至"横担降魔杵"的架子，自然呼吸。意念放松，似有若无。

（七）摘星换斗

歌诀：只手擎天掌覆头，更从掌内注双眸。鼻吸口呼频调息，用力收回左右眸。

1. 接上式。右手向右上方缓缓高举，离前额约一拳；同时左手放下，并反手以手背贴于左侧腰眼部，自然呼吸。专注于动作和姿势，意念要淡。

2. 双目注视右手之内劳宫穴。用腹式呼吸，把息调匀。开始可用鼻吸口呼，后改为鼻吸鼻呼，气沉丹田。呼吸细匀长缓，绵绵不断。意念注视高举之手的劳宫穴，并将内劳宫、两眼与在腰眼处之手背的外劳宫穴用意念连成一条气线，随着呼吸的吐纳，腰眼发生一凸一凹的运动。

3. 左手高举，右手放下，右手背贴于右侧腰眼处，双目注视左手内劳宫穴。

（八）倒拽九牛尾

歌诀：两腿前弓后箭，小腹运气空松。用意存于两膀，擒拿内视双瞳。

1. 接上式。右手从腰眼离开，微向下垂，顺势变成阴掌向右前方抄去，至与肩相平，五指撮拢成"擒拿手"状，腕微屈，指尖朝上向外，劲蓄袖底。同时右腿跨前弯曲，左腿伸直，呈前弓后箭步。左手也同时放下，向左后方抄去，自然呼吸。专注于动作和姿势。

2. 右手与额同高，左手与左箭腿成 15°，可用鼻吸口呼法。意想双手拉成一条线，似拽牛尾巴之状。吸气时，双眼内视前伸之手，向后倒拽；呼气时，双眼内视后伸之手，向前顺牵。

3. 右足不动，左足向左前方跨出换为左弓右箭步，左手反折抄向左前方，右手收回伸向右后方，动作要领同前。

（九）出爪亮翅

歌诀：挺身兼怒目，推窗望月来。排山还海汐，随息七徘徊。

1. 接上式。借前手向后倒拽之势，前腿后收，双脚并拢，双手收回，掌指跷立笔直，掌心向外，变成"排山掌"，放于胸胁部待势，自然呼吸。向前推掌时，配合呼气，开始时轻轻用力，前推至极点，则重如排山。

2. 双手以"排山掌"向前缓缓推出。开始前推，轻如推窗，推至肩肘腕平时，五指用力外分，身体直立闭息，双目张开，不可瞬动眨眼，平直地望着前面，集中心念，观看双掌。向前推掌时，配合呼气，推至极点时微停息。收回时吸气，意念集中于双掌中间。

3. 再把"排山掌"缓缓向胸胁内收，贴于左右两侧胸胁处，吸气。

4. 如此反复做 7 次。

（十）九鬼拔马刀

歌诀：侧首屈肱，抱头拔耳，右腋开阳，左阴闭死，右撼昆仑，左贴胛膂，左右轮回，直身攀举。

1. 接上式。右手向上提，朝脑后做圆周运动，用掌心贴枕部"玉枕关"，用示、中、无名三指轻轻夹拉左耳的上部尖端（在两耳尖端，把耳轮折卷，有折缝处），肩肘相平，右腋张开；左手向左方画弧，反手以手背贴于脊部两肩胛间，左腋紧闭。肢体运动过程中自然呼吸，定势后，采用鼻吸鼻呼腹式呼吸。上肢运动过程中，意念专注于动作和姿势。

2. 右手放下，反手提起，以手背贴于两肩胛间。同时左手提至脑后，用掌心贴在玉枕关，手指轻轻压拉右耳。左腋张开，右腋紧闭。吸气时，意念集中在抱头攀耳之手的肘尖，微微拔牵，头颈同时与掌相应地运动。呼气时意念集中在贴于背部手背的外劳宫穴，气沉丹田。

（十一）三盘落地

歌诀：上腭抵尖舌，张眸又咬牙。开裆骑马式，双手按兼拿，两掌翻阳起，千斤仿佛加，口呼鼻吸气，蹲足莫稍斜。

1. 接上式。双手向左右平伸，肩肘腕相平，成"一"字形，掌心向下，同时左足向左跨一大步，双足的距离大约 2 尺 5 寸（人高矮不同，可略大或略小些），自然呼吸。意念集中于两手掌。

2. 双膝弯曲慢慢下蹲成骑马裆势，含胸拔背，至大腿与小腿成 90° 为标准。双腿下蹲的同时，双阴掌亦缓缓下按，按压至与膝相平为止。动作缓慢，稳稳用力，舌抵上腭，双眼睁大，以口呼气。

3. 将下按之掌翻转为阳掌，如托重物之状，随双腿的慢慢伸直一起上升，与胸相平为止。以鼻吸气，气沉于丹田。上升时意念双手像托拿沉重的东西。

（十二）青龙探爪

歌诀：青龙探爪，左从右出，左掌纠行，蹉傍胁部，右爪乘风，云门左露，气周肩背，扭腰转腹，调息微嘘，龙降虎伏。

1. 接上式。左足向内收回，至与肩等宽待势。

2. 左手翻掌向下，变成阴掌"龙探爪"（五个手指的末节指间关节屈曲，掌心空而圆），用腰之劲运动，左肘尖领先，向左后方缩去；同时右掌也翻转向下，变成阴掌"龙探爪"，借左掌后伸的姿势，右掌如乘风破浪一般朝左侧面探爪。将左期门穴、云门穴放开，右边的期门穴、云门穴闭着。随着左掌后缩，右掌左探，腰部、腹部相应地扭转，同时要放得很松，才能将"带脉"锻炼得柔韧如丝，松紧合度。

3. 左探爪做完，再向右缩、右探：向左右探爪时，要同时微微发出"嘘"音相配合。头颈亦跟随左探、右探动作转动。用鼻吸口呼法。左缩左探或右缩右探的过程中吸气，缩探至尽处，呼气，口念"嘘"字。左缩左探或右缩右探的过程中，将吸入的气缓缓送入丹田，手十指末节指间关节轻轻一抓时，意念集中于双手掌。

（十三）卧虎扑食

歌诀：两足分蹲身似倾，左弓右箭腿相更，昂头胸作探前势，翘尾朝天调换行，呼吸调匀均出入，指尖着地赖支撑，还将腰背偃低下，顺势收身复立平。

1. 接上式。随即抬起右足，向右前方跨进一步，成右弓左箭步，同时双手向前，五指着地，掌心悬空（初练可用整个手掌着地），头向上略抬。

2. 下俯，臀部慢慢向后收，两目平视，腰部放松，似虎扑食之准备动作。

3. 头昂起，前胸以低势（约离地 4 寸），头、腰、臀、四肢呈波浪形向前运动，似向前扑食之状，目视前方。至前臂呈垂直时，胸稍停，再收回。如此反复 3～5 次，最后还原成右弓左箭步。

4. 做完收回站起，再以同法变左弓右箭步，照前法做足次数，还原成弓箭步后，站立成中裆（两足与肩等宽）。呼吸用鼻吸口呼法，撑起、后缩吸气；下俯、前冲呼气。双手扶地，变前弓后箭步时，用意调匀呼吸。意念凝注前方，有向前捕捉之感。

（十四）打躬击鼓

歌诀：两掌持后脑，弓腰至膝前，头垂探胯下，口紧咬牙关，舌尖微抵腭，两肘对手弯，按耳鸣天鼓，八音奏管弦。

1. 接上式。双足与肩宽，站立正直，待势。

2. 双手抱头，掌心按耳，双掌的中指尖微微接触，指头贴在"玉枕关"处。双肘屈曲，肘与肩平行。摆好姿势后，示指击打"玉枕关"频频敲击，耳中发出"隆隆"的响声，称之为"鸣天鼓"。

3. 鸣天鼓之后，双手抱头，慢慢俯身弯腰，将头向两膝的空当中间弯垂下去，以不能再垂弯为度，双腿挺直，腰胯放松，舌抵上腭，咬紧牙关，两目从胯裆中观看身后的天际。

4. 随即慢慢直立起来，还原全身笔直的架子，再度"鸣天鼓"与下弯。反复做3～5次。然后站立正直接下式。用鼻吸鼻呼法，在弯腰、直立过程中慢慢地微闭口呼吸（久练后可闭住呼吸，直立起来）。弯腰时意注丹田，直立时意注双手掌。

（十五）掉尾摇头

歌诀：膝直膀伸，推手及地，瞪目摇头，宁神一志，直起顿足，伸肱直臂，左右七次，功课完毕，祛病延年，无上三昧。

1. 接上式。将双手从脑后向正前方推出去，使双臂伸直，与肩相平，掌心向下。

2. 将双掌十指交叉扣起，掌心向地，慢慢向胸前收拢，至与胸两拳远时，弯腰，随即慢慢下推及地，双腿挺直。仍保持弯腰姿势，再向前、左、右各推一下，头亦随之摇摆。

3. 再缓缓伸腰，双掌同时上提，双掌松开。自然呼吸。在推掌及地时意念集中在双掌心，直立时意念集中于鼻尖。

（十六）收功

1. 接上式。双手竖掌向前推出，双足跟微微提起，前足掌着地。

2. 双手掌逐渐向外翻，至肩、肘、腕平时，掌心向外，画弧向两侧，翻掌提至腋下，掌心向上，双足跟同时落地，足掌提起。意念专注于动作姿势。

3. 然后再推出，反复共7次。

4. 最后恢复至第一式韦驮献杵收功。自然呼气。意想自身之气与天地分离，收归自身，下沉丹田。

六、注意事项

1. 韦驮献杵动作宜缓慢，配合柔和的自然呼吸，目光注视前方，视而不见。屈腕立掌稍用力。意念要淡，似有若无。

2. 横担降魔杵足跟抬起，足尖点地时要控制身体平衡，可将足趾分开后再抬足跟。

3. 掌托天门双手掌心向下，指尖向外为阴掌；双手掌心向上，为阳掌。

4. 摘星换斗在呼气时注意内劳宫，吸气时注意下边手的外劳宫。意念内劳宫、眼睛、腰眼随着这种凸凹开合的动作，做微微的运动。

5. 倒拽九牛尾前牵后拽时，与少腹丹田的气运开合相应运动着，双腿和腰、背、肩、肘等身段各部，亦都随着倒拽和前牵的韵味相应地颤动。如此反复操作 3～5 次。

6. 出爪亮翅随向前推掌，五指慢慢外分，掌指跷立笔直，产生麻热感；双掌向胸胁收回，五指自然伸直并拢。

7. 九鬼拔马刀，左右反复 6～7 次。

8. 三盘落地下蹲时，松腰、裹臀，双掌如负重物；起身时，双掌如托千斤重物。年老和体弱者下蹲深度可灵活掌握，年轻体健者可半蹲或全蹲。下蹲与起身时，上体始终保持正直，不应前俯或后仰。瞪眼闭口时，舌抵上腭，身体中正安舒。

9. 青龙探爪伸臂探"爪"，下按画弧，力注肩背，动作自然、协调，一气呵成。目随"爪"走，意存"爪"心。年老和体弱者前俯下按或画弧时，可根据自身状况调整幅度。

10. 卧虎扑食用躯干的蠕动带动双手前扑绕环。抬头、瞪目时，力达指尖，腰背部成反弓形。年老和体弱者可根据自身状况调整动作幅度。

11. 打躬击鼓身体前俯弯腰时，动作要缓慢，量力而行，动作不可过猛。患有脑血管病者慎做。

12. 掉尾摇头转头扭臀时，头与臀部做相向运动。高血压、颈椎病患者和年老体弱者，头部动作应小而轻缓。另外，应根据自身情况调整身体前屈与臀部扭动的幅度和次数。配合动作，自然呼吸，意念专一。

七、操作评分标准

易筋经技术操作考核评分标准见表 9-4-1。

表 9-4-1　易筋经技术操作考核评分标准

项目	分值	技术操作要求	评分等级				评分说明
			A	B	C	D	
仪表	2	仪表端庄，服饰适合练功，未佩戴首饰	2	1	0	–	一项未完成扣 1 分
核对	2	核对医嘱	2	1	0	–	一项未完成扣 1 分
评估	5	评估环境、患者的身体和精神状况	5	3	1	0	一项未完成扣 2 分
告知	5	告知患者练功注意事项	5	3	1	0	一项未完成扣 2 分

项目	分值	技术操作要求	评分等级 A	B	C	D	评分说明
准备	4	进行环境、着装、患者等准备	4	3	2	1	一项未完成扣1分
功法分式	60	韦驮献杵	5	4	3	2	后踵和足尖未看齐扣2分；脊柱未竖立端直，弓背弯腰扣3分
		横担降魔杵	5	4	3	2	手掌未向下后方打开扣2分；坐腕立掌未保持足够时间扣3分
		掌托天门	5	4	3	2	足跟未提起扣2分；手势未对天门（前发际上2寸）扣3分
		摘星换斗	5	4	3	2	双臂未缓缓下落扣2分；同时足跟未落地，扣1分；左手手背未贴至命门扣2分
		倒拽九牛尾	5	4	3	2	右手未距离胸口一拳扣2分；左手握拳未放于命门处扣3分
		出爪亮翅	5	4	3	2	动作幅度轻而缓未达标扣3分
		九鬼拔马刀	5	4	3	2	双臂在体前打开右手未包裹住左耳扣2分；左手手背未贴至命门扣3分
		三盘落地	5	4	3	2	肩肘腕未成"一"字形扣2分；双膝下蹲，大腿与小腿未成90°扣3分
		青龙探爪	5	4	3	2	"龙探爪"动作未达标扣3分
		卧虎扑食	5	4	3	2	未还原成弓箭步扣2分；双手未由拳变虎爪扣3分
		打躬击鼓	5	4	3	2	双足站立未与肩同宽扣2分；双肘屈曲，肘与肩平行，动作未达标扣3分
		掉尾摇头	5	4	3	2	双掌十指交叉掌心未向地扣2分；双腿未挺直扣3分
结束	6	收功，之后对考核老师致谢、离场	6	4	2	0	未有收功法扣4分；未致谢离场扣2分
评价	6	整体动作熟练、流畅	6	4	2	0	一项不合格扣2分，最高扣6分
理论提问	10	易筋经的适应证	5	3	1	0	回答不全面扣2分/题；未答出扣5分/题
		易筋经的注意事项	5	3	1	0	
得分							

第五节　八段锦

一、概念

从长沙马王堆西汉古墓出土的帛画导引图算起，我国导引术流传历史已有千年以上，八段锦是古代导引的重要分支之一。八段锦的形成与南朝梁代陶弘景撰写的《养性延命录》有一定关系。传统八段锦的编创人是谁至今仍无定论，但可以确定的是八段锦的出现是历代养生学家和功法锻炼者的共同知识的杰作。八段锦是调身为主的功法，练习中侧重肢体运动与呼吸相配合。

二、目的

该功法柔筋健骨，养气壮力，行气活血，调理脏腑，且其运动量恰到好处，既达到了健身效果，又不感到疲劳。练习八段锦能够改善患者的神经系统控制能力，调整中枢神经系统的兴奋性，并强化和提高代谢水平，降低人体的紧张和焦虑情绪，达到增强体质、延年益寿的效果。现代研究认为这套功法能改善神经调节功能，加强血液循环，对腹腔内脏有柔和的按摩作用，可激发各系统的功能，纠正机体异常的反应，对许多疾病都有医疗康复作用。

三、适应证与禁忌证

（一）适应证

1. 适宜有氧运动的老年人及良性慢性病患者。
2. 良性慢性阻塞性肺疾病及平稳期心肺功能障碍者。
3. 学生、健身人群和运动员。
4. 久坐、长期姿势不良的人群。

（二）禁忌证

1. 慢性心力衰竭病情严重或者其他原因限制活动者。
2. 处于慢性心力衰竭的急性发作期。
3. 高血压控制不良者（收缩压≥180mmHg，或舒张压≥100mmHg）。
4. 合并严重的肾功能不全、肝功能不全者。
5. 合并严重慢性阻塞性肺疾病、肺源性心脏病或呼吸衰竭患者。

6. 合并严重造血系统、肿瘤等严重原发性疾病。

7. 合并精神病、重度神经官能症者。

四、操作流程

八段锦操作流程见图 9-5-1、视频 9-3。

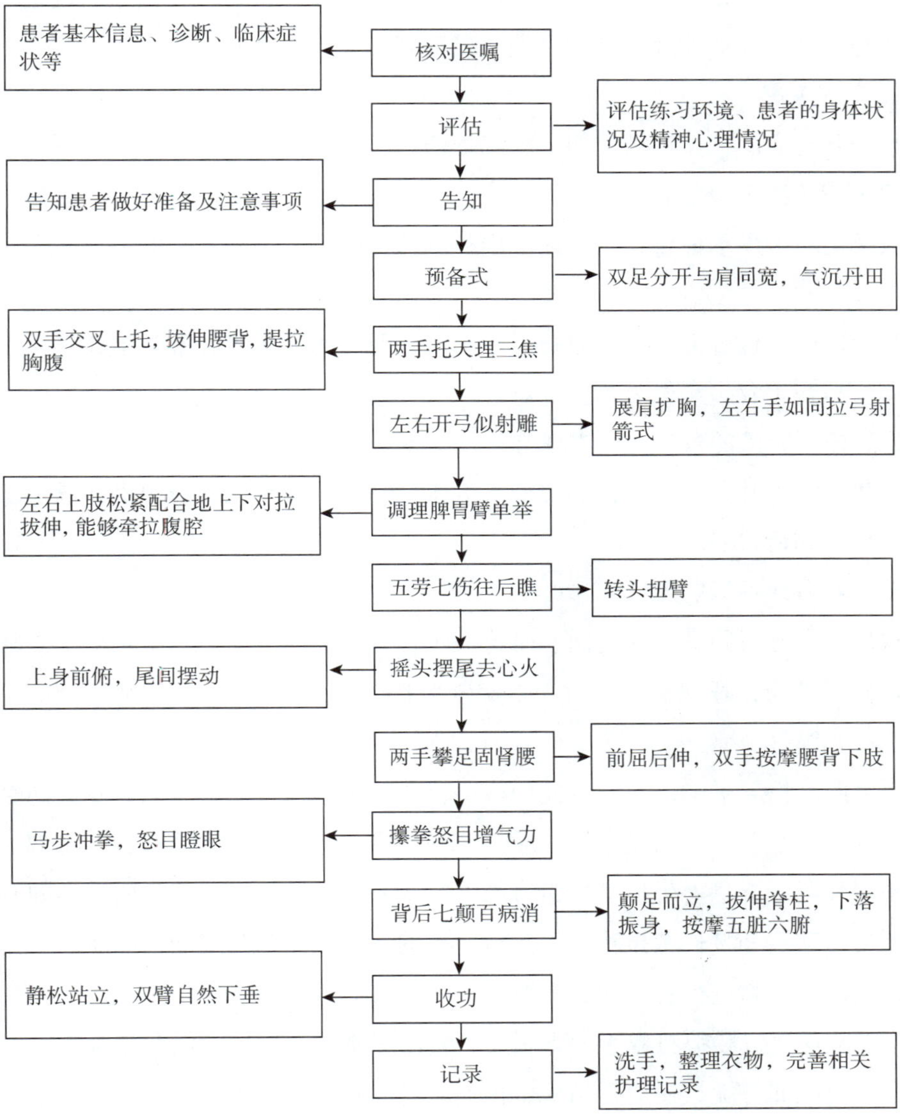

视频 9-3 八段锦

图 9-5-1 八段锦操作流程

五、操作步骤要领

（一）评估

评估环境是否整洁、幽静、采光通风良好，适宜练功；评估患者的身体状况，是否适宜练功；评估患者的精神状况是否良好，能够配合练功。

（二）告知

告知患者功前半小时停止一切剧烈运动、着宽松合体衣物、不宜过饥过饱、排空二便、适当热身活动，妇女经、孕、产期适当锻炼。

（三）预备式

双足分开与肩同宽，舌抵上腭，气沉丹田。

（四）两手托天理三焦

1. 双手由小腹向前伸臂，手心向下向外画弧，顺势转手向上，双手十指交叉于小腹前，吸气。

2. 缓缓屈肘沿任脉上托，当双臂抬至与肩、肘、腕相平时，翻掌上托于头顶，双臂伸直，仰头目视手背，稍停片刻，屏息。

3. 意想松开交叉的双手，自体侧向下画弧慢慢落于小腹前，仍十指交叉，掌心向上，恢复如起势。稍停片刻，再如前反复6～8次，呼气。像清气从丹田沿任脉上贯通上、中、下三焦，脑清目明。

（五）左右开弓似射雕

1. 双足分开与肩同宽，左足向左横跨一步，双腿屈膝下蹲成马步站桩，双膝做内扣劲，双足做下蹬劲，臀髋呈下坐劲，如骑马背上，双手空握拳，屈肘放于两侧髋部，距髋约一拳许，吸气。

2. 双手向前抬起平胸，左臂弯曲为弓手，向左拉至极点，开弓如满月，同时，右手向右伸出为"箭手"，手指做剑诀，顺势转头向右，通过剑指凝视远方，意如弓箭伺机待发，稍停片刻，屏息。想象气机沿督脉上行至巅顶，转从前向下，向头转同侧的手臂运行，颈椎、胸椎和腰椎牵拉转动；头转向方的肩臂、颈部和胸胁部的肌肉、骨骼、韧带牵拉，同时对心肺进行有节律的按摩。

3. 将双腿伸直，顺势将双手向下画弧，收回于胸前，再向上向两侧画弧缓缓下落两髋外侧，同时收回左腿，还原为站式；再换右足向右横跨，重复如上动作，如此左右交替6～8次，呼气。

（六）调理脾胃臂单举

1. 双臂下垂，掌心下按，手指向前，成下按式站桩，双手同时向前向内画弧，顺势翻掌向上，指尖相对，在小腹前如提抱式站桩，屏息。

2. 翻掌，掌心向下，左手自左前方缓缓上举，手心上托，指尖向右，至头上左方将臂伸直，同时右手下按，手心向下，指尖向前，上下双手做争力劲，吸气。

3. 还原如起势，呼气。

4. 左手自左上方缓缓下落，右手顺势向上，双手翻掌，手心向上，相接于小腹前，吸气。

5. 还原如起势，如此左右交换，呼气，反复做 6～8 次。想象气机以中焦为中心双臂上下对拔争力，贯通两侧的肝经、胆经、脾经、胃经，并使其受到牵引。

（七）五劳七伤往后瞧

1. 松静站立，双足分开与肩同宽，先将左手劳宫穴贴在小腹下丹田处，右手贴左手背上，配合顺腹式呼吸，吸气使小腹充满。

2. 转头向左肩背后望去，吸气。想象内视左足心涌泉穴，以意领气至左足心。

3. 稍停片刻，同时将头转向正面，呼气。以意领气，从足心经大腿后面上升到尾闾，再到命门穴。

4. 转头向右肩背后望去，吸气。

5. 还原如起势，呼气。此交替 6～8 次。

（八）摇头摆尾去心火

1. 松静站立同前，左足向左横开一步成马步，双手反按膝上部，手指向内，臂肘做外撑劲，吸气使小腹充满。

2. 意领气由下丹田至足心，屏息。

3. 同时以腰为轴，将躯干摇转至左前方，头与左膝呈一垂线，臀部向右下方做撑劲，目视右足尖，右臂绷直，左臂弯曲，以助腰摆，呼气。

4. 稍停片刻，屏息。如此左右摇摆 6～8 次。

（九）两手攀足固肾腰

1. 松静站立同前，双腿绷直，双手叉腰，四指向后托肾俞穴。

2. 上身后仰，吸气。

3. 上体前俯，双手顺势沿膀胱经下至足跟，再向前攀足尖，呼气。意守涌泉穴。

4. 稍停后，缓缓直腰，手提至腰两侧叉腰，屏息后吸气，如此反复 6～8 次。意引气至腰，意守命门穴。

（十）攒拳怒目增气力

1. 松静站立如前，左足横出变马步，双手提至腰间半握拳，拳心向上，双拳相距三拳左右，双手环抱如半月状，吸气。意守丹田或命门穴。

2. 将左拳向左前击出，顺势头稍向左转，过左拳瞪目，虎视远方，右拳同时向后拉，使左右臂争力，呼气后屏息。

3. 稍停片刻，双拳同时收回原位，松开虚拳，向上画弧经两侧缓缓下落，收回左足还原为站式，呼气。如此左右交替6～8次。

（十一）背后七颠百病消

1. 松静站立如前，膝直足开，双臂自然下垂，肘臂稍外作撑，屏息。意守丹田。
2. 平掌下按，足跟上提，吸气。意念头向上虚顶，气贴于背。
3. 足跟下落着地，手掌下垂，呼气。全身放松如此反复6～8次。

（十二）收功

意转丹田，可意想身体各部分气息缓缓集中于丹田，逐渐恢复自然呼吸；再做一些自我保健按摩，并慢慢睁开眼睛。

六、注意事项

1. 两手托天理三焦练习时当双臂沿任脉上托至与肩相平时不要耸肩，手臂至头顶上方时稍用力上托，使三焦得以牵拉。

2. 左右开弓似射雕练习时双臂自体侧抬起平胸时身体易出现前后晃动和耸肩，纠正方法是双足抓地，气沉丹田，沉肩坠肘。

3. 调理脾胃臂单举练习时双臂上下争力时易出现上下用力不均、躯干倾斜等现象，所以操作时尽量用力均匀，保持立身中正。

4. 五劳七伤往后瞧练习时头向左右转动时幅度要一致，与肩齐平，避免脊柱跟着转动。

5. 摇头摆尾去心火练习时易出现弓腰低头太过、转身角度太过或不及。纠正方法为转动角度以头与左右足尖垂直为度，屈膝左右转动幅度一致，大约90°，腰部要伸展。

6. 两手攀足固肾腰练习时易出现身体后仰太过、弯腰屈膝现象。纠正方法为身体后仰以保持平衡稳固为度，上体前俯时双膝要伸直，向下弯腰的力度可量力而行。

7. 攒拳怒目增气力练习时易出现耸肩、塌腰、闭目等现象。纠正方法为松腰沉胯，沉肩坠肘，气沉丹田，脊柱正直，怒目圆睁。

8. 背后七颠百病消练习时，足跟提起时注意保持身体平衡，十个足趾稍分开着地。百会上顶，双手下按，使脊柱尽量得以拔伸。患有脊柱病变者足跟下落要轻，不可用力过重。

七、评分标准

八段锦技术操作考核评分标准见表9-5-1。

表 9-5-1　八段锦技术操作考核评分标准

项目	分值	技术操作要求	评分等级 A	B	C	D	评分说明
仪表	2	仪表端庄，服饰适合练功，未佩戴首饰	2	1	0	-	一项未完成扣1分
核对	2	核对医嘱	2	1	0	-	一项未完成扣1分
评估	5	评估环境、患者的身体和精神状况	5	3	1	0	一项未完成扣2分
告知	5	告知患者练功注意事项	5	3	1	0	一项未完成扣1分
准备	4	进行环境、着装、患者等准备	4	3	2	1	一项未完成扣1分
功法分式	60	两手托天理三焦	7	5	3	1	双掌上托至面前时，未提踵、抬头扣2分/次；提踵上托时，上体未保持直立扣4分
		左右开弓似射雕	8	6	4	2	双足分开未与肩同宽扣4分；动作不协调未达标扣2分
		调理脾胃臂单举	7	5	3	1	下按式站桩与提抱式站桩动作未达标扣2分/次；翻掌、上托、下落等动作未达标扣2分
		五劳七伤往后瞧	8	6	4	2	上身前俯、尾闾摆动动作未达标扣4分；脊柱大幅度的侧屈、环转及回旋运动，幅度不够大未达标扣2分
		摇头摆尾去心火	7	5	3	1	按摩腰背下肢后方，动作未达标扣2分；脊柱前屈与后伸，幅度不达标扣2分
		两手攀足固肾腰	8	6	4	2	双腿膝关节未弯曲扣4分；支撑腿的足尖未外展扣2分
		攒拳怒目增气力	7	5	3	1	攒拳时未放于体侧扣2分；双拳未缓缓下落扣2分；挥拳时未控制力量扣2分
		背后七颠百病消	8	6	4	2	七次提踵动作未达标扣4分；落地时未使身体激活，出现震颤扣2分
结束	6	收功，之后对考核老师致谢离场	6	4	2	0	未有收功法扣4分；未致谢离场扣2分
评价	6	整体动作熟练、流畅、协调	6	4	2	0	一项不合格扣2分，最高扣6分
理论提问	10	八段锦的适应证	5	3	1	0	回答不全面扣2分/题；未答出扣5分/题
		八段锦的注意事项	5	3	1	0	
得分							

第六节 五行掌

一、概念

五行掌是具有代表性的中医气功功法,其功理来源于中医的五行学说。五行掌的五节正功对应于五脏及其经络、方位和季节。第一节推法属木,对应肝、东方、春季;第二节拓法属火,对应心、南方、夏季;第三节云法属土,对应脾、南方、长夏;第四节捏法属金,对应肺、西方、秋季;第五节摸法属水,对应肾、北方、冬季。

二、目的

五行掌功法通过特殊的调息活动可以调整自主神经系统的功能,从而协调内脏机能活动、纠正紊乱状态;通过全身的运动又可改善和促进血液循环;通过专一的意念活动和良好的心理暗示,不但能起安定镇静作用,而且锻炼纯熟后还能运用意识主动控制内脏功能活动。

三、适应证与禁忌证

(一)适应证

1. 头痛、眩晕、目赤、耳鸣、口苦、咽干、急躁易怒、恶心呕吐、胸胁脘腹胀痛、腹痛疝气、泄泻、遗尿、小便不利等。用于神经衰弱、高血压、青光眼、慢性胃炎、消化性溃疡、慢性肠炎、慢性肝炎、妇女月经不调等病。

2. 心烦口渴、口舌生疮、口苦咽干、尿黄淋痛,以及心悸、怔忡、失眠、多梦、喜笑悲泣无常、掌心热、沿心经循行部位疼痛等。用于神经衰弱、心血管神经官能症、心律失常、泌尿生殖系统及妇科的慢性炎症等病。

3. 食少、脘腹胀满、嗳气、呕恶、泛酸、腹痛、肠鸣、泻痢、痰饮、水肿、肢倦身重、舌根强痛、黄疸、小便不利等。用于慢性胃炎、消化性溃疡、慢性肠炎、慢性肝炎、胃肠道功能紊乱等病。

4. 项背强痛、咳嗽、咽痒、咽痛、口干、气逆、哮喘、痰多、寒热、无汗、胸闷胀痛、呼吸气促、尿频黄赤、沿肺经循行部位疼痛等。用于感冒、慢性支气管炎、哮喘、支气管扩张、肺气肿、肺结核(恢复期)及颈、肩、背、腰、骨关节疾病等。

5. 腰膝酸软、畏寒肢冷、眼睑浮肿、小便不通、阳痿、遗精、早泄、精冷、不孕不育、眩晕耳鸣、潮热、盗汗、心悸、失眠、口干、咽痛、咳痰带血、喘息、背痛、黄疸、腹泻、嗜睡等。用于神经衰弱、肺结核、肺源性心脏病、肾病、高血压、低血压等病。

6. 收功有通利三焦、协调五脏、调畅气机、平秘阴阳的作用，虚实均可用，无病保健康。

（二）禁忌证

1. 慢性心力衰竭病情严重或者其他原因限制活动者。
2. 处于慢性心力衰竭的急性发作期。
3. 合并精神病、重度神经官能症者。

四、操作流程

五行掌操作流程见图 9-6-1。

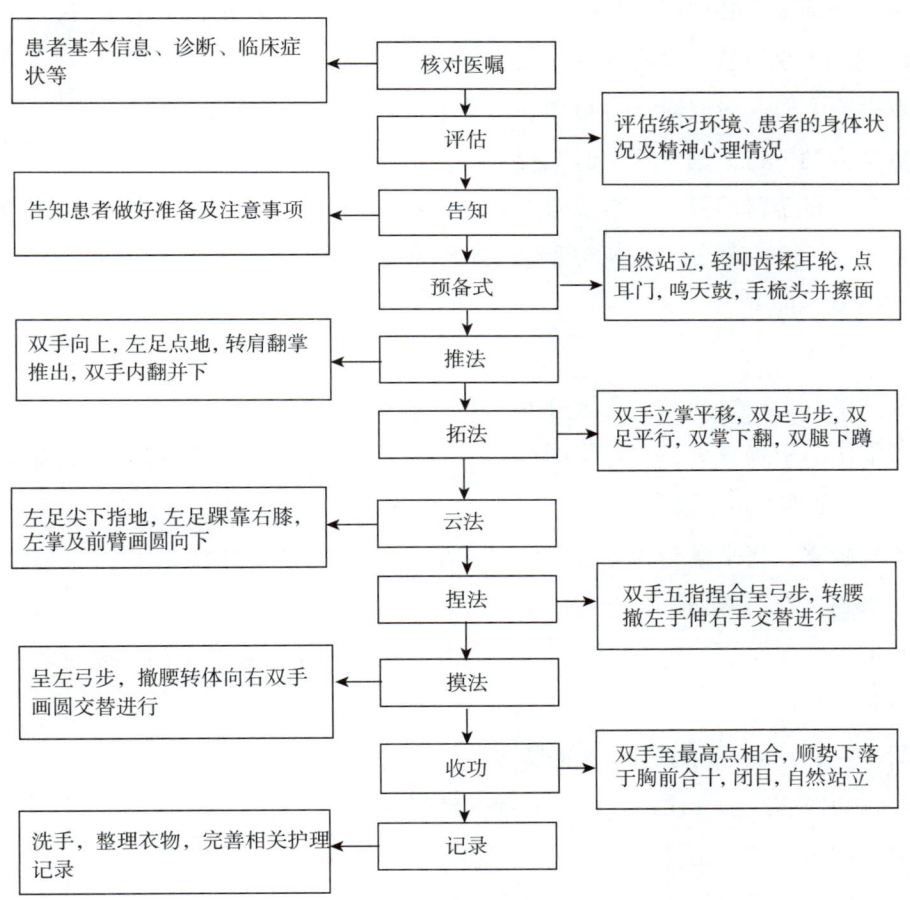

图 9-6-1　五行掌操作流程

五、操作步骤要领

（一）评估

评估环境是否整洁、幽静、采光通风良好，适宜练功；评估患者的身体状况，是否适宜练功；评估患者的精神状况是否良好，能够配合练功。

（二）告知

告知患者功前半小时停止一切剧烈运动、着宽松合体衣物、不宜过饥过饱、排空二便、适当热身活动，妇女经、孕、产期适当锻炼。

（三）预备式

1. 面向东方，自然松静站立，手臂下垂，足跟并拢。

2. 双掌外旋至掌心向前，带动双臂略外展；掌带臂走，从两侧上举平肩，掌心向上。双手臂继续上举至垂直，掌心向内，吸气。

3. 双手臂上升和吸气时，意想和感觉整个身体变轻，好像要飞起来。

4. 双掌内翻下行带动双臂屈肘下行平肩，掌心向下。

5. 双手下行至臂伸直，双掌按向外下方，呼气。

6. 双手臂下降和呼气时，意想和感觉整个身体变重，好像回落到地上。双掌内旋，带动双臂归位，屏气。

（四）推法

1. 推法属木，行气肝经，春天宜练，面向东方。

2. 双掌向上平提齐肩，左足跟同时上提，左足尖点地。沉肩含胸。暗示清气从足大趾沿肝经上至两胁。

3. 转肩翻掌，将平掌转为立掌，同时左足向左前方45°方向，用前足掌擦地前移大步。立掌坐腕，双肘微屈，上臂与肩平，吸气。

4. 双手立掌向左前方推出，呈弓步，呼气。感受双手如推开重门，同时暗示浊气沿肝经出于足大趾。

5. 双掌内翻，双臂自然下垂，撤腰坐臀，勾左足尖，屏息。

6. 左侧动作连续做5次后，转向右侧连续做5次。

（五）拓法

1. 拓法属火，行气心经，夏天宜练，面向南方。

2. 双掌向上平提齐肩，左足跟同时上提，左足尖点地。沉肩含胸。暗示清气从足大趾沿肝经上至两胁，吸气。

3. 转肩翻掌，将平掌转为立掌，同时左足向左前方45°方向，用前足掌擦地前移大步。立掌坐腕，双肘微屈，上臂与肩平，吸气。

4. 双手立掌向左前方推出，呈弓步，呼气。感受双手如推开重门，同时暗示浊气沿肝经出于足大趾。

5. 双手立掌自左向右平移；双腿由弓步变马步，双足平行；身体随之右转，呼气。意想和感觉用双掌拓碑帖，平整而有力地从一侧移向另一侧。

6. 双掌内翻下行，双臂自然下垂；双腿同时弯曲下蹲，上身竖直，屏息。

7. 左侧动作连续做 5 次后，转向右侧连续做 5 次。

（六）云法

1. 云法属土，行气脾经，长夏宜练，面向南方。

2. 左掌及前臂上提齐肩，左膝同步上提平，与上身成 90° 角；左足尖下指地面，左足踝靠右腿膝，吸气。

3. 左掌及前臂继续上提，至掌心齐目时外翻向外，带动前臂以左肘为圆心外展画圆至与肩平，左膝、足姿势不变。

4. 左掌及前臂继续画圆向下，自然到底；左膝、足同步向下归位，呼气。

5. 做完 1 次左侧动作后，做 1 次右侧动作，左右交替进行，各做 5 次。

6. 用眼角余光觉察手掌的运动轨迹，同时意想和感觉左右躯体的气机运行如行云流水般此起彼伏，如环无端。

（七）捏法

1. 捏法属金，行气肺经，秋天宜练，面向西方。

2. 双手五指捏合，左手向上捏合，左臂、左腿向左前方 45° 伸出，呈左弓步；同时右手向下捏合，平肩屈臂，邻近右腋窝。

3. 撤腰坐臀勾左足尖。上身姿势不变，吸气。

4. 转腰撤左手伸右手，左右手相遇时相互调转方向，变为左手向下捏合，右手向上捏合，呼气。

5. 向前伸左手，向后撤右手，左右手相遇时再次相互调转方向。

6. 左侧动作连续做 5 次后，转向右侧连续做 5 次。

7. 撤腰坐臀、撤左手时，意想和感觉拉弓射箭的姿态和力量。

（八）摸法

1. 摸法属水，行气肾经，冬天宜练，面向北方。

2. 左足向左前方 45° 擦出，呈左弓步，双手水平下按于前下方，双掌靠拢但不接触，掌心向下，指尖伸向正前方。

3. 撤腰勾左足尖，转体向右，双掌向右后方画圆，完成 1/4。即画前半个圆时为吸气。

4. 转腰撤手坐臀，继续画圆，双掌运行至接近左大腿外侧，完成画圆的 1/2。

5. 还原左弓步，双掌向左前方画圆完成 3/4。即画后半个圆时为呼气。

6. 身体右转，双掌继续画圆至完成。

7. 左侧动作连续做 5 次后，转向右侧连续做 5 次。

8. 双手画圆时意想和感觉正在按住一个浮在水面的球，既不要让球浮出水面，又不要让球沉入水面，在用力与不用力之间，保持双手的水平画圆动作。

9. 吸气时足尖用力上跷，呼气时指尖用力上跷，以加强气感。

（九）收功

1. 收功属火，与三焦相应，行气于任督二脉，四季可练，面向东方。自然松静站立，手臂下垂，足跟并拢。

2. 双掌外旋至掌心向前，带动双臂略外展；掌带臂走，从两侧上举平肩，掌心向上。双手臂继续上举至垂直，掌心向内，吸气。

3. 双手臂上升和吸气时，意想和感觉整个身体变轻，好像要飞起来。

4. 双掌内翻下行带动双臂屈肘下行平肩，掌心向下。

5. 双手下行至臂伸直，双掌按向外下方，呼气。

6. 双手上升至最高处时两手相合，顺势下落于胸前合十。

7. 吸气同起势，双手合掌时转呼气，双手下落至胸前呼气止。保持双手合十的姿势，闭目静立片刻。双手合十静立时做 5 次呼吸，第 5 次呼气时双手缓缓放下。双手合十静立时进入无念的安静状态。双手缓缓放下，回归为自然站立而结束。

六、注意事项

1. 预备功动作须连续和不间断地完成，以形成整体动作；意想出真实的感觉，但足跟不离地。

2. 推法中注意转肩翻掌不是旋腕翻掌；左足掌擦地前移，不是离地迈步。做推法时，动作宜缓慢，配合柔和的自然呼吸，目光注视双手，屈腕立掌稍用力，使指尖有麻酥酥的得气感。吸气时足大趾微微上跷。

3. 拓法中下蹲的程度可因人而异，原则上以大腿平膝为好；此式呼气时间长于吸气，需注意保持呼气过程的平缓流畅。

4. 云法时画圆以肘为圆心，不是以肩；画圆时眼睛的余光跟随手掌移动，头不动。

5. 捏法时整个动作中目光始终跟随前手，头亦随之摆动。

6. 摸法时画圆尽量保持水平，不要有上下起伏。

7. 收功时双手胸前合十时，要沉肩坠肘，两臂齐平。

七、评分标准

五行掌技术操作考核评分标准见表 9-6-1。

表 9-6-1 五行掌技术操作考核评分标准

项目	分值	技术操作要求	评分等级 A	B	C	D	评分说明
仪表	2	仪表端庄，服饰适合练功，未佩戴首饰	2	1	0	-	一项未完成扣 1 分
核对	2	核对医嘱	2	1	0	-	一项未完成扣 1 分
评估	5	评估环境、患者的身体和精神状况	5	3	1	0	一项未完成扣 2 分
告知	5	告知患者练功注意事项	5	3	1	0	一项未完成扣 1 分
准备	4	进行环境、着装、患者等准备	4	3	2	1	一项未完成扣 1 分
功法分式	60	预备功：双足与肩同宽，叩齿，梳头，擦面	5	3	1	0	一项未完成扣 2 分
		推法：以鼻吸气，双手成托物状，随呼气默念"嘘"字，呼气尽时反掌向上	10	8	6	4	屈腕立掌时指尖未有麻酥酥的气感扣 4 分；未在吸气时足大趾微微上跷扣 2 分
		拓法：默念"呵"字外，要意守掌心劳宫穴和小指内侧指甲根处的少冲穴，并使手指伸直上跷，以产生酥麻的气感；腰要正直，躯干随双手左右转动	10	8	6	4	未使手指伸直上跷扣 4 分；腰未挺直扣 2 分；未使躯干随双手左右转动扣 2 分
		云法：目光随手转，头随之也转动，吸短呼长，吸快呼慢，默念"呼"字	10	8	6	4	手、眼、头与呼吸的配合一项未完成扣 2 分
		捏法：做捏法时，躯干的前后平移、左右转动，应缓慢轻柔，两臂尽量前后伸展以扩胸	10	8	6	4	动作未缓慢轻柔扣 6 分；未充分扩胸扣 2 分
		摸法：双掌与地面平行画圈，如磨豆腐一般，手高不过脐，躯干要正直，腰部随双掌转圈，应加强对肾俞、命门等穴的意守；吸气时足尖用力上跷，呼气时手尖用力上跷，以加强气感	10	8	6	4	手高不过脐，躯干要正直，腰部随双掌转圈，一项未达标扣 2 分；未在吸气时足尖上跷扣 2 分；未在呼气时手尖上跷扣 2 分
		收功：重复做 3 次，最后双手抚于丹田，男左女右，引气归元，自然呼吸	5	3	1	0	每个动作之间未衔接预备式扣 2 分
结束	6	收功，之后对考核老师致谢离场	6	4	2	0	未有收功法，扣 4 分；未致谢离场，扣 2 分
评价	6	整体动作熟练、流畅、协调	6	4	2	0	一项不合格扣 2 分，最高扣 6 分

续表

项目	分值	技术操作要求	评分等级 A	B	C	D	评分说明
理论提问	10	五行掌的适应证	5	3	1	0	回答不全面扣2分/题；未答出扣5分/题
		五行掌的注意事项	5	3	1	0	
得分							

第七节 保健功

一、概念

保健功系根据床上八段锦、十二段锦等传统导引法整理改编而成，由全身自上而下的自我按摩及运动组成。其动作缓和柔韧，男女老少皆宜，既有保健作用，又可防治疾病。

二、目的

通过对头、颈、躯干、四肢的适度按摩和屈伸转摇等运动，疏通经络、调畅气血、松弛肌肉、舒展筋骨、通利关节，使五志舒和、脏腑协调、阴平阳秘、精气神足，既可扶正，又能祛邪。

三、适应证

1. 用于心血不足引起的失眠、多梦、健忘、神志不宁等症。

2. 用于感冒、眉棱骨痛、伤风鼻塞（急性鼻炎）、鼻窒（慢性鼻炎）、鼻鼽（过敏性鼻炎）等。

3. 用于肝血不足引起的夜盲、视物不明；或用眼不当出现的近视、弱视；或肝阳上亢引起的头晕目眩、目赤肿胀等。

4. 用于痰迷心窍、肝阳上亢出现的中风后遗症口眼㖞斜、口角流涎；风邪中络引起的患侧面肌弛缓，额纹消失，眼不能闭合，鼻唇沟变浅，口角下垂；同时可使面部红润、皱纹减少。

5. 用于肝胆之火上攻，发病突然，耳内有雷鸣或闻潮声。

6. 用于肝肾阴虚引起的牙齿松动，咽干口燥，心烦不寐；亦可用于口舌生疮，口腔溃疡，口苦口臭；还可用于脾胃气虚引起的食少纳呆，食后脘腹胀满，四肢倦怠，面色萎黄，舌淡苔白，脉缓弱。

7. 用于风寒湿引起的五十肩（肩周炎），出现肩关节活动不利，疼痛，甚至肩关节不能上举，吃饭、梳头都受到严重影响。

8. 用于漏肩风或肩关节损伤引起的疼痛牵涉上臂及前臂，活动时疼痛加剧，重者不敢摆动患肢。

9. 用于因先天不足或后天失养，肾气不充、骨骼发育不良所致的鸡胸、龟背。

10. 用于跌仆闪挫，经络受损，气滞血瘀，或劳欲过度，久病肾虚引起的腰痛。

11. 用于感受风寒，遭雨涉水，或劳动汗出，寒湿侵犯经络出现的腰痛、腿痛、膝关节疼痛。

12. 用于气血亏损、命门火衰引起的月经不调、经闭、痛经、阳痿、早泄。

13. 用于脾气下陷导致的脘腹重坠，便意频数，久泄脱肛，子宫下垂；下焦湿热所致的尿频、尿急、尿痛，妇女带下量多色浓，混浊臭味，阴中瘙痒，舌红苔黄，脉滑数。

14. 用于腹胀、腹痛、便秘、小便不利等；用于胁肋胀痛、夜尿频多、腰膝酸软等。

15. 用于风寒湿痹，关节疼痛，屈伸不利；年老体衰，肝肾不足引起的骨痹（骨性关节炎），脚痹疼痛，挛弱不可屈伸者。

16. 用于失眠少寐，惊悸多梦，头晕耳鸣，腰膝酸软，五心烦热；用于心悸，心慌气短，头痛，目眩；用于肝阳上亢引起的头目胀痛，面红目赤，头重脚轻，舌红少津等。

四、操作流程

保健功操作流程见图 9-7-1。

五、操作步骤要领

（一）评估

评估环境是否整洁、幽静、采光通风良好，适宜练功；评估患者的身体状况，是否适宜练功；评估患者的精神状况是否良好，能够配合练功。

（二）告知

告知患者功前半小时停止一切剧烈运动、着宽松合体衣物、不宜过饥过饱、排空二便、适当热身活动，妇女经、孕、产期适当锻炼。

（三）预备式

静坐，双腿盘膝，自然交叉。轻闭双目，口轻轻闭合，舌轻抵上腭。含胸拔背，下颌内收，松腰松胯。臀部略垫高 1~2 寸（相当于枕头的高度）。双手四指轻握大拇指，置于两侧大腿上。自然呼吸或顺腹式呼吸，使开始的粗呼吸逐步过渡到平稳、缓慢、细长、均匀的呼吸状态。用鼻呼吸 50 息时间。排除杂念，身心松适，意守丹田，似守非守。

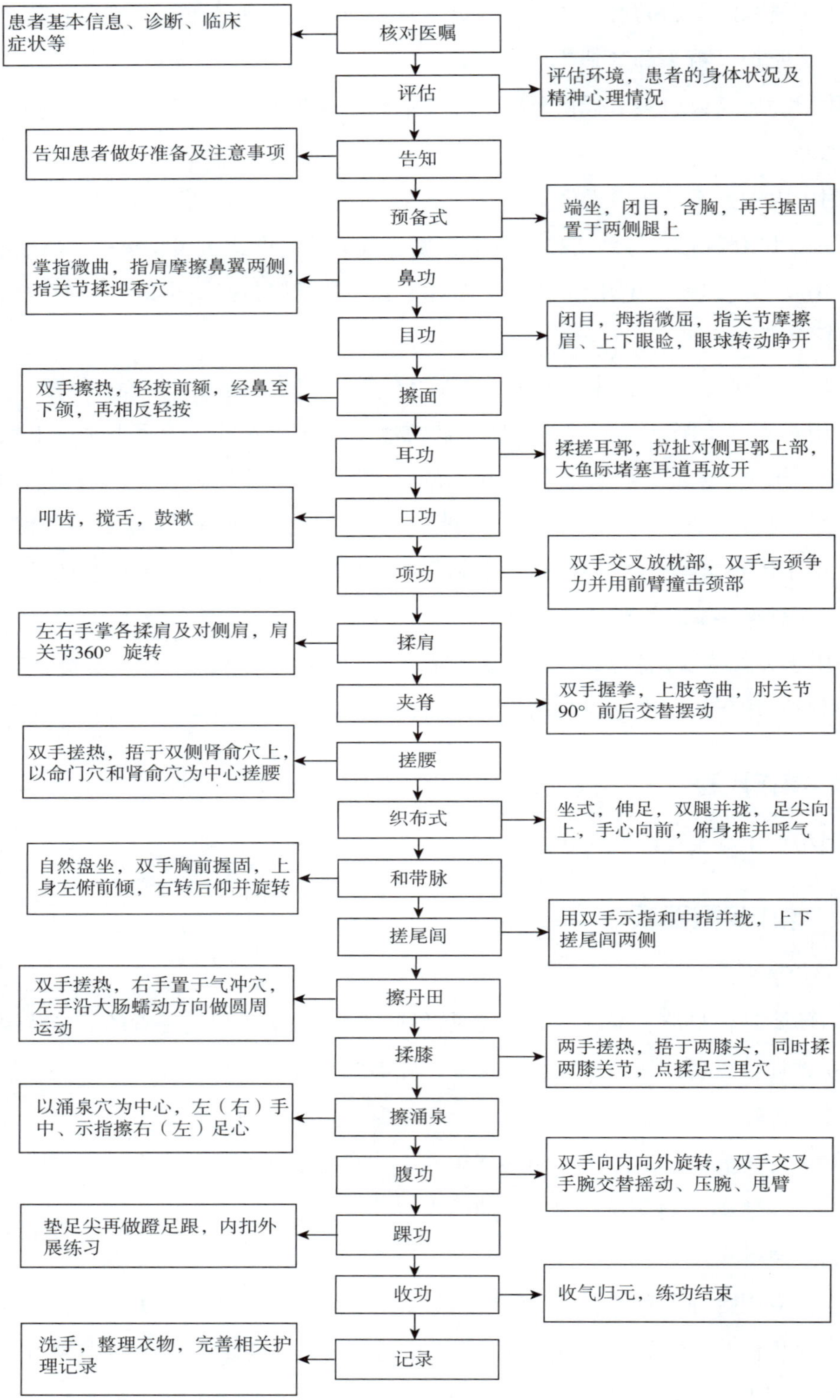

```
患者基本信息、诊断、临床  ←  核对医嘱
症状等                          ↓
                              评估      →  评估环境,患者的身体状况及
                                ↓              精神心理情况
告知患者做好准备及注意事项  ←  告知
                                ↓
                              预备式    →  端坐,闭目,含胸,两手握固
                                ↓              置于两侧腿上
掌指微曲,指肩摩擦鼻翼两侧,  ←  鼻功
指关节揉迎香穴                  ↓
                              目功      →  闭目,拇指微屈,指关节摩擦
                                ↓              眉、上下眼睑,眼球转动睁开
双手擦热,轻按前额,经鼻至    ←  擦面
下颌,再相反轻按                ↓
                              耳功      →  揉搓耳郭,拉扯对侧耳郭上部,
                                ↓              大鱼际堵塞耳道再放开
叩齿,搅舌,鼓漱              ←  口功
                                ↓
                              项功      →  双手交叉放枕部,双手与颈争
                                ↓              力并用前臂撞击颈部
左右手掌各揉肩及对侧肩,肩  ←  揉肩
关节360°旋转                    ↓
                              夹脊      →  双手握拳,上肢弯曲,肘关节
                                ↓              90°前后交替摆动
双手搓热,捂于双侧肾俞穴上,  ←  搓腰
以命门穴和肾俞穴为中心搓腰      ↓
                              织布式    →  坐式,伸足,双腿并拢,足尖向
                                ↓              上,手心向前,俯身推并呼气
自然盘坐,双手胸前握固,上  ←  和带脉
身左俯前倾,右转后仰并旋转      ↓
                              搓尾闾    →  用双手示指和中指并拢,上下
                                ↓              搓尾闾两侧
双手搓热,右手置于气冲穴,  ←  擦丹田
左手沿大肠蠕动方向做圆周        ↓
运动                          揉膝      →  两手搓热,捂于两膝头,同时揉
                                ↓              两膝关节,点揉足三里穴
以涌泉穴为中心,左(右)手  ←  擦涌泉
中、示指擦右(左)足心          ↓
                              腹功      →  双手向内向外旋转,双手交叉
                                ↓              手腕交替摇动、压腕、甩臂
垫足尖再做蹬足跟,内扣外    ←  踝功
展练习                          ↓
                              收功      →  收气归元,练功结束
                                ↓
洗手,整理衣物,完善相关护  ←  记录
理记录
```

图 9-7-1 保健功操作流程

(四)鼻功(擦鼻)

1. 双腿盘膝,自然交叉,端坐。

2. 口轻轻闭合,舌轻抵上腭。

3. 含胸拔背,下颌内收,松腰松胯。

4. 双手大拇指指背先擦热,拇指微屈,用双手拇指第二节指背轻轻自鼻唇沟向上推擦到前额,吸气。

5. 向上推擦想象清气从口角(迎香穴)上升到前额发际处(上星穴)。再由前额下擦到鼻唇沟,呼气,向下拉擦感觉面部放松,浊气由前额下降到口角处(迎香穴)排出。一上一下为一次,摩擦鼻翼两侧各 18 次。

(五)目功

1. 双腿盘膝,自然交叉,端坐。

2. 口轻轻闭合,面部放松,轻闭双目。

3. 微屈拇指,以两侧指间关节处由内向外轻擦双眼眼皮各 18 次,意念在拇指指间关节处。

4. 再用两大拇指指背由内向外轻擦上下眼眶各 18 次,意念在拇指指背处。

5. 双手互搓至热,用手心热熨眼珠 3 次,用双手中指指腹点揉睛明、鱼腰、瞳子髎、承泣等穴各 9～18 次。意念在双手的手心,热熨眼珠时,感觉热气从手心透达眼球。中指揉睛明等穴时,想象这些穴位通达、明亮。

6. 双目轻闭,眼球顺时针、逆时针旋转各 18 次,轻轻睁开双眼,由近至远眺望远处的绿色物体。自然呼吸。

(六)擦面

1. 双腿盘膝,自然交叉,端坐。

2. 将双手掌反复互搓,至热。

3. 双手掌按在前额,经鼻侧向下擦,直至下颌,呼气。推擦感觉面部放松,浊气由前额下降到下颌排出。

4. 再由下颌反向上至前额,吸气。

5. 推擦想象清气从口角上升到前额。一上一下为 1 次,如此反复进行,共做 36 次。

(七)耳功

1. 自然端坐,将双手掌反复互搓,至热。

2. 搓热的双手握拳,拇指指腹与示指桡侧相对握住耳轮,搓揉耳郭 18 次。搓揉耳郭时,意念在耳轮、耳郭上。

3. 双手交替经头顶拉扯对侧耳郭上部 18 次。

4. 用双手掌心压在耳屏处堵塞耳道，然后突然放开，如此按放反复9次。掌心压在耳屏处堵塞耳道时，耳道内嗡嗡作响，突然放开，感觉耳道进了一股清气，听力清晰。

5. 双手鱼际堵住耳道，手指自然位于后脑枕部，此时用示指稍稍用力按压中指并顺势滑下弹击后脑枕部24次，可听到"咚咚"的声响，古称鸣天鼓。自然呼吸。

（八）口功

1. 双腿盘膝，自然交叉，端坐。

2. 叩齿：上下牙轻叩36～72次，不要用力相碰。意念牙齿坚固。

3. 搅舌：古称赤龙搅海，用舌在口腔内壁与上下牙齿外顺时针、逆时针各旋转18次。产生津液暂不下咽，接下势。意念随舌头的转动而移动。

4. 鼓漱：用上势产生的津液鼓漱18～36次，再将口内津液分3次咽下。

5. 动作4咽时意念诱导津液慢慢到达下丹田。自然呼吸。

（九）项功

1. 双腿盘膝，自然交叉，端坐。

2. 双手十指交叉抱后颈部，仰视。

3. 以前臂运动带动双掌，双掌根部着力，与项部争力9～18次。双手向前用力，颈项向后使劲。感受双手如推重门，同时暗示浊气沿手少阴出于极泉。

4. 以双掌大小鱼际交替揉按风池穴，顺、逆时针各9～18次。

5. 双手十指交叉抱后项部，左右来回搓揉颈项部9～18次。搓揉颈项部时，意念颈椎灵活自如。自然呼吸。

（十）揉肩

1. 端坐。

2. 以左手掌揉右肩18次。

3. 再以右手掌揉左肩18次。揉肩时，感受手心发热，有股热气透入肩部。

4. 以左手拇指或掌根部与余四指捏拿对侧肩井18次，交换用右手捏拿对侧肩井18次。捏拿对侧肩井，体会肩井穴的酸胀麻感。

5. 肩关节按照前→上→后→下的方向旋转9～18次，再反向旋转9～18次。旋转肩关节时，体会肩部的灵活自如。

（十一）夹脊

1. 双腿盘膝，自然交叉，端坐。

2. 双手轻轻握拳，上肢弯曲，肘关节呈90°。注意力集中在双手前臂上。

3. 前后交替摆动各18次。呼吸随双手交替摆动一吸一呼，如右手一伸一收是吸气，那么第二次一伸一收则为呼气。

4. 双手交替前后摆动时，前臂带动肩，肩带动夹脊（胸椎段）活动。

（十二）搓腰

1. 端坐在无靠背的凳子上，或双腿盘膝，自然交叉，坐在床上。安定情绪，排除杂念。

2. 将双手搓热，捂于双侧肾俞穴上，再以命门穴和肾俞穴为中心搓腰，上下搓18次。上下搓腰，内气通过双手的劳宫穴渗透到肾俞穴和命门穴。

3. 左右搓18次。左右搓，暗示清气贯穿带脉。自然呼吸。

（十三）织布式

1. 坐式，伸足，双腿伸直并拢，足尖向上，自然呼吸。安定情绪，排除杂念。

2. 指尖相对，手掌心向外，双手向足部做推动姿势，同时躯干前俯，双手推向足尖，呼气。将体内浊气随呼气从足心涌泉穴排出。

3. 推尽即返回，指尖相对，手心向里，身体回正，吸气。如此往返推36次。将清气随劳宫吸入体内。

（十四）和带脉

1. 自然盘坐，双手胸前握固，放在小腹前，自然呼吸。安定情绪，排除杂念。

2. 上身左俯前倾，右转后仰，旋转18周。清气以丹田为中心顺时针绕带脉旋转。

3. 再右俯前倾，左转后仰，旋转18周。俯时呼气，仰时吸气。清气以丹田为中心逆时针绕带脉旋转。

（十五）搓尾闾（搓尾骨）

1. 自然盘坐，双手放在小腹前。安定情绪，排除杂念。

2. 双手示指和中指并拢，上下搓尾闾两侧各36次。自然呼吸。

3. 搓尾闾时，暗示清气聚集在尾闾，而且越聚越多。

（十六）擦丹田（揉小腹）

1. 自然盘坐，放松肢体，双手放在小腹前，自然呼吸。意守丹田，排除杂念。

2. 将双手搓热，右手心捂于右下肢膝关节处，左手掌心沿大肠蠕动方向绕脐做顺时针运动，即右下腹→右上腹→左上腹→左下腹→右下腹，如此周而复始100次。左手由右下腹→右上腹→左上腹时吸气，从左上腹→左下腹→右下腹时呼气。丹田气顺时针方向旋转。

3. 再搓热双手，以左手捂左膝关节，右掌左下腹→左上腹→右上腹→右下腹→左下腹逆时针搓丹田100次。右掌从左下腹→左上腹→右上腹时吸气，右上腹→右下腹→左下腹为呼气。感受丹田气逆时针方向旋转。

（十七）揉膝

1. 双腿自然交叉，端坐。安定情绪，排除杂念。

2. 双手心搓热，捂于两膝头，同时由内向外揉两膝关节 100 次。

3. 双手反向由外向内揉两膝关节 100 次。随着揉膝次数的增多，内气通过劳宫穴透入膝关节，感受膝部越来越热，膝关节灵活、滑利。

4. 点揉足三里穴 100 次。自然呼吸。点揉足三里穴时，体会腧穴酸胀麻，并且沿经络向下传导。

（十八）擦涌泉

1. 双腿自然交叉，足心朝上，端坐。安定情绪，排除杂念，意守丹田。

2. 以涌泉穴为中心，用左手四指或掌根部擦右足心 100 次。暗示体内浊气从右足心排出。

3. 再以右手四指或掌根部擦左足心 100 次。暗示体内浊气从左足心排出。自然呼吸。

（十九）收功

意转丹田，可意想身体各部分气息缓缓集中于丹田，逐渐恢复自然呼吸；再做一些自我保健按摩，并慢慢睁开眼睛。

六、注意事项

1. 静坐坐姿可以根据练功场地及习练者的身体情况进行选择。静坐时间也可灵活掌握，50～100 次呼吸均可。意守丹田一定要"轻"，做到"似守非守"，不可刻意。

2. 鼻功做推擦时，动作宜缓慢，配合柔和的自然呼吸，注视双手大拇指的指背及鱼际，吸气末拇指在前额处稍作停留，呼气末拇指在口角处稍作停留。

3. 目功旋转眼球速度要慢，旋转次数由少渐多，刚开始练习时不一定要达到规定的次数，否则部分习练者可有目胀、头昏、呕吐等反应。

4. 擦面做推擦时，动作宜缓慢，配合柔和的自然呼吸，注视双手掌心，吸气末在前额处稍作停留，呼气末在下颌处稍作停留。

5. 耳功时双手掌一定要稍用力压住两耳，堵住外耳道，方能产生较好的效果。

6. 口功叩齿时可先叩门齿，再叩大齿，也可以同时一起叩。搅舌时，次数由少到多，不可强求一次到位，尤其是对高龄有中风先兆的人，由于舌体较为僵硬，搅舌较困难，故更应注意。可先搅 3 次，再反向 3 次，逐渐增加以能承受为度。鼓漱动作，不论口中是否有津液，都做出津液很多状的鼓漱动作。

7. 项功时如患颈椎病出现头昏、头痛、目眩、上肢麻木、肩背酸痛等症状，操作要轻柔缓慢，以免损伤该部重要的血管、神经。

8. 揉肩时，若患有肩关节疾病，则动作要轻柔，不能操之过急，应循序渐进。

9. 夹脊前后摆动时，两腋略收。

10. 搓腰先捂肾俞穴，捂到发热，然后上下、左右搓腰部。搓腰时手紧紧贴在腰部。

11. 织布式初练时可自然呼吸，待动作熟练后再配合呼吸。前推幅度可从小到大，不必一步到位，以免拉伤腰部肌肉。动作往返应以腰带动手，而不是以手带动腰。

12. 和带脉可先自然呼吸，动作熟练后再配合呼吸。

13. 搓尾闾注意穴位，尾闾为足太阳膀胱经的支脉，从腰中下夹脊贯臀处，尾骨下长强穴是督脉络穴。因此，尾闾是打通督脉的重要关口。

14. 擦丹田男性习练者可改为一手用掌心托兜住同侧阴囊，另一手搓丹田。

15. 揉膝时关节有肿胀、疼痛、积水和变形者，做此动作要轻柔缓慢，膝关节患有骨刺，尽量减少骨与骨之间的摩擦。

16. 擦涌泉最好是温水泡脚后再做该动作。擦涌泉时要稍用力，令足掌发热为度。

17. 动作宜缓慢，配合柔和的自然呼吸。

七、操作评分标准

保健功技术操作考核评分标准见表9-7-1。

表9-7-1 保健功技术操作考核评分标准

项目	分值	技术操作要求	评分等级 A	B	C	D	评分说明
仪表	2	仪表端庄，服饰适合练功，未佩戴首饰	2	1	0	-	一项未完成扣1分
核对	2	核对医嘱	2	1	0	-	一项未完成扣1分
评估	5	评估环境、患者的身体和精神状况	5	3	1	0	一项未完成扣2分
告知	5	告知患者练功注意事项	5	3	1	0	一项未完成扣1分
准备	4	进行环境、着装、患者等准备	4	3	2	1	一项未完成扣1分
功法分式	60	静坐意念轻守丹田，自然呼吸或顺腹式呼吸，排除杂念、身心松适，静坐约50息时间	6	4	2	0	呼吸用力不平稳扣2分；闭目、含胸，两手握固置于两侧腿上，舌抵上腭，一项未完成扣2分

续表

项目	分值	技术操作要求	评分等级 A	B	C	D	评分说明
		鼻功、目功、擦面、耳功、口功：旋转眼球速度要慢，旋转次数由少渐多，将双手掌互搓至热，按在前额，经鼻侧向下擦到下颌，再由下颌反向上至前额，如此反复进行，共18～36次。操作耳功双手掌一定要稍用力压住双耳，堵住外耳道。鼓漱动作，不论口中是否有津液，都做出津液很多状的鼓漱动作	9	7	5	3	未自上而下摩擦鼻翼两侧扣2分；未按要求旋转眼球扣2分；未将双掌搓热扣2分；未用力压住两耳扣2分；未做出津液很多状的鼓漱动作扣1分
		项功、揉肩、夹脊、搓腰：以双掌大小鱼际交替揉按风池穴。前后摆动时，两腋略收。搓腰先捂肾俞，再上下搓腰部、再左右搓腰部	9	7	5	3	未双手十指交叉抱后枕部扣2分；肩关节按照前→上→后→下的方向旋转，一项未完成扣2分
		织布式、和带脉：自然盘坐，双手握固，上身左俯前倾，右转后仰，旋转18周。再右俯前倾，左转后仰，旋转18周。俯时呼气，仰时吸气	9	7	5	3	未按从小到大幅度前推扣4分；拉伤腰部肌肉扣3分；动作不到位扣2分
		搓尾间：位置准确。尾间为足太阳膀胱经的支脉，从腰中下夹脊贯臀处，尾骨下长强穴是督脉络穴，督脉与足少阳、足少阴的交会穴	9	7	5	3	一个位置定位不准确扣2分，最高扣4分；两手示指和中指未并拢扣2分
		擦丹田、揉膝、擦涌泉	9	7	5	3	一项未完成扣2分，最高扣4分；未用力擦涌泉扣2分
		收功：沿体前正中线徐徐下落至丹田部位，如此连续做3遍。最后双掌在头顶相叠并落于丹田处	9	7	5	3	双手掌心未缓缓向上抬起扣3分；双掌未在头顶相叠扣4分；双掌未落于丹田扣2分
结束	6	收功，之后对考核老师致谢离场	6	4	2	0	未有收功法扣4分；未致谢离场扣2分
评价	6	整体动作熟练、流畅、协调	6	4	2	0	一项不合格扣2分；最高扣6分
理论提问	10	保健功的适应证	5	3	1	0	回答不全面扣2分/题；未答出扣5分/题
		保健功的注意事项	5	3	1	0	
得分							

第八节 站桩功

一、概念

站桩功是一种以站式为主，躯干、四肢保持特定的姿势，使全身或某些部位的松紧度呈持续的静力性的运动状态，从而保健强身、防治疾病的静功功法。其是在静止状态中实现中和阴阳、疏通经络、调和气血，培养人体内在潜能，蓄力于体内的过程。站桩功的姿势很多，其中代表性的桩势有自然式、三圆式、下按式、浑圆式、探马式、伏虎式、少林剑指桩等。以姿势难度来分，则可分高位式、中位式和低位式三种。

二、目的

站桩可恢复和增强体力，适合于各种身体情况，还可治疗高血压、溃疡病、神经衰弱、经期疾病等。同时，站桩可以提高人体抗击打能力及发放能力，还可以锻炼神经末梢，增加反应灵敏度。通过站桩，可达到内外三合（神与意合、意与气合、气与力合；肩与胯合、肘与膝合、手与足合），并可促成六面平衡之力，周身相争相抗，不偏不倚。还能有效增加神经系统的灵敏性，提高注意力，预防神经衰弱。站桩功属于传统气功中的一类功法，随着锻炼的深入，站桩功在形、气、神这三方面亦有相应的规范操作，以期尽快达到理想的修炼状态。

三、适应证与禁忌证

（一）适应证

1. 呼吸系统疾病：慢性支气管炎、慢性支气管哮喘、肺气肿等。
2. 消化系统疾病：慢性胃炎、胃下垂、慢性胃溃疡、慢性便秘、肝炎、肝硬化等。
3. 循环系统疾病：高血压、低血压、心脏病、动脉硬化症、慢性风湿病、贫血、营养不良等。
4. 运动系统疾病：关节炎，颈、肩、腰、腿痛，椎间盘突出症，以及慢性劳损等。
5. 神经系统疾病：神经衰弱、周围神经炎、脊髓空洞症。
6. 新陈代谢及内分泌系统疾病：糖尿病、肥胖症、全身脂肪瘤、甲状腺肿大等。
7. 妇科疾病：慢性盆腔炎、经期疾病。
8. 泌尿系统疾病：遗尿症、夜间尿频症、老年性尿失禁。
9. 肿瘤患者的康复。

（二）禁忌证

1. 凝血机制异常、有出血倾向者，有习惯性流产史的孕妇。
2. 过度饥饿、疲劳，精神高度紧张者。
3. 感染性疾病急性发热期、严重的胃肠器质性疾病。

视频9-4 站桩功

四、操作流程

站桩功操作流程见图9-8-1、视频9-4。

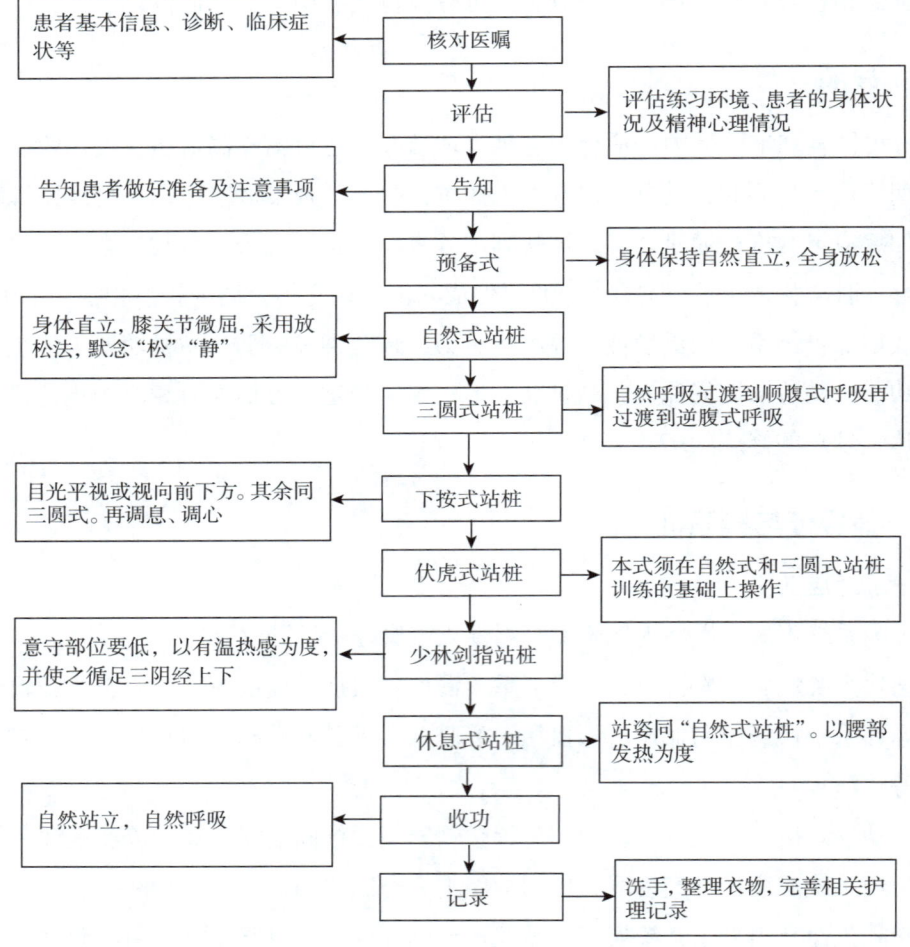

图9-8-1 站桩功操作流程

五、操作步骤要领

（一）评估

评估环境是否整洁、幽静、采光通风良好，适宜练功；评估患者的身体状况，是否适宜练功；评估患者的精神状况是否良好，能够配合练功。

（二）告知

告知患者功前半小时停止一切剧烈运动、着宽松合体衣物、不宜过饥过饱、排空二便、适当热身活动，妇女经、孕、产期适当锻炼。

（三）预备式

身体保持自然直立，使机体放松，情绪平稳，呼吸自然。

（四）自然式站桩

1. 重心右移，左足向左横跨一步，双足平行，双足间距与肩等宽或稍宽于肩。

2. 膝关节微屈，双手垂于体侧，掌心向内，肘关节微屈。

3. 十指分开，指间关节自然微屈，掌心稍微内凹，掌面距身体约15cm。

4. 双肩下沉，放松三角肌，双腋空虚，不可夹紧，约有一拳的空间。

5. 不可挺胸，胸向内含，以向内含胸的力量将背部脊柱向上拔伸。

6. 顺势向后上方收小腹，以此力量使腰骶部向前上方竖起，髋关节放松、放稳。

7. 头颈部肌肉放松，使目光平面与地面平行，下颏微微内收，双目微闭或凝视正前方较远处的某一目标，舌顶上腭，唇齿轻合，面带微笑。

8. 先采用胸式呼吸；胸式呼吸训练舒畅后，呼吸自如，进一步采用顺腹式呼吸；顺腹式呼吸训练舒畅后，呼吸自如，进一步采用逆腹式呼吸。开始练习自然式时，先采用放松法，默念"松""静"。待身体放松后，可以意守呼吸。

（五）三圆式站桩

所谓三圆，即足圆、臂圆、手圆。

1. 足内八字：双足左右分开，与肩同宽，双足尖微向内扣，呈内"八"字形，五趾轻轻抓地。此为足圆。

2. 下盘似坐：双膝微屈，膝盖不超出足尖。腰部伸展，臀部似坐高凳。分为高、中、低三个体位训练。

3. 两臂抱圆：上身正直，含胸拔背，双臂环抱呈半圆形，如抱一圆气球，松肩、坠肘、虚腋。此为臂圆。

4. 双手抱球：双手与身体的距离不超过1尺，双手指相对，相距8～9寸，五指分开，微屈，相邻手指间约一指距离。此为手圆。

5. 头面放松：头部正直，齿轻合、口稍张、舌微卷、颏内收。双目微闭或凝视正前方较远处的某一目标。面部含似笑非笑之意。调息同上。

6. 先采用三线放松法，自上而下逐渐放松3～5次。身体放松后，可以采用意守呼吸，感觉体会呼吸运动。

(六)下按式站桩

1. 双脚分开与肩同宽,两臂下垂于体侧,两手指伸直向前,指尖向前,前臂与地面平行,掌心朝下,五指分开,掌心似按向地面。目光平视或视向前下方。其余同三圆式。

2. 采用顺腹式呼吸,并延长呼气时相,呼气时用意念引导气沉丹田,并意守丹田之气,如雾露蒸腾,弥漫周身,濡养四肢百骸、五官九窍,最后收气归入丹田。

(七)伏虎式站桩

以下操作先左后右。

1. 左足向左前方45°方向跨出一大步,右足在后,站成"丁"字形,双足相距3尺左右。

2. 上身以腰为轴,向左转90°,双目平视左前方,踌躇满志。

3. 左侧膝关节屈曲近成90°,左手顺势置于左膝内上方约10cm处,五指分开,虎口向下,掌心向前,似卡按虎头。

4. 右膝微屈内扣,如扣虎髋,右手掌心向下,指尖向前,置于右膝关节上方,如压虎臀。

5. 双足五趾用力,抓紧地面,上身躯干部垂直向下用力,臀部如坐虎腰。

6. 身体以腰为轴,磨转180°,转向右侧,右膝关节在前,左膝关节在后,左右互换基本姿势,继续训练。

7. 站稳之后,采用腹式呼吸,以顺腹式呼吸为主锻炼。顺腹式呼吸平稳后,可以慢慢过渡到逆腹式呼吸。意想胯下有猛虎被伏,双膝关节扣紧虎身,两手力按虎头、虎尾,气机下沉。

(八)少林剑指站桩

1. 重心右移,左足向左横跨半步,双足平行,双足相距约45cm。

2. 屈膝下蹲,呈马步桩式,根据屈膝的角度分成高、中、低三个体位锻炼。

3. 双膝自然外开,目光垂直目测,髌骨的前缘不超过双足的足尖,使膝与足尖成一直线。

4. 在屈膝下蹲的同时,双臂向正前方缓缓抬起,同时双掌自然变为剑指(示指与中指并拢伸直如剑,其余手指微屈相扣),抬到与肩平,如剑的指尖向前,掌心向下,双臂与肩平,成一水平线。

5. 上身正直,微收小腹,轻提尾间,含胸拔背,头正颈直,下颌后收,使百会穴、会阴穴和双足跟连线的中点成一直线。

6. 双目平视、微闭,似看非看。全身放松,松而不懈。调息同上。

7. 意想丹田中有温热之气团,由小到大,由弱到强,引导气团循足三阴经,下至足底涌泉穴，落地生根。之后，将意念引回丹田部，使之由大到小，由强到弱，弥漫周身，濡养机体与神志。

（九）休息式站桩

1. 站姿同"自然式站桩"。
2. 双掌提至腰后，以腕背部轻置于两腰眼穴处，腕关节微屈，十指自然分开，指间关节微屈，掌心内凹。
3. 沉肩、垂肘、虚腋，其余要求与"自然式站桩"相同。采用自然呼吸法。可将意念集中到腰部，以腰部发热为度。

（十）收功

意转丹田，可意想身体各部分气息缓缓集中于丹田，逐渐恢复自然呼吸；再做一些自我保健按摩，并慢慢睁开眼睛。

六、注意事项

1. 自然式站桩练习时，以自然呼吸始，逐步过渡到顺腹式呼吸。呼吸的频率可逐渐减慢，但应以不感到憋气为度。
2. 三圆式站桩练习时，双手手指张开似抱球状（手圆）；双臂环抱如抱树状（臂圆）；双足足尖内扣，呈半圆状（足圆）。呼吸深长，意守旋转之气球，用意要松，若有若无，绵绵若存。
3. 下按式站桩练习时，手指伸直，前臂尽量与地面平行，掌心下按，足圆、膝关节屈曲。呼吸调畅，意念轻柔缓和，守护丹田，不可丢弃。
4. 伏虎式站桩练习时，呼气时微下蹲，手钳虎头虎尾，双膝内扣帮助双手压制虎身，昂头注视，神气充足。意气相合，注意下盘锻炼，呼吸要深长而不做作。
5. 少林剑指站桩练习时，双足平行，略比肩宽；双手示指、中指并拢成剑指；双臂平伸，肩、肘、腕平伸，与肩同宽；膝关节屈曲成高、中、低三个体位。躯干部要放松。呼吸以顺腹式呼吸为主，尽量延长呼吸时相和深度，意守的部位要低，以有温热感为度，并使之循足三阴经上下。
6. 休息式站桩练习时，掌置于腰部，似休息之状，呼吸要轻柔、和缓，用意宜轻，似有似无，反复练习。

七、操作评分标准

站桩功技术操作考核评分标准见表 9-8-1。

表 9-8-1　站桩功技术操作考核评分标准

项目	分值	技术操作要求	评分等级 A	B	C	D	评分说明
仪表	2	仪表端庄，服饰适合练功，未佩戴首饰	2	1	0	—	一项未完成扣 1 分
核对	2	核对医嘱	2	1	0	—	一项未完成扣 1 分
评估	5	评估环境、患者的身体和精神状况	5	3	1	0	一项未完成扣 2 分
告知	5	告知患者练功注意事项	5	3	1	0	一项未完成扣 1 分
准备	4	进行环境、着装、患者等准备	4	3	2	1	一项未完成扣 1 分
功法分式	60	自然式站桩	10	8	6	4	未从自然呼吸过渡到顺腹式呼吸扣 5 分；未按要求调节呼吸频率扣 2 分
		三圆式站桩：双手手指张开似抱球状（手圆）；双臂环抱如抱树状（臂圆）；双足足尖内扣，呈半圆状（足圆）	10	8	6	4	一项动作未完成扣 2 分；呼吸节律不达标扣 2 分
		下按式站桩	10	8	6	4	未伸直手指扣 2 分；前臂未与地面平行扣 2 分；膝关节未屈曲扣 2 分；呼吸节律不达标扣 2 分
		伏虎式站桩	10	8	6	4	未在呼气时微微下蹲扣 2 分；双膝未内扣压制虎身扣 2 分；呼吸节律不达标扣 2 分
		少林剑指站桩	10	8	6	4	双手示指、中指未并拢成剑指扣 2 分；双臂平伸未与肩同宽扣 2 分；膝关节未屈曲扣 2 分
		休息式站桩	10	8	6	4	调整呼吸至轻柔、和缓，一项未完成扣 2 分；最高扣 6 分
结束	6	收功，之后对考核老师致谢离场	6	4	2	0	未有收功法，扣 4 分；未致谢离场，扣 2 分
评价	6	整体动作熟练、流畅、协调	6	4	2	0	一项不合格扣 2 分，最高扣 6 分
理论提问	10	站桩功的适应证	5	3	1	0	回答不全面扣 2 分 / 题；未答出扣 5 分 / 题
		站桩功的注意事项	5	3	1	0	
得分							

第九节 回春功

一、概念

回春功是传承道家的一套养生祛病功法，以"炼形生精，还精补脑"为宗旨，以清静无为、道法自然为原则，在练功过程中强调松、静、圆、柔等特点，是一种动静双修，精、气、神、形并练的全身性柔韧型功法。

二、目的

回春功的修习强调乐字当头、妙炼"下丹"，着重调理和改善人体的内分泌系统，特别是下焦生殖系统。该功法能够有效地健运全身十四经络，通利关节筋脉，特别是全方位地运动脊柱，起到对人体四肢百骸、五脏六腑全面的调整作用，因而对于多种慢性病、虚弱病证有较显著的疗效。长期习练此功还有健身美容、延缓衰老之功效，并能够改善性功能。

三、适应证与禁忌证

（一）适应证

1. 慢性疲劳综合征、肥胖症、失眠、颈椎病、亚健康等人群。
2. 女性内分泌失调、月经不调、蝴蝶斑、孕后或流产的人群。
3. 男性阳痿、早泄、前列腺炎、性功能减退人群。
4. 老年人冠心病、糖尿病患者，出现老年斑、红鼻子症状人群。

（二）禁忌证

1. 严重的心、脑、肝、肾等脏器重度功能不全者。
2. 急性传染性疾病、高热者。

四、操作流程

回春功操作流程见图 9-9-1。

五、操作步骤要领

（一）评估

评估环境是否整洁、幽静、采光通风良好，适宜练功；评估患者的身体状况，是否适宜练功；评估患者的精神状况是否良好，能够配合练功。

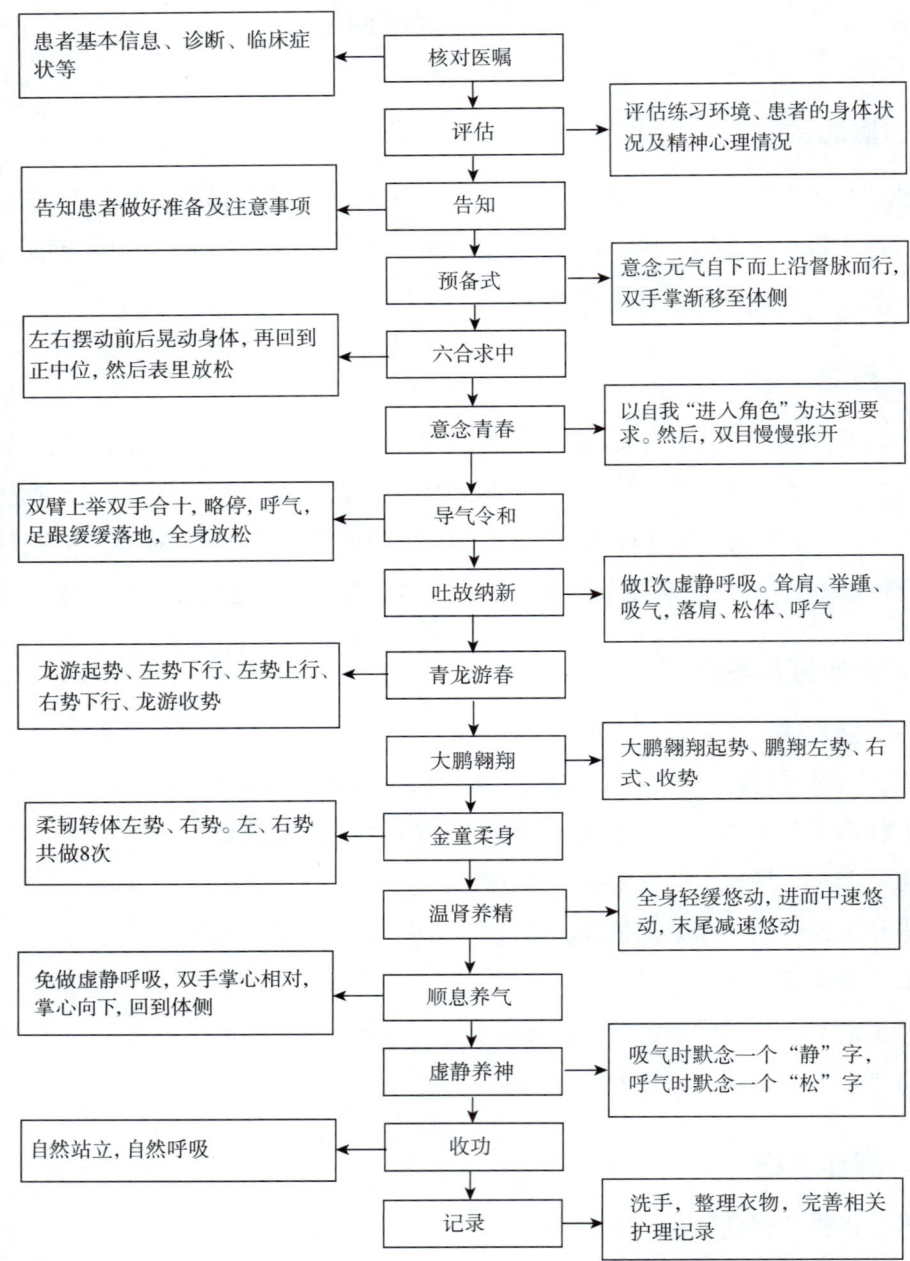

图 9-9-1 回春功操作流程

（二）告知

告知患者功前半小时停止一切剧烈运动、着宽松合体衣物、不宜过饥过饱、排空二便、适当热身活动，妇女经、孕、产期适当锻炼。

(三)预备式

面南,自然站立,双足分开(与肩同宽),双臂下垂,全身放松,做 3 次自然呼吸。吸气时意念安静;呼气时意念全身放松。

(四)六合求中(调身功)

1. 以腰髋(丹田)带动全身。左右摆动各 3 次,归中放松;前后晃动各 3 次,归中放松;配合深呼吸(收小腹,提会阴),上下伸展 1 次,归中放松。

2. 左右摆动、前后晃动采用自然呼吸,上下伸展采用逆腹式呼吸。

3. 意念神阙与命门之间的正中部位,全身感到轻松、愉悦。

(五)意念青春(调心功)

1. 自然站立,双目微闭,同预备式。

2. 做 3 次自然呼吸。意念青春,在出现了本人"已经回复"青春年华或比较理想的形象之后,再想象仿佛来到了一个周围是高山流水、树木葱郁、百花盛开、芳香扑鼻、大地回春、幽雅宁静的自然环境之中。在这样的环境中修炼养生长寿、恢复青春活力的微妙功法,心情自然十分愉悦、舒畅,面容由衷地流露出惬意的微笑。

(六)导气令和(调息功)

1. 双足跟相靠,足尖分开 60° 角,双臂下垂于体侧,全身表里放松,颈项舒直,自然呼吸。

2. 双手翻掌,掌心向前,由下而上上抬,夹角约 90°,当双臂举至与肩相平时提足后跟,引体向上,双手在头顶上方合十。吸气,闭口鼻吸。

3. 继上势,双手合十渐渐下行至大拇指对着天突穴;同时足跟缓缓落地,全身放松,呼气,张口吐气。

4. 继上势,双手在天突穴前合十略停,吸气,闭口鼻吸。

5. 双手合掌沿任脉下行,十指由朝上转为向下,在小腹前慢慢分开,下垂于体侧,全身放松,呼气,张口吐气。

6. 双足分开,自然站立,自然呼吸 1 次。意念青春,面含微笑。

(七)吐故纳新(服气功)

1. 面南,自然站立,双臂下垂,徐徐呼气。

2. 低头含胸,弯腰屈膝,腰(命门穴)向后、向下,上体后坐下落,双臂自然下垂,双手合谷穴向前,指尖触至足踝处。缓慢吸气,采用顺腹式呼吸法,吸气时腹部向前略鼓起。

3. 双肩缓缓上耸,头稍稍上抬,伸颈扩胸,双足跟徐徐上提,小腹微鼓,缓慢地引体舒展向上;随即双肩缓慢向后画圆弧,全身呈饱满姿态。随着肢体舒缓下运,细长缓慢呼气。吸气时闭口鼻吸,呼气时张口吐气。

4. 继上势，双肩画圆弧徐徐下落，双足跟慢慢放下，躯体松弛，头微微前倾，弯腰屈膝，两臂自然下垂，重复动作1。做2次自然呼吸。

5. 收势导引。双足跟靠拢，双手在裆前合十，以双肩上耸带动双掌沿身体正中线上行，翻腕向上至膻中穴前，略停。再继续向上至头顶，同时提足后跟，引体向上，随即双手合十下落，置于体侧，全身放松。保持意念青春，面含微笑。

（八）青龙游春（龙游功）

1. 面南，自然站立，双臂下垂。

2. 龙游起势：上体前倾，弯腰、合掌，并足并腿；然后转肩带动双掌上行，举过头顶，同时提足后跟。

3. 龙游左势下行：继上势，双手合掌，自上而下画3个连接的半圆弧；双腿仍然相并，屈膝徐徐下蹲至全身呈半蹲状态，身体重心也相应下降。

4. 龙游左势上行：继上势，不要停顿，双手合掌，自下而上画3个连接的半圆弧；同时，徐徐提足后跟，身体重心相应上升，全身回复到龙游起势。自然呼吸。

5. 龙游右势：操作方法与左势相同，惟方向相反。合掌上举时吸气，下落分开时呼气。

6. 龙游收势：合掌在头顶分开，五指微屈张开，如抱球状，做左右摆动，足跟缓缓着地。然后双手在印堂穴前合掌，上举，提足后跟，随即双掌下落，至小腹分开。双足尖先分开，然后双足分开，呈自然站立。

7. 保持意念青春，面含微笑。意念两劳宫穴导引全身，犹如小青龙游春时的轻盈和充满活力，自我感觉优哉游哉，舒畅无比。

（九）大鹏翱翔（鹏翔功）

1. 面南，自然站立，双臂下垂，自然呼吸。

2. 鹏翔起势：两手侧起，与肩同高；左手弧形向下，右手弧形向上，身前抱一大球，同时重心落在右足，左足尖着地，两大腿根部相靠。然后左足向左前方迈出小半步，屈膝成左前弓步，右足尖跷地，两大腿根部相合；同时两手抱一小球。然后以腰带动身躯向左下方扭转，左手在前向左下、左上方做圆弧形运行，右手在后相应跟随；目光先于手运。向上起飞时吸气，闭口鼻吸。

3. 鹏翔左势起飞：左膝伸直，与腿根部相摩，左转，带动双手继续做圆弧形运行；此时，左手在上（掌心向下），右手在下（掌心向上），左手可以高过于头；最后，头转向正南，目光注视下前方约5m远的地方。下落归中时呼气，张口吐气。

4. 鹏翔左势下落：身体转正，屈膝下坐，双手向身前中间做圆弧形下行，运至小腹前（丹田）；重心从左足逐渐向双足平均分担转变，开裆。向上起飞时吸气，闭口鼻吸。

5.鹏翔右势起飞：操作方法与左势相同，唯方向相反，右手在上，左手在下。下落归中时呼气，张口吐气。

6.鹏翔右势下落：操作方法与左势相同，唯方向相反，右手在上，左手在下。做2次自然呼吸。

7.鹏翔收势：当做完最后一次右势，双手运至身前时，身体重心已转至双足分担，双手向左右分开，顺势做收势导引（同第四势吐故纳新收势导引）。

8.保持意念青春，面含微笑。想象大鹏的博大、崇高、豪放和逍遥的气度，仿佛自身幻化为一大鹏。

（十）金童柔身（柔身功）

1.面南，自然站立，双臂下垂。

2.柔身左势：先由左肩缓缓向上、向后牵引圆转，右肩徐徐向下向前弧形转动；左肩向上耸时吸气，左肩向下放松时呼气；右肩向上耸时吸气，右肩向下放松时呼气。

3.重心转至左足，右足尖踮地，两大腿根部相夹。做2次自然呼吸。

4.同时，颈项松弛，头部保持正直，面含微笑，目视前方。

5.双臂下垂，随着腰和两肩的圆转自然地围绕着身体转动。

6.柔身右势：做法与左势相同，唯方向相反。

7.收势导引：同第四势吐故纳新收势导引。

8.保持意念青春，面含微笑。想象自己的身体就像婴儿般柔韧灵活，可以随意柔动，轻松愉悦。

（十一）温肾养精（养精功）

1.面南，自然站立，两臂下垂。

2.轻缓悠动：先由小腹开始轻微而缓慢地悠动，接着带动全身，做轻微、缓慢、富有弹性的垂直松弛抖动32次，约16秒。

3.中速悠动：继上势，以中等速度松弛抖动136次，约45秒。自然呼吸。

4.减速悠动：继上势，逐渐降低抖动速度和幅度，并趋于停止抖动，抖32次，约16秒。

5.保持意念青春，面含微笑。

（十二）顺息养气（养气功）

1.面南，自然站立，双臂下垂，吸气。

2.双手掌心向前，缓慢地从体侧斜向上举，至头顶上方时，掌心相对，呼气。

3.屈腕，掌心向下，十指相对，两中指相距约10cm。两手在身体前方正中慢慢下移，先后经过头、胸、腹部，回到体侧。

4.保持意念青春，面含微笑。意念天地精英之气，被我所抱，贯入体内，并导引体内已活跃起来的精气，由上而下沉聚到下丹田。

（十三）虚静养神（养神功）

1. 面南，自然站立。双手在裆前抱拳呈"太极图形"，拳眼斜向上向外。

2. 运用顺腹式呼吸，即吸气时，膈肌收缩下降，小腹自然微鼓；呼气时，小腹自然放松。在吸气时，意念身心清静无为，并默念一个"静"字；在呼气时，意念身心无比舒畅，并默念一个"松"字。

（十四）收功

意转丹田，可意想身体各部分气息缓缓集中于丹田，逐渐恢复自然呼吸；再做一些自我保健按摩，并慢慢睁开眼睛。

六、注意事项

1. 六合求中（调息功）练习时，合十就是双手五指并拢，双掌对掌相合。天突穴位于咽喉正中下方两锁骨中央凹陷处。

2. 吐故纳新（服气功）练习时，以一呼一吸为1息，共做6息。命门穴位于第二腰椎棘突下。合谷穴位于第一、二掌骨间，手背虎口后一拇指处。

3. 青龙游春（龙游功）练习时，其运动轨迹，整个龙游功在"龙游起势"后，大致就是合掌围绕着人体正面的中线下行画3个半圆，然后上行画3个半圆，合成了以中线为轴的3个连环的圆。左、右势连续各做3次。印堂穴位于双目正中鼻梁凹陷处。劳宫穴位于手掌正中第二、三掌骨间。

4. 大鹏翱翔（鹏翔功）练习时，双手抱球，大小如篮球，保持不变，呈横倒"8"字形做左右翱翔翻飞。同时随着身体重心变化，双腿裆部相摩。左、右势连贯为1次，共做4次。

5. 金童柔身（柔身功）练习时，双腿稍屈膝，臀部后坐，以腰带动身躯和上下肢进行柔和而富有韧性的活动。左右交替，连续柔韧转体，左、右势共做8次。

6. 温肾养精（养精功）练习时，在松弛抖动停止后，做3次自然呼吸，以颐养肾气，更好地达到温肾养精。

7. 顺息养生（养气功）练习时，双手上行犹如捧气、下行犹如贯气为1次，共进行8次；一次比一次做得更缓慢、更柔和，因而气感也逐渐增强。

8. 虚静养神（养神功）练习时，双手"太极图形"为右手五指自然松开，大拇指和中指轻轻相扣成圆环；左手五指松开，以大拇指穿过右手的圆环，点着无名指与掌间的横纹；双手的其余手指均宽松相握。自然呼吸8～16次，1～2分钟。

七、操作评分标准

回春功技术操作考核评分标准表 9-9-1。

表 9-9-1　回春功技术操作考核评分标准

项目	分值	技术操作要求	评分等级 A	B	C	D	评分说明
仪表	2	仪表端庄，服饰适合练功，未佩戴首饰	2	1	0	—	一项未完成扣 1 分
核对	2	核对医嘱	2	1	0	—	一项未完成扣 1 分
评估	5	评估环境、患者的身体和精神状况	5	3	1	0	一项未完成扣 2 分
告知	5	告知患者练功注意事项	5	3	1	0	一项未完成扣 2 分
准备	4	进行环境、着装、患者等准备	4	3	2	1	一项未完成扣 1 分
功法分式	60	六合求中	6	4	2	0	左右摆动、前后晃动，上下伸展均需要回到正中位，一项未完成扣 2 分
功法分式	60	意念青春	6	4	2	0	未按要求调整呼吸扣 2 分
功法分式	60	导气令和	6	4	2	0	一项未完成扣 2 分
功法分式	60	吐故纳新	6	4	2	0	耸肩、举踵、吸气，落肩、松体、呼气，一项未完成扣 2 分
功法分式	60	青龙游春	6	4	2	0	龙游起势、左势下行、左势上行、右势下行、龙游收势，一项未完成扣 2 分
功法分式	60	大鹏翱翔	6	4	2	0	大鹏翱翔起势，鹏翔左势、右势，收势，一项未完成扣 2 分；未按要求收势扣 2 分
功法分式	60	金童柔身	6	4	2	0	柔韧转体左势、右势，一侧未做够次数扣 2 分；未按要求收势扣 2 分
功法分式	60	温肾养精	6	4	2	0	一项未完成扣 2 分
功法分式	60	顺息养气	6	4	2	0	一项未完成扣 2 分
功法分式	60	虚静养神	6	4	2	0	未运用顺腹式呼吸扣 2 分；双手未在裆前抱拳呈"太极图形"扣 2 分
结束	6	收功，之后对考核老师致谢离场	6	4	2	0	未有收功法，扣 4 分；未致谢离场，扣 2 分
评价	6	整体动作熟练、流畅、协调	6	4	2	0	一项不合格扣 2 分，最高扣 6 分

续表

项目	分值	技术操作要求	评分等级 A	B	C	D	评分说明
理论提问	10	回春功的适应证	5	3	1	0	回答不全面扣2分/题；未答出扣5分/题
		回春功的注意事项	5	3	1	0	
得分							

第十节　放松功

一、概念

放松功是静功的一种，是通过有意识的放松，把身心调整到自然、轻松、舒适的状态，解除紧张，消除身体和大脑的疲劳，恢复体力和精力；同时能使意念逐渐集中，排除杂念，安定心神，疏通经络，协调脏腑，有助于增强体质，防治疾病。

二、目的

放松功通过有步骤、有节奏地放松身体各部位，把全身调整到轻松、舒适、自然的状态。此功法有活跃气血、协调内脏、疏通经络、增强体质和防治疾病的作用。为达到去除压力和紧张感，同时能够安神定力，保持肺腑功能，增强自我保护能力的效果，操作者要学会有意识并能熟练地放松自己的身体和心理状态。

三、适应证与禁忌证

（一）适应证

1. 焦虑、抑郁、失眠患者。

2. 哮喘、冠心病、高血压患者。

3. 免疫系统有缺陷的患者。可提高免疫机能，降低感染性疾病的风险。

4. 骨折恢复期的患者。既可保证适量运动促进骨骼康复，又避免了较大负担。

（二）禁忌证

1. 体质过度虚弱者。

2. 慢性心力衰竭或其他原因限制活动者。

3. 妨碍呼吸的鼻病及口腔病未能痊愈者。

四、操作流程

放松功操作流程见图 9-10-1。

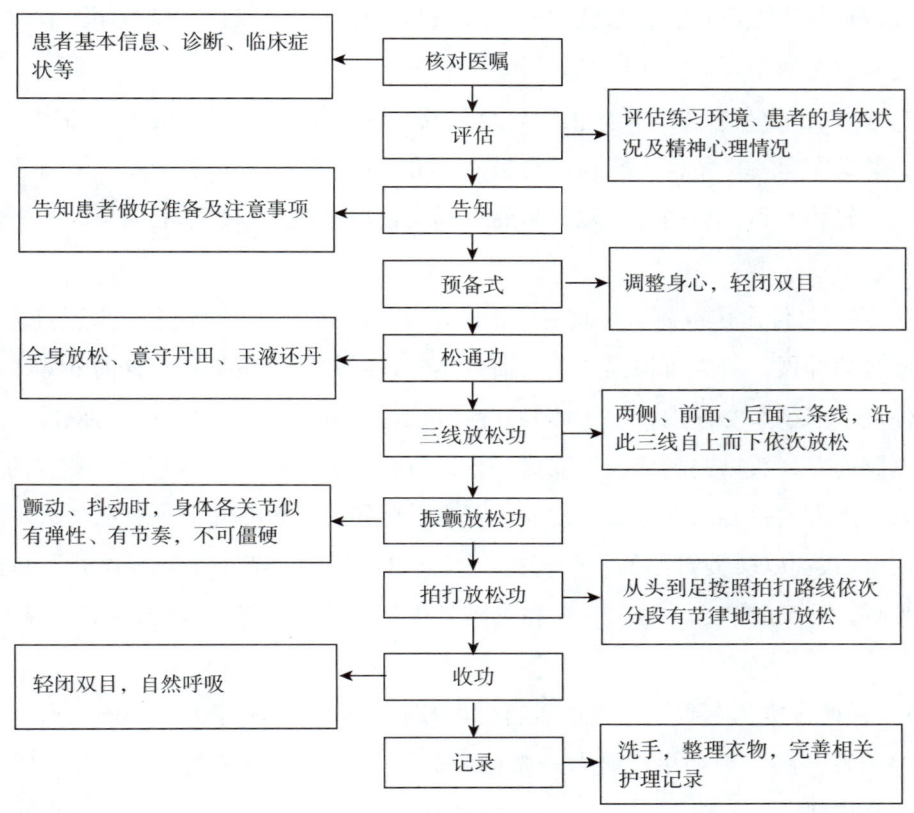

图 9-10-1 放松功操作流程

五、操作步骤要领

（一）评估

评估环境是否整洁、幽静、采光通风良好，适宜练功；评估患者的身体状况，是否适宜练功；评估患者的精神状况是否良好，能够配合练功。

（二）告知

告知患者功前半小时停止一切剧烈运动、着宽松合体衣物、不宜过饥过饱、排空二便、适当热身活动，妇女经、孕、产期适当锻炼。

（三）预备式

全身放松，站、坐、卧、行均可，有意识地放松，把身心调整到自然、轻松、舒适的状态，配合呼吸。

（四）松通功

1. 全身放松

（1）站式：自然站立，以舒适为度；双足平行，与肩同宽，双膝微屈，膝盖不超出足尖，腰部伸展，上身正直，含胸拔背，头颈部正直。轻闭双目，口微闭。双臂自然下垂，松肩垂肘，双手自然放于体侧。

（2）坐式：坐在方凳或硬椅上，只坐凳或硬椅的前 1/3，凳或椅子的高度与小腿长度相当，膝关节呈 90°角，大腿与上身呈 90°角。双足分开，与肩同宽。上身正直，头颈部正直。轻闭双目，口微闭。双臂自然下垂，松肩垂肘，双手掌心向下，自然放于大腿上。

（3）卧式：仰卧位或侧卧位均可。仰卧位，平躺在床上，面朝上，头正直，口眼轻闭，四肢自然伸展，双腿可根据个人习惯自然分开或并拢，足尖自然分向外侧，双臂自然向下伸展，双手掌心向内，放于体侧。侧卧位，侧卧于床，左侧卧、右侧卧皆可，一般以右侧卧为多，头略向胸部收，双目轻合，双腿叠放，膝部自然弯曲，上方的腿弯曲度数较大，上方的手心向下，放于髋部，下方手臂屈肘，手心向上，放在耳边。

（4）行式：以缓慢自然的步伐行走。双臂自然摆动，躯干姿势同站式。自然呼吸或腹式呼吸，呼气时默念"松"，将粗乱呼吸逐步调整到平稳、缓慢、细长、均匀的呼吸状态。

（5）意想身体从上到下，按序进行分段放松。放松的顺序：头→颈→肩→上臂→肘关节→前臂→腕关节→手→胸背→腰腹→髋关节→大腿→膝关节→小腿→踝关节→足。意念每移到一处，默念"松"字，并意想该部位像海绵一样松开变大，并借助意想"松"的动力向外扩散。每个部位连续操作 3 次。细细体会"松""变大"的感觉。意念从头到足为一次完整的放松过程，需要重复 3～5 次。

2. 意守丹田

（1）站式：基本姿势与上一节相同，但手的位置移至丹田。男子左手在内，女子右手在内，双手轻轻按于丹田。

（2）坐式：基本姿势与上一节相同，但手的位置移至丹田。男子左手在内，女子右手在内，双手轻轻按于丹田。

（3）仰卧：基本姿势与上一节相同，但手的位置移至丹田。男子左手在内，女子右手在内，双手轻轻按于丹田。

（4）侧卧：右侧卧位时，左手轻轻放于下丹田上。左侧卧位时，右手轻轻放于下丹田上。可采用自然呼吸或腹式呼吸。

（5）目内视、意内想、耳内收。意守肚脐、内视肚脐、耳听肚脐。意守下丹田、内视下丹田、耳听下丹田。意守两肾间的命门穴、内视命门穴、耳听命门穴。

3. 玉液还丹

（1）姿势同前，待口中津液增多后，将津液分3次吞咽。

（2）双手相搓如火，做干洗面、梳头。

（3）缓慢转动颈部，放松肩部，活动腰部。

（4）收功。咽唾液前吸气，咽唾液时屏气，咽唾液后呼气。

（5）意想随着呼气将口中唾液引至下丹田，意守下丹田。

（五）三线放松功

1. 三线放松功是将身体划分成两侧、前面、后面三条线，每条线9个放松部位和1个止息点，练功时沿此三条线路自上而下依次进行放松的功法。全身放松方式，站、坐、卧、行与"松通功"第一节相同。

2. 吸气时意守一个部位，呼气时默念"松"，吸气时再意守下一个部位，呼气时默念"松"，如此循环。

3. 调心时从头部开始，意念沿着线路一个部位接一个部位按顺序向下移动，注意默念"松"。完成整条线路的放松后，在止息点轻轻意守1~2分钟，然后移至下一条线路依次进行放松。

4. 三条线路分别是：第一条线，头部两侧→颈部两侧→双肩→双上臂→双肘→双前臂→双腕→双手→十个手指，止息点是中冲穴。第二条线，面部→颈前→胸部→腹部→双大腿前→双膝→双小腿→双足→十个足趾，止息点是隐白穴。第三条线，后脑部→后颈→背部→腰部→大腿后→双膝窝→小腿后→双足跟→双足底，止息点是涌泉穴。三条线上的所有部位全部放松完毕后，轻轻地意守第4个止息点——下丹田3~4分钟。

（六）振颤放松功

1. 自然站立，以舒适为度。双足平行，与肩同宽，双膝微屈，膝盖不超出足尖，腰部伸展，上身正直，含胸拔背，头颈部正直。轻闭双目，口微闭。

2. 全身振颤、抖动，重点在双手腕、双足踝及足跟，振颤频率为每分钟130~160次。

3. 全身振颤、抖动后，静立3~6分钟。自然呼吸。

4. 体会身体在颤动、抖动过程中逐渐放松的感觉。意想全身如网状通透，将体内病气、浊气向下随着抖动而排出。

（七）拍打放松功

1. 拍打放松功是采用拍打的方式，由外而内，引导放松的一种功法。

2. 采用站式或坐式，从头到足依次分段有节律地拍打放松。

3. 拍打路线：头部→颈部→双肩→双肘关节→双手背→双手指头→胸腹→背腰→双髋→双大腿→双膝→双足背→双足趾。自然呼吸。

4. 体会被拍打部位的逐渐放松。意想体内的病气、浊气在拍打过程中向下移动到肢体末端，进而排出体外。

（八）收功

意转丹田，可意想身体各部分气息缓缓集中于丹田，逐渐恢复自然呼吸；再做一些自我保健按摩，并慢慢睁开眼睛。

六、注意事项

1. 习练者一般可以选取较易放松的仰卧或平坐式。等习练熟练后，再根据练功场地、身体状况、个人喜好选择站、坐、卧、行中的任意一种姿势进行练功。

2. 意守丹田时肚脐、下丹田、命门穴可以依次意守，也可任选其中一个来意守。调息从自然呼吸开始，逐步过渡到腹式呼吸。呼吸以长呼短吸为宜。意守下丹田时，自然引内气汇聚于下丹田。不可刻意追求，意念要"轻轻的"，做到"似守非守"。

3. 三线放松功练习时，按顺序完成三线各部位的放松与意守，作为1个循环。每次锻炼可练1个循环，也可练2～3个循环。调息可以从自然呼吸开始，逐步过渡到腹式呼吸。呼吸以长呼短吸为宜。

4. 振颤放松功练习时，颤动、抖动时身体要放松，各关节似有弹性、有节奏，不可僵硬。呼吸以吸短呼长为宜。可以根据需要灵活调整振颤时间。

5. 拍打放松功练习时，手腕放松，拍打时要保持节奏。拍打的力量要适中，不可过重。

6. 不要在饭后或饭前练习，练功前注意要先排空大小便，穿着宽松的衣服。

7. 练功后应做收功，然后进行适当自我按摩或肢体运动，也可适当休息。

七、操作评分标准

放松功技术操作考核评分标准见表9-10-1。

表 9-10-1　放松功技术操作考核评分标准

项目	分值	技术操作要求	评分等级 A	B	C	D	评分说明
仪表	2	仪表端庄，服饰适合练功，未佩戴首饰	2	1	0	–	一项未完成扣 1 分
核对	2	核对医嘱	2	1	0	–	一项未完成扣 1 分
评估	5	评估环境、患者的身体和精神状况	5	3	1	0	一项未完成扣 2 分
告知	5	告知患者练功注意事项	5	3	1	0	一项未完成扣 2 分
准备	4	进行环境、着装、患者等准备	4	3	2	1	一项未完成扣 1 分
功法分式	60	松通功	15	12	9	6	全身放松、意守丹田、玉液还丹，一项未完成扣 3 分
		三线放松功	15	12	9	6	三条路线，每条不达标，一项扣 3 分
		振颤放松功	15	12	9	6	振颤时间及振颤频率一项未达标扣 3 分；振颤后未静立 3～6 分钟扣 3 分
		拍打放松法	15	12	9	6	未按拍打路线进行练习，每个位置扣 3 分；拍打放松时未默念"松"字导引扣 3 分
结束	6	收功，之后对考核老师致谢离场	6	4	2	0	未有收功法，扣 4 分；未致谢离场，扣 2 分
评价	6	整体动作熟练、流畅、协调	6	4	2	0	一项不合格扣 2 分，最高扣 6 分
理论提问	10	放松功的适应证	5	3	1	0	回答不全面扣 2 分 / 题；未答出扣 5 分 / 题
		放松功的注意事项	5	3	1	0	
得分							

第十一节　内养功

一、概念

内养功是以吐纳为主的气功功法，于明末清初时流传于民间，新中国成立后经挖掘、整理并推广应用。数十年来经临床实践证明，内养功治疗消化系统疾病、呼吸系统疾病及其他多种慢性疾病疗效显著，是一种简便高效的优秀医疗气功功法。

二、目的

内养功分为静功和动功两种练习形式，要求"形气神合"贯穿于整个功法始终，而在不同的层次又各有侧重。停闭呼吸（亦称为"不平衡式呼吸法"）和意念的配合是内养功的锻炼重点。在具体操作上强调呼吸停顿、默念字句、舌体起落、气沉丹田，具有使大脑静、脏腑动的特点。通过特定的姿势、呼吸和意念的锻炼，实现形体放松、呼吸调和、心神恬静，从而起到静心守神、培补元气、平衡阴阳、调和气血、疏通经络和协调脏腑功能的作用。通过练习内养功，可以达到祛病、健身、延年之目的。

三、适应证和禁忌证

（一）适应证

1. 消化系统疾病　消化性溃疡、胃下垂、胃黏膜脱垂、肝炎、习惯性便秘等。
2. 呼吸系统疾病　肺结核及其他慢性疾病。

（二）禁忌证

1. 有精神方面障碍的患者，如焦虑紧张综合征、抑郁症、精神分裂症等。
2. 身体非常虚弱或心、肺功能非常差的人。

四、操作流程

初级静功操作流程见图 9-11-1，中级静功操作流程见图 9-11-2。

五、操作步骤要领

（一）评估

评估环境是否整洁、幽静、采光通风良好，适宜练功；评估患者的身体状况，是否适宜练功；评估患者的精神状况是否良好，能够配合练功。

（二）告知

告知患者功前半小时停止一切剧烈运动、着宽松合体衣物、不宜过饥过饱、排空二便、适当热身活动，妇女经、孕、产期适当锻炼。

（三）预备式

形体放松、呼吸调和、心神恬静。

（四）初级静功

1. 松静筑基法

（1）仰卧式：脸向上仰卧于床上，枕头的高低以舒适为标准；双手轻松自然置于身体两侧或双手相叠置于中脘部；双腿舒伸，足跟并拢，足尖自然分开；鼻吸鼻呼，两眼轻闭或微露一线之光,神不外驰。

(2) 靠坐式:靠坐在沙发或床上,颈部和腰部须垫实,不可悬空;双手轻松置于沙发扶手上或两手相握放于丹田部位;双腿自然屈曲或舒伸,双眼轻闭,鼻吸鼻呼。

(3) 松静站立式:双足平行分开与肩同宽,双膝微屈,松腰松胯,收腹敛臀;松肩虚腋,双臂在身体两侧自然下垂,指尖朝下;下颌微内收,百会穴朝天;双目轻闭,鼻吸鼻呼。

2. 调息方法　首先采用自然呼吸,逐步过渡到腹式呼吸,并配合呼吸默念"静"字诀和"松"字诀,以达到相对入静和放松的目的。为练习中级功停闭呼吸打下基础。

(1) 自然呼吸:即不改变平时的呼吸运动形式,顺其自然。

(2) 腹式呼吸:有两种形式。随吸气腹部隆起,随呼气腹部下落为顺腹式;随吸气胸部充盈扩张,腹部下落凹陷,随呼气胸部还原,而腹部充盈隆起为逆腹式。

3. 活位意守　即意守的部位可根据需要灵活多变,可以是点、段、面、轴、部位、整体等,并配合开降、聚降、升降、开合、聚散 5 种"松静"的形式进行练习。

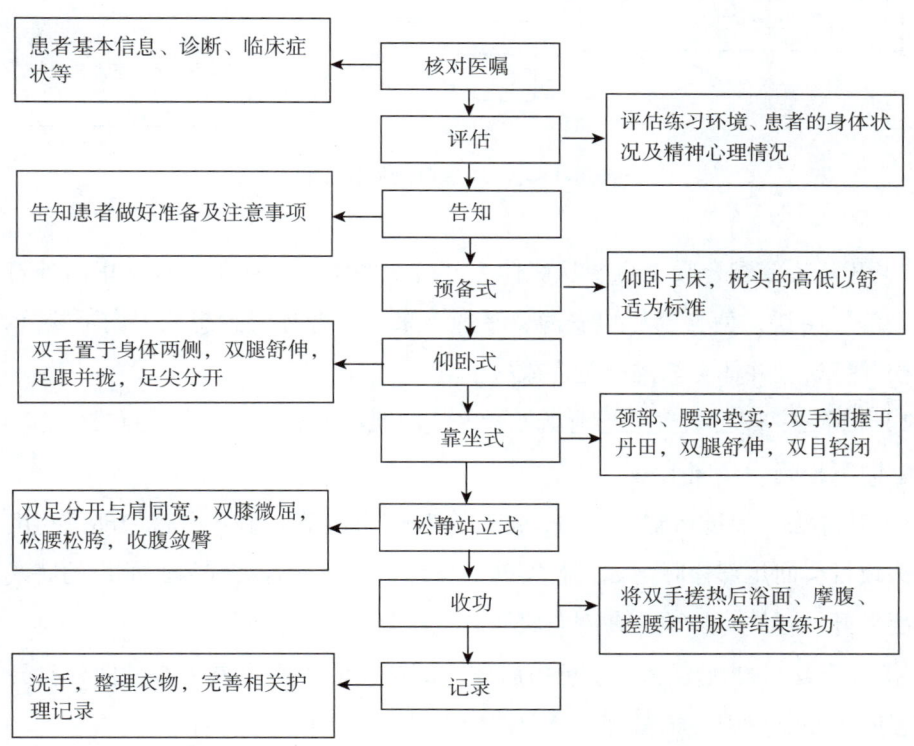

图 9-11-1　初级静功操作流程

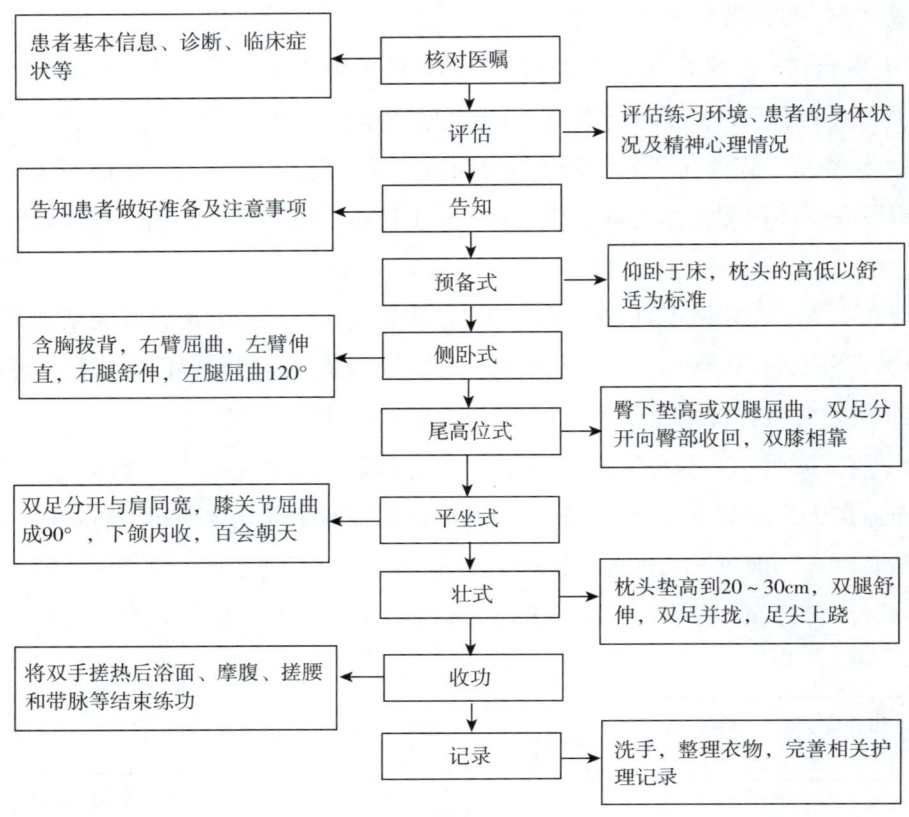

图 9-11-2　中级静功操作流程

（1）开降法：配合吸气意想从肌体（部位）的中心点或中心轴由里向外打开，同时默念"静"字诀，使自己尽快安静、平静下来；配合呼气意想从上向下松降，同时默念"松"字诀，并体会松的感觉和效应。

（2）聚降法：配合吸气意想清新能量之气向肌体（部位）的中心点或中心轴积聚，呼气由上向下松降。余同上。

（3）升降法：如进行整体练习，即配合吸气由足部向上升至膻中部位高度，配合呼气由头顶百会向足部松降。如进行特殊部位练习，即配合吸气从此部位的底线高度向顶线高度上升，呼气时从顶线高度向底线高度松降。余与上同。

（4）开合法：即配合吸气意想由肌体（部位）的中心点或中心轴向外打开，配合呼气意想向中心点或中心轴松合（意合体松）。余与上同。

（5）聚散法：即配合吸气意想清新能量之气向体内（部位）中心点或中心轴积聚，配合呼气意想浊气、病气散泻出去，肌体随之而放松。以上方法根据需要选择练习 10～15 分钟后，采取定位意守的方法进行养气。

4. 定位意守　即丹田意守，以气海穴为中心，如同自己拳头大小的区域，上缘为神阙穴，下缘为关元穴，设在小腹内。轻轻意守5～10分钟。养形，养神，培补元气。

（五）中级静功

1. 吐纳停闭息调法

（1）侧卧式：有左右之分，多以右侧卧为主。右侧卧于床上，头的高低用枕调节，以舒适为标准；上身在保持自然生理曲度的基础上，呈含胸拔背状；右臂自然屈曲，五指舒伸，掌心向上，置于脸前枕上，距脸一拳左右，左臂自然伸直，掌心向下，放于同侧髋上；右腿自然舒伸，双膝相叠，左腿屈曲成120°；双目轻闭或微露一线之光，鼻吸鼻呼。左侧卧与其姿势相同，四肢体位相反。

（2）尾高位式：在仰卧式基础上，将臀下用物垫高10cm左右；亦可双腿屈曲，双足向臀部收回并平行分开与肩同宽，双膝相靠，成一立体三角形。

（3）平坐式：平坐在没有靠背的凳子上，双足平行分开与肩同宽，小腿与地面垂直，膝关节屈曲成90°；松肩垂肘，双手掌心向下自然放于两大腿上；胸微内含，脊背自然竖起，下颌内收，百会穴朝天；鼻吸鼻呼，双目轻闭或微露一线之光，神不外驰。

（4）壮式：脸向上仰卧于床上，枕头垫高25～30cm，肩背随之垫实而呈一坡形；双手掌心向内贴于两大腿的外侧，双腿舒伸，双足并拢，足尖上跷。

2. 调息方法　停闭呼吸：软呼吸法、硬呼吸法、双补法。亦称不平衡式呼吸法，辨证练习，以调整体内阴阳失衡的现象。

（1）软呼吸法（滋阴法）：其运动形式为吸—呼—停。先行吸气，随之将气徐徐呼出，呼毕再行一定时间的闭气。

（2）硬呼吸法（补阳法）：其运动形式为吸—停—呼。先行吸气，然后进行一定时间的闭气，再将气徐徐呼出。

（3）双补法：其呼吸运动形式为吸—停—吸—呼。先吸少量的气，即行一定时间的闭气，然后再行吸气，最后徐徐呼出。

舌体起落与停闭呼吸的配合：舌体起落又称为"舌动"，伴随停闭呼吸进行舌抵上腭的起落运动。①舌动与软呼吸法的配合：即吸气时舌抵上腭，呼气时舌体落下，停闭时舌落下不动。②舌动与硬呼吸法的配合：吸气时舌抵上腭，停闭时舌抵上腭不动，呼气时舌落下。③舌动与双补法的配合：吸气即舌抵上腭，直至呼气时舌落下。

默念字句与停闭呼吸的配合：配合停闭呼吸选择美好的、有利于身心健康的词或字句用意默念。先由3个字开始，待呼吸柔顺细深长后，逐渐增加字数，以不超过9个字为宜。不论默念字数多少，均以一吸一呼各念1个字，其余的字在停闭时默念。①默念与软呼吸法配合：吸气默念第一个字，呼气默念第二个字，停闭默念剩余的字。②默念与硬呼吸法的配合：吸气默念第一个字，停闭默念中间所有的字，呼气默念最后一个字。

③默念字句和双补法的配合：此法配合有多种形式，常用的以默念3个字为宜，即吸、停、吸各念1个字，呼气便徐徐呼出。

3. 调心方法

（1）丹田意守，与初级静功同。

（2）意守膻中，意念轻守两乳之间的膻中穴。意守涌泉，意守两足涌泉穴，或闭目默想大足趾的形象。意守外景，意守体外美好、有利于身心健康的景物，如花卉、大海、明月等。

（3）养丹田气，练功将结束时，要停止默念和舌动，将腹式停闭呼吸改为自然呼吸，轻守丹田。愉悦恬静，静养丹田真元之气5～10分钟后收功。整个功法用时30～60分钟。

（六）收功

将双手搓热后浴面、摩腹、搓腰和带脉等结束练功。

六、注意事项

1. 松静筑基法练习时，不论顺腹式还是逆腹式，不可为追求腹部的起落或呼吸的深长而勉强延长呼吸，以免出现不适。不论是活位意守还是定位意守，均应做到似守非守；无论意守何处，也均应做到似守非守，绵绵若存，顺其自然。初级静功可为中级静功练习打下快速放松、快速入静的基础，同时可作为预备功、矫正功进行应用。针对一些疾病亦可作为正功来进行应用。

2. 吐纳停闭息调法练习时，停闭呼吸、默念字句均要掌握好练习的火候，避免不当而产生不适现象。一旦出现憋气症状，即采用初级静功中的松静法予以调节矫正。舌动练习时，口腔内会产生大量的唾液，须平心静气徐徐咽下，用意念诱导送入丹田。无论意守何处，都应该做到似守非守，绵绵若存，顺其自然。内养功练习，需要将姿势、意守、舌动、默念、腹式停闭呼吸等内容协调统一起来，应循序渐进，逐一掌握。难以入静者先配合默念，消化不良者先配合舌动。两者均觉困难者，亦可单纯练习停闭呼吸。

七、操作评分标准

内养功操作考核评分标准见表9-11-1。

表 9-11-1　内养功操作考核评分标准

项目	分值	技术操作要求	评分等级 A	B	C	D	评分说明
仪表	2	仪表端庄，服饰适合练功，未佩戴首饰	2	1	0	-	一项未完成扣1分
核对	2	核对医嘱	2	1	0	-	一项未完成扣1分
评估	5	评估环境、患者的身体和精神状况	5	3	1	0	一项未完成扣2分
告知	5	告知患者练功注意事项	5	3	1	0	一项未完成扣1分
准备	4	进行环境、着装、患者等准备	4	3	2	1	一项未完成扣1分
功法分式	60	初级静功：仰卧式	8	6	4	2	仰卧姿势不达标扣2分；双手放置位置不准确扣2分；足跟未并拢，足尖未自然分开各扣2分
		初级静功：靠坐式	8	6	4	2	坐姿不标准扣2分；双手部位不对扣2分；双腿姿势不标准扣2分；鼻吸鼻呼节律不对扣2分
		初级静功：松静站立式	8	6	4	2	站立姿势不标准扣4分；松肩虚腋站姿不标准扣2分；下颌微内收姿势不标准扣2分
		中级静功：侧卧式	9	7	5	3	侧卧不标准扣2分；右臂未屈曲，五指未舒伸，掌心未向上，未置于合适位置，各扣2分；左臂位置不准确扣2分；双腿姿势不准确扣2分
		中级静功：尾高位式	9	7	5	3	臀下垫高的高度不够扣2分；双腿未屈曲扣2分；双足向臀部收回不够扣2分；双足分开未与肩同宽扣2分；双膝未相靠扣2分
		中级静功：平坐式	9	7	5	3	双足分开未与肩同宽扣2分；小腿未与地面垂直扣2分；膝关节屈曲未到90°扣2分；练习时注意力不集中扣2分
		中级静功：壮式	9	7	5	3	枕头垫高的高度未达到要求扣2分；双手掌心未贴于两大腿外侧扣2分；足跟未并拢扣2分；足尖未上跷扣2分
结束	6	收功，之后对考核老师致谢离场	6	4	2	0	未有收功法扣4分；未致谢离场扣2分
评价	6	整体动作熟练、流畅、协调	6	4	2	0	一项不合格扣2分，最高扣6分

续表

项目	分值	技术操作要求	评分等级 A	B	C	D	评分说明
理论提问	10	内养功的适应证	5	3	1	0	回答不全面扣 2 分 / 题；未答出扣 5 分 / 题
		内养功的注意事项	5	3	1	0	
得分							

第十二节　强壮功

一、概念

强壮功是根据古代释、儒、道各家的练功方法进行整理，取其精华，去其糟粕，综合而成，也是传统内丹术的筑基功法。该功法具有养气壮力、培肾固本、健体强身、增强体质、陶冶情操、开发智能的作用。

二、目的

强壮功是医疗气功中最具有代表性的功法之一，其具有防治疾病的作用。通过每天坚持锻炼强壮功法，可以调整患者整体气机，达到调身、调息、调神以防治疾病之目的。从疗效层面来看，强壮功气功锻炼能刺激人体大脑皮质功能活动，调节神经系统运动功能的平衡，提高机体免疫力，增强机体对外界不良刺激的防卫能力，提高综合素质，从而防治疾病。

三、适应证和禁忌证

（一）适应证

1. 心血管系统疾病　冠心病、心肌病、高血压等。
2. 神经系统疾病　雷诺病、神经衰弱、癔症、心脏神经官能症、自主神经功能紊乱、中风、脑动脉硬化、神经性头痛等。
3. 血液系统疾病　再生障碍性贫血。
4. 内分泌系统疾病　甲状腺功能亢进。
5. 妇科疾病　功能性子宫出血、闭经、痛经等。
6. 其他　肾结核。

（二）禁忌证

1. 有精神病史的人。
2. 内向、孤僻、敏感，以及缺乏逻辑性思维等分裂型人格表现的人。

四、操作流程

强壮功操作流程见图9-12-1。

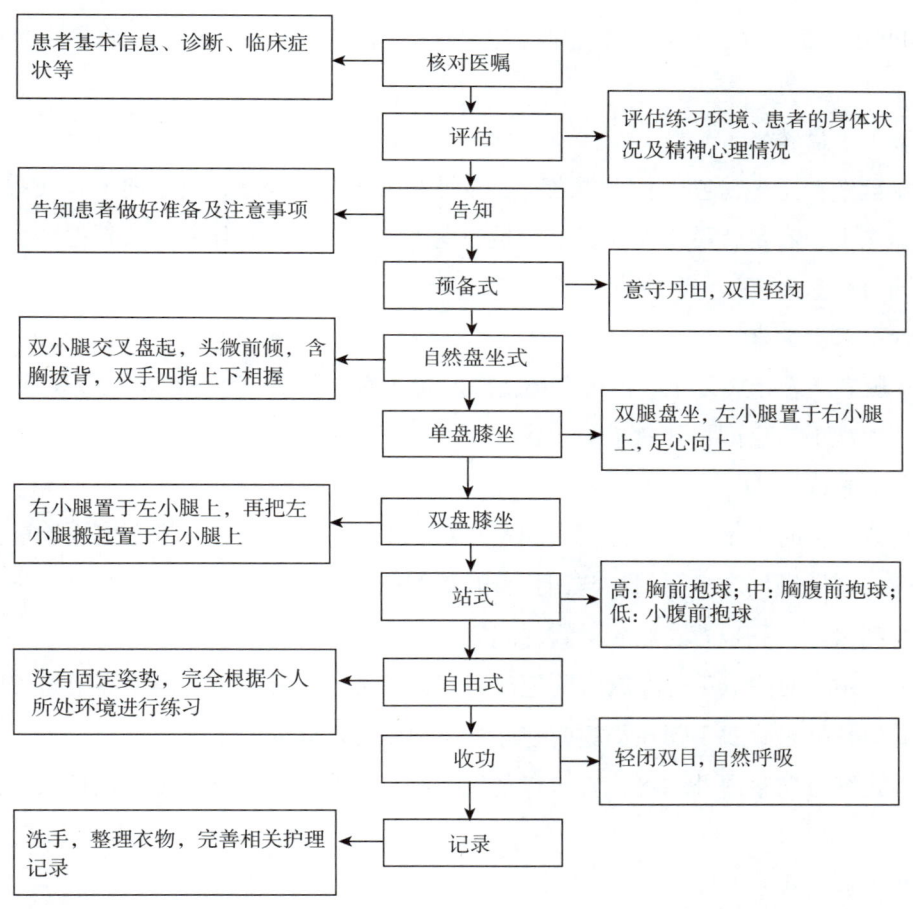

图9-12-1　强壮功操作流程

五、操作步骤要领

（一）评估

评估环境是否整洁、幽静、采光通风良好，适宜练功；评估患者的身体状况，是否适宜练功；评估患者的精神状况是否良好，能够配合练功。

（二）告知

告知患者功前半小时停止一切剧烈运动、着宽松合体衣物、不宜过饥过饱、排空二便、适当热身活动，妇女经、孕、产期适当锻炼。

（三）预备式

意守丹田，双目轻闭。行自然盘膝坐、单盘膝坐、双盘膝坐、站式和自由式。

（四）自然盘膝坐

双小腿交叉盘起，头颈躯干端正，双目轻闭，头微前倾，颈部肌肉放松，含胸拔背，双上肢自然下垂，双手四指上下互握，也可将一手置于另一手心上，放在小腹前的大腿上。

（五）单盘膝坐

双腿盘坐，左小腿置于右小腿之上，左足背贴于右大腿上，足心向上，或右小腿置于左小腿之上，右足背贴于左大腿上，足心向上，左压右或右压左，可根据个人习惯而定。余同自然盘坐。

（六）双盘膝坐

右小腿置于左小腿之上，再把左小腿搬起置于右小腿上，双小腿交叉，双足心向上，置于双侧大腿上。余同自然盘坐。

（七）站式

1. 高架站桩时双足平行分开与肩同宽，双膝微屈，腰胯放松，双手臂在胸前抱球，松肩垂肘，小臂微屈。双手拇指与四指分开如抱球状。双目轻闭，鼻吸鼻呼，下颌微内收，百会朝天，含胸拔背，收腹敛臀。

2. 中架站桩时除双手臂在胸腹前抱球与高架站桩不同外，其余均与高架站桩同。

3. 低架站桩时除双手臂在小腹前抱球与高架站桩不同外，余均同。

4. 站式练习在室内外均可，宜选择空气新鲜、光线适宜、环境安静的地点，以利于入静。

（八）自由式

没有固定姿势，完全根据个人所处环境进行练习。在工作疲劳、精神高度紧张时，可以随时随地、不拘形式地调整呼吸和意守丹田，以达到解除疲劳、放松机体、提高工作效率的目的。

（九）调息

静呼吸法不改变原来的呼吸形式，也不用有意识注意呼吸，顺其自然。深呼吸法，吸气时胸腹部均隆起，呼气时均回落。深呼吸法需要在自然呼吸的基础上，呼吸逐渐达到深长、静、细、均匀的程度，不能急于求成，且不宜在饭后进行。逆呼吸法，吸气时胸部扩张，腹部回缩，呼气时胸部还原，腹部充盈膨隆。逆腹式呼吸法也须在自然呼吸的基础上形成，要由浅入深，逐步练习，自然形成悠匀、细缓、深长的逆腹式呼吸，不可勉强。饭后不宜练习。

（十）调心

意守，以意守丹田为主，借以达到培肾固本的目的。也可根据练功者的身体状况，选择意守部位和内容。也可以用存想法。

1. 意守丹田　以气海穴为中心，自己拳头大小的范围，位于小腹内。意念勿过重，做到似守非守，绵绵若存，以免出偏。

2. 意守膻中配合高架站桩，可采取意守膻中　对心、肺疾病等均有调治作用。

3. 中脘穴配合中架站桩，可采取意守中脘　对脾胃虚弱、胃肠神经官能症及血液系统疾病有调整和治疗作用。存想，可根据病情和身体状况进行。

六、注意事项

1. 呼吸方法选用原则　静呼吸法对初学气功、年老体弱、肺结核、贫血患者较适宜；深呼吸法适于神经衰弱、贫血、便秘、精神不易集中者；逆呼吸法适于精神萎靡不振、气虚体弱、中气下陷、心悸等症。

2. 意守部位选择　培补元气选择意守丹田；意守中脘适宜于脾胃虚弱，胃肠神经官能症及血液系统疾病有如上症者；意守膻中适宜于心、肺疾病。存想选用原则：阳虚患者选用温性存想如太阳、火球等，阴虚患者选用凉性存想如山泉、冰雪等。

七、操作评分标准

强壮功操作考核评分标准见表 9-12-1。

表 9-12-1　强壮功操作考核评分标准

项目	分值	技术操作要求	评分等级				评分说明
			A	B	C	D	
仪表	2	仪表端庄，服饰适合练功，未佩戴首饰	2	1	0	—	一项未完成扣 1 分
核对	2	核对医嘱	2	1	0	—	一项未完成扣 1 分
评估	5	评估环境、患者的身体和精神状况	5	3	1	0	一项未完成扣 2 分

续表

项目	分值	技术操作要求	评分等级 A	B	C	D	评分说明
告知	5	告知患者练功注意事项	5	3	1	0	一项未完成扣 1 分
准备	4	进行环境、着装、患者等准备	4	3	2	1	一项未完成扣 1 分
功法分式	60	自然盘膝坐	10	8	6	4	未端正头颈躯干扣 2 分；未做到含胸拔背扣 2 分；未放松颈部肌肉扣 2 分；未做到双上肢自然下垂，双手四指上下互握扣 2 分
		单盘膝坐	10	8	6	4	双腿盘坐，未做到左小腿置于右小腿之上扣 2 分；未做到左足背贴于右大腿上且足心向上扣 2 分；练习过程中未端正头颈躯干扣 2 分，未放松颈部肌肉扣 2 分
		双盘膝坐	10	8	6	4	未做到同时把右小腿置于左小腿之上，再把左小腿置于右小腿之上各扣 2 分；未做到双小腿交叉，双足心向上扣 2 分；练习过程中未端正头颈躯干扣 2 分，未放松颈部肌肉扣 2 分
		站式：高架站桩、中架站桩、低架站桩	20	12	8	4	站姿不达标扣 4 分；高架站桩双手位置不对扣 4 分；中架站桩双手位置不对扣 4 分；低架站桩双手位置不对扣 4 分；练习过程中呼吸形式不正确扣 4 分
		自由式	10	8	6	4	练习的功法动作与环境不符扣 2 分；练习过程中动作不够连贯扣 2 分；练习过程中呼吸形式不正确扣 2 分
结束	6	收功，之后对考核老师致谢离场	6	4	2	0	未有收功法扣 4 分；未致谢离场扣 2 分
评价	6	整体动作熟练、流畅、协调	6	4	2	0	一项不合格扣 2 分，最高扣 6 分
理论提问	10	强壮功的适应证	5	3	1	0	回答不全面扣 2 分/题；未答出扣 5 分/题
		强壮功的注意事项	5	3	1	0	
得分							

第十三节 真气运行法

一、概念

真气运行法是一种以调息为主的静功功法，主要通过凝神调息，培植真气，以贯通经络，调理阴阳气血，而达防病治病、延年益寿之功效。本功法根据《黄帝内经》的理论，并采纳了道家"小周天功"的修炼方法，整理编创而成。该法的核心部分是"五步功法"，是一套贯通任督二脉的方法，具有简便易行、操作步骤井然有序等特点。

二、目的

真气运行法的锻炼是通过调身、调心、调息的作用在以意念单一的松静态下形成"气功功能态"。这时内气发功气机的升降功能活跃起来，真气自然循着经络脉道外通肌表内通脏腑，并逐步深入机体的微小层次，增强了人体自动调节功能，达到祛病延年的目的。

三、适应证与禁忌证

（一）适应证

1. 进行有氧运动的老年人及良性慢性病患者。
2. 良性慢性阻塞性肺疾病及平稳期心肺功能障碍者。
3. 学生、健身人群和运动员。
4. 久坐、长期姿势不良的人群。

（二）禁忌证

1. 慢性心力衰竭病情严重或者其他原因限制活动者。
2. 处于慢性心力衰竭的急性发作期。
3. 高血压控制不良者。
4. 合并严重的肾功能不全、肝功能不全者。
5. 合并严重慢性阻塞性肺疾病、肺源性心脏病或呼吸衰竭患者。
6. 合并严重造血系统、肿瘤等严重原发性疾病。
7. 合并精神病、重度神经官能症者。

四、操作流程

真气运行法操作流程见图 9-13-1。

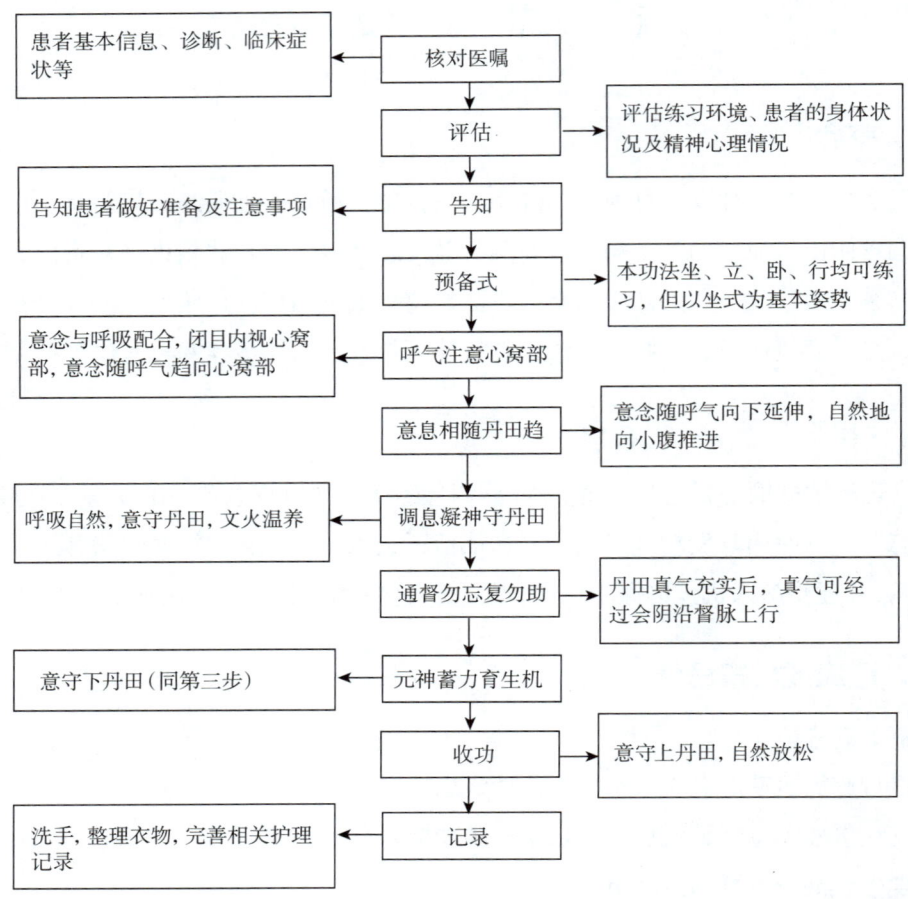

图 9-13-1 真气运行法操作流程

五、操作流程要领

（一）评估

评估环境是否整洁、幽静、采光通风良好，适宜练功；评估患者的身体状况，是否适宜练功；评估患者的精神状况是否良好，能够配合练功。

（二）告知

告知患者功前半小时停止一切剧烈运动、着宽松合体衣物、不宜过饥过饱、排空二便、适当热身活动，妇女经、孕、产期适当锻炼。

（三）预备式

常用调身有行、立、坐、卧 4 种形式，其中静功以坐式为主，其他姿势为辅。要求头顶如悬，闭目内视，耳听呼吸，练哪一步功就内视（意守）哪一部位，保持从容自然。其特定呼吸法是鼻吸鼻呼和注意呼气，吸气顺其自然，因为只有通过呼气运动，才能推动真气下入丹田。

（四）呼气注意心窝部

1. 调身方法：本功法坐、立、卧、行均可练习，但以坐式为基本姿势，其他为灵活变通后的姿势。此处只说坐式练法，其他姿势只需要意念与呼吸配合即可。

2. 选用自然盘坐式或垂腿平坐式，要求沉肩垂肘，含胸拔背，下颌内收，头顶如悬，舌尖轻抵上齿腭，双眼睑自然下垂，轻轻闭上眼睛。保持全身放松，顺其自然。后四步同此，不再重复。

3. 自然呼吸，鼻吸鼻呼，意念关注呼气，吸气顺其自然。缩小视野，注意鼻尖少时，闭目内视心窝部，耳听自己呼气，不要发出粗糙声音，意念随呼气趋向心窝部，吸气时顺其自然。再呼仍如前法。

（五）意息相随丹田趋

调身调息同上。当第一步功法做到呼气心窝部发热时，意念随呼气向下延伸，一步一步自然地向小腹（丹田）推进。

（六）调息凝神守丹田

调身同上，自然呼吸，鼻吸鼻呼，呼气、吸气均顺其自然，不再意念关注呼气。当练第二步功感觉丹田发热后，即可把呼吸有意无意地止于丹田，不要再注意呼气往下送，而是呼吸自然，意守丹田，文火温养。

（七）通督勿忘复勿助

调身同上，自然呼吸，鼻吸鼻呼，呼气、吸气均顺其自然，不再意念关注呼气。经第三步功丹田真气充实到一定程度后，真气可经过会阴沿督脉上行。上行时，意念伴随气行感，勿分散注意力（勿忘）。若真气不上行或行至某处停下，切不可以强行导引（勿助）。

（八）元神蓄力育生机

调身同上，自然呼吸，鼻吸鼻呼，呼气、吸气均任其自然，不再意念关注呼气。通督之后，原则上仍是意守下丹田（同第三步）。如果头顶出现活动力量，也可意守上丹田（头部脑海）。

（九）收功

意转丹田，可意想身体各部分气息缓缓集中于丹田，逐渐恢复自然呼吸；再做一些自我保健按摩，并慢慢睁开眼睛。

六、注意事项

1. 呼气注意心窝部练习时，注意心窝部时意念要放松。如果杂念太多无法进行意守，可采用数息法,待杂念减少后再改为注意心窝部。练功时间每日 3 次,每次 20 分钟左右。有条件可安排固定的时间,养成习惯。认真练习,10 天左右即可完成第一步功。

2. 意息相随丹田趋练习时,以意随呼气由心窝至下丹田时,用意要慢,慢慢将热气引向丹田,不可操之过急,以免发生不适。练功时间每日 3 次,每次 25 分钟或半小时,10 天左右即可气沉丹田。

3. 调息凝神守丹田练习时,此法只须将意念放于丹田处,不再关注呼气往下送。练功时间每日 3 次,每次 30～40 分钟,或更长一些。这一环节主要是培育真气充实丹田力量,为积气冲关打好基础。需要 40 天左右方可充实有力。

4. 通督勿忘复勿助练习时,通督脉是真气运行法练功过程中一个特殊的环节,督脉通畅后,一呼真气入丹田,一吸真气入脑海,一呼一吸形成任督循环,古称"小周天"。若通关(分布在督脉上的尾闾、夹脊、玉枕三个关键部位)不过,真气行至某一处停止不行时,不要强行用意引气,也不再意念关注真气停止的部位,而需要回到第三步,重新意守丹田,待丹田真气充足后再继续运行。真气上行的快慢是由丹田积蓄的真气的力量和机体自身的状况等多重因素共同决定的。如果丹田力量不足,或各种原因导致经络痹阻不通,则切不可意念强加导引急于"通关",而应顺其自然。每天可酌情增加练功次数,每次练功时间也应延长至 50～60 分钟。大多数人经 1 周左右可通督脉。

5. 元神蓄力育生机练习时,通督之后,人体经络尤其是机体内外各处的细小脉络进一步通畅,敏感性提高,会出现各种动触现象,不必疑虑,应自然放松,约经 1 个月时间,才能逐渐消失,只有下丹田和上丹田的力量更加集中旺盛。练功时间每日 3 次,每次 1 小时左右。

七、操作评分标准

真气运行法操作考核评分标准见表 9-13-1。

表 9-13-1　真气运行法操作考核评分标准

项目	分值	技术操作要求	评分等级				评分说明
			A	B	C	D	
仪表	2	仪表端庄,服饰适合练功,未佩戴首饰	2	1	0	-	一项未完成扣 1 分
核对	2	核对医嘱	2	1	0	-	一项未完成扣 1 分
评估	5	评估环境、患者的身体和精神状况	5	3	1	0	一项未完成扣 2 分

续表

项目	分值	技术操作要求	评分等级 A	B	C	D	评分说明
告知	5	告知患者练功注意事项	5	3	1	0	一项未完成扣1分
准备	4	进行环境、着装、患者等准备	4	3	2	1	一项未完成扣1分
功法分式	60	呼气注意心窝部	12	10	8	6	自然盘坐式或垂腿平坐式,要求沉肩垂肘,含胸拔背,下颌内收,头顶如悬,舌尖轻抵上齿腭,双眼睑自然下垂,轻轻闭上眼睛,呼吸节律,每项不达标扣2分
		意息相随丹田趋	12	10	8	4	未做到意随呼气,慢慢将热气引向丹田扣8分;呼吸节律不达标扣2分
		调息凝神守丹田	12	10	8	4	意念未放于丹田处扣8分;呼吸节律不达标扣2分
		通督勿忘复勿助	12	10	8	6	一呼真气未入丹田扣2分;一吸真气未入脑海扣2分;一呼一吸未形成任督循环扣2分;呼吸节律不达标扣2分
		元神蓄力育生机	12	10	8	4	未达到脉络进一步通畅扣8分;呼吸节律不达标扣4分
结束	6	收功,之后对考核老师致谢离场	6	4	2	0	未有收功法扣4分;未致谢离场扣2分
评价	6	整体动作是否熟练、流畅、协调	6	4	2	0	一项不合格扣2分,最高扣6分
理论提问	10	真气运行法的适应证	5	3	1	0	回答不全面扣2分/题;未答出扣5分/题
		真气运行法的注意事项	5	3	1	0	
得分							

第十四节　新气功疗法

一、概念

新气功疗法是吸收道家功法和华佗五禽戏的长处,结合现代医学理念而创编的功法。此套功法主要针对癌症患者和慢性疑难病患者,以行功为主要练功方式,其调息独特之处在于采用"风呼吸吸吸呼"的呼吸方式,要求呼吸快、猛、强,可以大量吸氧,以产生较强的内气。

二、目的

新气功疗法内容较多，包括定步风呼吸，升降开合慢步行功，快步行功，中度风呼吸自然行功，中度风呼吸一、二、三步行功，以及吐音导引和各种复式按摩等功法。临床上常用中度风呼吸法自然行功防治疾病，用中度风呼吸法一、二、三步行功防癌抗癌。

三、适应证与禁忌证

（一）适应证

1. 进行有氧运动的老年人及良性慢性病患者。

2. 良性慢性阻塞性肺疾病及平稳期心肺功能障碍者。

3. 学生、健身人群和运动员。

4. 久坐、长期姿势不良的人群。

（二）禁忌证

1. 慢性心力衰竭病情严重或者其他原因限制活动者。

2. 处于慢性心力衰竭的急性发作期。

3. 高血压控制不良者。

4. 合并严重的肾功能不全、肝功能不全者。

5. 合并严重慢性阻塞性肺疾病、肺源性心脏病或呼吸衰竭患者。

6. 合并严重造血系统、肿瘤等严重原发性疾病。

7. 合并精神病、重度神经官能症者。

四、操作流程

新气功疗法操作流程见图9-14-1。

五、操作流程要领

（一）评估

评估环境是否整洁、幽静、采光通风良好，适宜练功；评估患者的身体状况，是否适宜练功；评估患者的精神状况是否良好，能够配合练功。

（二）告知

告知患者功前半小时停止一切剧烈运动、着宽松合体衣物、不宜过饥过饱、排空二便、适当热身活动，妇女经、孕、产期适当锻炼。

第九章 气功类技术

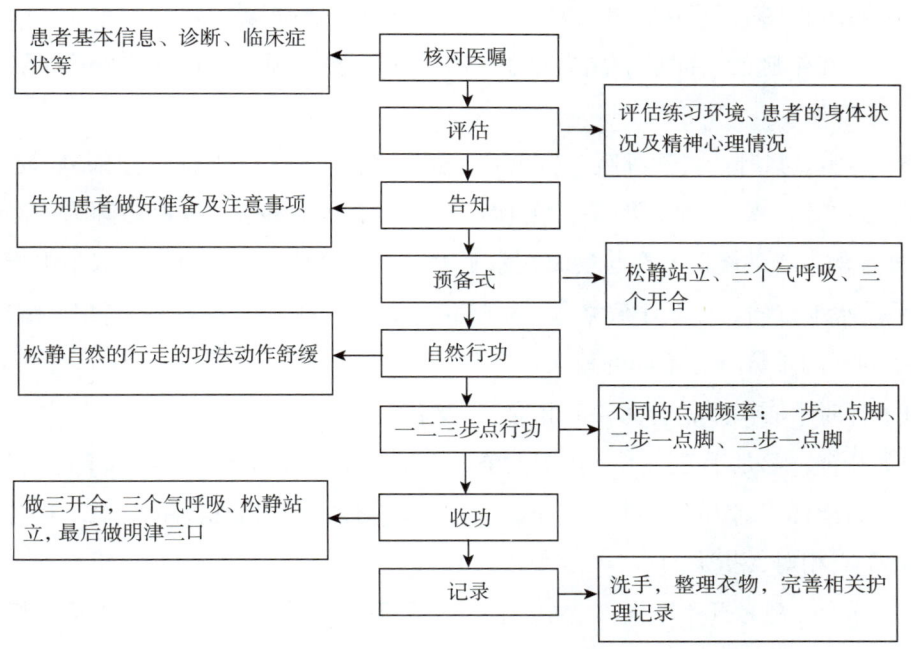

图 9-14-1　新气功疗法操作流程

（三）预备式

1. 松静站立　双足平行，与肩同宽；双膝微屈；松腰松胯；自然收腹；含胸拔背；沉肩坠肘；虚腋松腕；舌抵上腭；微闭双目；百会朝天。松静站立时，不同部位的癌症面向不同方向。

（1）肝、胆、眼患者，属木，面向东方。

（2）心、小肠、舌、脑及心脑血管系统患者，属火，面向南方。

（3）脾、口腔、肉瘤患者，属土，面向西南方。

（4）肺、大肠、鼻及皮肤病患者，属金，面向西方。

（5）肾、膀胱、骨、耳、乳腺、胰腺，以及泌尿系统、生殖系统、妇科系统、淋巴系统、内分泌系统，属水，面向北方。

（6）未搞清病灶部位的患者，暂时面向北方，待搞清后再进行调整。自然呼吸约1分钟。心里默念60个数。

2. 三个气呼吸　双手慢慢放至气海穴（男性左手在内，右手在外。女性反之）。

（1）慢性病患者和病灶在上焦的癌症患者，如肺部、乳腺、头颈部患者，放于气海穴。

（2）凡病灶在中下焦的癌症患者，中指、拇指相接，外劳宫（手背）放在肾俞穴。

（3）肾癌患者的中指和拇指相接，手背放在腰两侧带脉上。肾癌患者及后腰部患者，手指向后，中指、拇指相接，外劳宫（手背）放在腰两侧带脉上。

（4）病在带脉的，同松静站立；手放在身体两侧。病灶在带脉的癌症患者，同松静站立。

（5）鼻吸、口呼、自然呼吸。鼻吸时，舌尖轻抵上腭；口呼时，微张口，舌尖自然放下。鼻吸口呼，做三次呼吸。三次呼吸间，先呼后吸为补法，先吸后呼为泻法。

3. 三开合　双手慢慢放在与气海穴水平处，距离身体10～20cm，双手中指似接非接。双手沿水平方向，开至比肩略宽。松腕转为掌心相对，慢慢合至中丹田。重复3次。开合功法的不同手势具有不同的效果。

（1）开时手心向下，合时手心相对，为泻法。

（2）开合，都是手心向下，指尖向前，泻的力量更强（体质太弱者不可用）。

（3）高指标患者开合指尖均向下，合手心相对。生化指标高的患者，开时指尖向下，合时手心相对，指尖向下。

（4）低指标患者开手心向上，指尖向前；合手心相对，指尖向前。生化指标低的患者，开时手心向上，指尖向前；合时手心相对指尖向前。

（5）慢性病患者指标正常时，开手心向外，指尖向前；合手心相对，指尖向前。自然呼吸。头脑清空，排除杂念，心安神静，心平气和。

（四）自然行功

点足起步：重心移向一侧足；松另一侧足，其足尖（足大趾肚）点在重心足心旁10cm处。重心一侧手放在中丹田前10cm左右，另一侧手放在同侧胯旁约20cm。连续吸气2次（吸吸）。

1. 以先迈左足为例，左足向前迈一小步，足尖跷起，足跟着地，双膝关节微屈，重心前移，右手摆到中丹田前，左手摆到右胯旁。

2. 右足向前迈一小步，足尖跷起，足跟着地，重心前移，左手摆到中丹田前，右手摆到右胯旁。

3. 每前行4步向右自然转头45°～60°（腰可随之转动，但不强调转腰度数）。先左后右，左右交替。各行走20分钟。

4. 呼气（呼），两次吸气时长等于一次呼气时长。悟外导引。配合呼吸，默念"吸吸呼"。也可用数息、听息或者数步法。

（五）一二三步点行功

1. 一步点功

（1）点足起步，重心移向一侧足；松另一侧足，其足尖（足大趾肚）点在重心足心旁10cm处。重心一侧手放在中丹田前10cm左右，另一侧手放在同侧胯旁约20cm。

连续吸气2次。

（2）迈左足，足掌跷起，向左前方迈一小步，足跟落地，上肢不动。左足放平，重心左移，腰右转45°左右，头右转60°左右，双手随着腰的转动而摆动，左手摆到中丹田前，右手摆到右胯旁；轻提右足，足趾肚轻轻点在左足足心旁10cm处，同时双手中指、无名指点内劳宫1次。左右交替，行步20分钟。

（3）两次吸气时长等于一次呼气时长。悟外导引。配合呼吸，默念"吸吸呼"。也可用数息、听息或者数步法。

2. 二步点功

（1）左足向前迈出一步，足掌跷起，足跟落地，手不动。鼻吸鼻呼，出入有声，吸气。

（2）左足掌放平，迈右足，足跟落地，足掌跷起，左手摆到中丹田前，右手摆到右胯边，吸气。

（3）右足掌放平，重心移至右足，站稳，腰左转约45°，头左转约60°，右手随着腰的转动，摆到中丹田前，左手摆到左胯旁。同时，慢慢提起左足，肚在右足足心旁10cm处，轻轻点第一次，双手中指、无名指点内劳宫穴一次。先左侧足点地，行走10分钟；三开合后，右侧足点地，行走10分钟，呼气，呼气时长等于两次吸气时长。悟外导引。配合呼吸，默念"吸，吸，呼……"。也可用数息、听息或者数步法。

3. 三步点功

（1）左足向前方迈，足掌跷起，足跟落地，双膝放松，上肢不动。左足掌放平，右足向正前方迈，足掌跷起，足跟落地，左手摆到中丹田，右手摆至右胯旁。鼻吸鼻呼，出入有声，吸气。

（2）右足掌放平，左足向正前方迈，足掌跷起，足跟落地，左足掌放平，重心前移，头、腰向右后方向转动，重心完全落在左足上，右足虚透，双手随腰的转动，左手摆到中丹田，右手摆到左胯旁。提右足（高度约10cm），右足足趾在侧后方原地轻轻点一次；双手中指、无名指点内劳宫穴一次，吸气（1拍）。

（3）身体逐渐转回到正面，上肢不动。左右交替，行步20分钟，呼气（2拍）。悟外导引。配合呼吸，默念"吸，吸，呼……平……"。也可用数息、听息或者数步法。

（六）收功

收功三调操作要领同预备功，操作顺序与预备功相反。即先做三开合，再做3个气呼吸，最后松静站立，并在松静站立过程中须做咽津三口，以利于玉液还丹，元气归身。

六、注意事项

1. 预备功时，松静站立要领：圆、软、远。圆：身体各部分自然弯曲；软：身体要柔而不僵；远：双目平视远方，轻轻闭合。鼻吸口呼时，要求吸而不满，呼而不尽，深细匀长，称之为气呼吸。通过操练预备功，要达到导体令柔，引气令和。

2. 自然行功时，行走时，注意出脚先后。一般男士先出左脚，女士先出右脚；肝、胆、眼患者不论男女一律先出右脚；心脏、小肠、脑部患者不论男女一律先出左脚。行走时，双手摆动方式与幅度根据不同情况而有所区别。双手手心向下为泻法，摆幅越大，泻的力量越强；双手手心对丹田摆动属补法；摆出手心向下，摆回手心对丹田为平补平泻；手心向上摆动，为升法，用于生化指标低于正常指标的患者；指尖向下摆动，为降法，用于生化指标高于正常指标的患者；病灶在中、下焦的，手的摆动要离病灶远一点。病灶在中、下焦的，手的摆动位置要离病灶远一点。行走时，视线的高低也需要注意。正常指标患者，平视；低指标的患者，视线高于印堂穴；高指标的患者，视线低于膻中穴。

3. 一步点功时，松透、点住、百会朝天。

4. 二步点功时，松透、点住、百会朝天。二步点功点地足总是落于一侧，故而先习练一侧，再习练另一侧。

5. 三步点功时，松透、点住、百会朝天。转头、转腰的幅度大于一步点功。转腰不转胯。

6. 收功时，同预备功注意事项。

七、操作评分标准

新气功疗法操作考核评分标准见表 9-14-1。

表 9-14-1　新气功疗法操作考核评分标准

项目	分值	技术操作要求	评分等级 A	B	C	D	评分说明
仪表	2	仪表端庄，服饰适合练功，未佩戴首饰	2	1	0	-	一项未完成扣 1 分
核对	2	核对医嘱	2	1	0	-	一项未完成扣 1 分
评估	5	评估环境、患者的身体和精神状况	5	3	1	0	一项未完成扣 2 分
告知	5	告知患者练功注意事项	5	3	1	0	一项未完成扣 1 分
准备	4	进行环境、着装、患者等准备	4	3	2	1	一项未完成扣 1 分

续表

项目	分值	技术操作要求	评分等级 A	B	C	D	评分说明
功法分式	60	预备式：松静站立	12	10	8	6	双足平行，与肩同宽，双膝微屈；松腰松胯；自然收腹；含胸拔背；沉肩坠肘；虚腋松腕；舌抵上腭；微闭双目；百会朝天，一项未达标扣2分
		预备式：三个气呼吸	12	10	8	6	双手位置不准确扣2分；呼吸节律不达标扣2分；鼻吸动作不达标扣2分；口呼动作不达标扣2分
		预备式：三开合	12	10	8	6	双手放置位置不合适扣2分；双手中指距离或远或近扣2分；开合动作不达标扣2分
		自然行功	12	10	8	6	动作不够舒缓，出脚无先后扣2分；双手摆动方式与幅度未达标扣2分；行走时，视线的高低未达标扣2分
		一二三步点行功	12	10	8	6	转头、转腰的幅度未大于一步点功扣6分；转腰不转胯动作未达标扣4分，每一项不合格各扣2分
结束	6	收功，之后对考核老师致谢离场	6	4	2	0	未有收功法，扣4分；未致谢离场，扣2分
评价	6	整体动作熟练、流畅、协调	6	4	2	0	一项不合格扣2分，最高扣6分
理论提问	10	新气功疗法的适应证	5	3	1	0	回答不全面扣2分/题；未答出扣5分/题
		新气功疗法的注意事项	5	3	1	0	
得分							

第十五节　养气健目功

一、概念

养气健目功是以祖国医学的"经络学说""气化论""脏腑学说""五轮学说"为理论基础依据，通过肢体运动、呼吸调节、意念配合改善眼部疾病的一套自我调理的功法。

二、目的

养气健目功是以中医的"阴阳五行学说""脏腑学说"为理论基础，以"经络论""气化论"为依据，根据临床实践经验总结而成，按人眼的生理和病理特点而编制的一套针对眼病治疗的功法。适用于长期学习、办公而导致视力减退、视力发育不全和自觉眼部疲劳等人群。

三、适应证与禁忌证

（一）适应证

1. 屈光不正、弱视、白内障、青光眼、视网膜病变等疑难眼病。
2. 眼部疲劳、视力减退等。

（二）禁忌证

1. 面部红肿、破溃、水肿。
2. 严重的心、脑、肾等脏器功能不全者。
3. 急性传染性疾病、情绪激动、过饱、过饥。
4. 皮肤感觉功能障碍或迟钝者。

四、操作流程

养气健目功操作流程见图9-15-1。

五、操作步骤要领

（一）评估

评估环境是否整洁、幽静、采光通风良好，适宜练功；评估患者的身体状况，是否适宜练功；评估患者的精神状况是否良好，能够配合练功。

（二）告知

告知患者功前半小时停止一切剧烈运动、着宽松合体衣物、不宜过饥过饱、排空二便、适当热身活动，妇女经、孕、产期适当锻炼。

（三）预备式

双足平行，与肩同宽，头正项直，双目垂帘，双唇轻合，舌抵上腭，双臂自然下垂，含胸拔背，敛臀松腰，双膝放松。双臂从体侧徐徐抬起，手心向下，沉肩坠肘松腕，待腕与肩平时，以肘为轴，外旋小臂使手心转而向上，坠肘向内画弧收到鼻与眉之间，手指相对呈按球状由胸前徐徐下落至腹前，双臂自然下垂，自然呼吸，保持呼吸的自然平稳。头脑清空，排除杂念，体会眼睛的感觉。

（四）舒肝明目

1. 双手手背相对，四指向下，由腹股沟的急脉穴处，循肝经路线上提至第一肋间隙"中府穴"，坠肘，双臂展开，手心向上。读"嘘"字。意想气从足大趾外侧，沿肝经的路线经腿的内侧上行至胸部，与肺经相接，然后沿肺经的路线到拇指的指端。

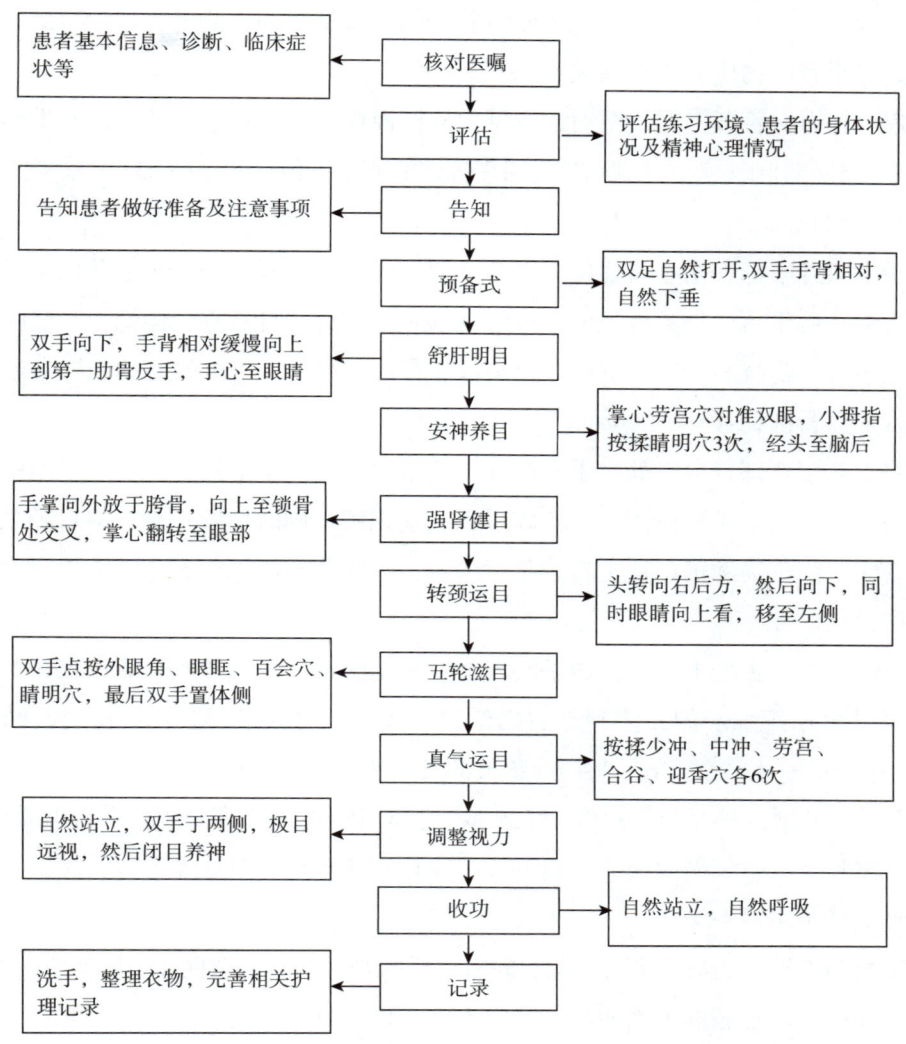

图 9-15-1　养气健目功操作流程

2. 双目微闭，双唇轻合，舌抵上腭，双臂向面部合拢。双手伏于眼部，劳宫穴对准瞳仁。意想气沿手臂外侧到眼，意念在眼部，心中默念"眼睛湿润1……2……3……（数至6）"，体会眼睛的感觉。

3. 继而双手沿胃经的路线拂面而下，经胸部四指转而向下，拇指相对，推至下腹部分开，自然垂于体侧，恢复预备式。

4. 自然呼吸。意想气沿胃经路线下行，沿腿的外侧到第二足趾的厉兑穴。

（五）安神养目

1. 双手手心向里，沿脾经路线上提，经腹部至胸部，翻转手心向外，中指对准外眼角。读"呵"字。意想气从足大趾内侧沿脾经的路线从腿的内侧上行,走腹到胸,与心经相接,沿手臂的内侧到小指指端。

2. 双唇轻合,舌抵上腭,坠肘,双臂内旋至面前伏在双目上,劳宫穴对准瞳仁。意想气沿手臂外侧到眼,意念在眼部,心中默念"眼睛湿润1……2……3……(数至6)",体会眼睛的感觉。

3. 手掌离开眼部,用小指揉按内眼角睛明穴3次后,双手如梳头之状向上经发际至头顶,再沿后脑下行,循膀胱经的路线经背部、臀部分开自然垂于体侧。自然呼吸。

4. 意想气沿膀胱经的路线下行,经头部、背部、臀部,沿腿的外侧到第五足趾。

（六）强肾健目

1. 双手放于背部肾俞穴处,手心向外,四指向下,双手上提经肾俞穴,至胸部锁骨下缘之俞府穴,向前平伸画弧,手心朝里在胸前抱圆,同时屈膝下蹲,双臂随之下落。读"吹"字。引气沿腿的内侧上行,贯脊入肾,在胸部与心包经相接,沿手臂内侧到中指指端中冲穴。

2. 双唇轻合,舌抵上腭,翻转手心向上,托至眼部,伏于双眼,劳宫穴对准瞳仁。气沿手臂外侧循三焦经的路线到外眉梢丝竹空穴。意念在眼部。仔细体会眼睛的感觉"1……2……3……(数至6)",自感眼部发热或湿润或轻松。

3. 双手经头部两侧循胆经路线,经颈部、肩部、胸部、臀外侧下行,手自然垂于体侧。

4. 自然呼吸。引气循胆经的路线下行,经腿的外侧到第四足趾之窍阴穴。

（七）转颈运目

先将面部平转向右肩上方,睁眼,向右肩后探视。低头由右向左,再仰头自左至右。逆时针方向的转动步骤同上面两步,只是方向相反。自然呼吸。意念在眼部。

（八）五轮滋目

1. 双目垂帘,以无名指、中指、示指分别按在下眼眶,点按4次。心中默念"按……摩……缓……慢……"。

2. 点按外眼角3次。心中默念"1……2……3……"。

3. 点按上眼眶4次。心中默念"意……念……集……中……"。

4. 无名指、中指、食指上推入发际5分处点按3次。心中默念"1……2……3……"。

5. 用无名指点按眉头下凹陷处睛明穴6次,手沿膀胱经路线下行,手自然垂于体侧。心中默念"眼……睛……湿……润……1……2……3……"。自然呼吸。

（九）真气运目

右手放于丹田处,用左手捏按右手少冲、中冲、劳宫、合谷穴各6次。右手捏按左手穴位(同右手6次)。双手示指点按迎香穴6次。拇指点按耳根凹陷处后1寸之翳明穴 6 次。拇指点按风池穴 6 次。拇指与示指捏耳垂 6 次。自然呼吸。意念在眼部，双目垂帘，心中默念"眼……睛……明……亮……1……眼……睛……明……亮……2……"。

（十）调整视力

猛睁双眼，极目远方。意念集中在眼部，心中默念"眼……睛……明……亮……1……2……3……4……5……6……"。双目垂帘。引气沿腿的外侧到足。自然呼吸。

（十一）收功

全身放松，双手劳宫穴重叠（男左手在上，女右手在上），覆盖于丹田处，闭目约 3 分钟。双手自然垂于体侧。自然呼吸，意守丹田。

六、注意事项

1. 舒肝明目动作读"嘘"字时，双目瞪圆，双唇轻合，嘴角横绷。
2. 安神养目动作读"呵"字时，口半张，唇放松。
3. 强肾健目动作读"吹"字时，噘口，如吹箫之状。
4. 转颈运目动作旋转要自然缓慢，眼球随颈部的转动而转动。逆时针方向转动 6 圈，顺时针方向转动 6 圈。注：视网膜脱落、玻璃体严重混浊的患者不做此节。
5. 五轮滋目动作要缓慢，意念要集中，注意体会眼部的感觉。
6. 真气运目动作在捏、按、点时，眼部发热、流泪、刺痛、发胀等，均属正常反应。

七、操作评分标准

养气健目功操作考核评分标准见表 9-15-1。

表 9-15-1 养气健目功操作考核评分标准

项目	分值	技术操作要求	A	B	C	D	评分说明
仪表	2	仪表端庄，服饰适合练功，未佩戴首饰	2	1	0	-	一项未完成扣 1 分
核对	2	核对医嘱	2	1	0	-	一项未完成扣 1 分
评估	5	评估环境、患者的身体和精神状况	5	3	1	0	一项未完成扣 2 分
告知	5	告知患者练功注意事项	5	3	1	0	一项未完成扣 1 分
准备	4	进行环境、着装、患者等准备	4	3	2	1	一项未完成扣 1 分

续表

项目	分值	技术操作要求	A	B	C	D	评分说明
功法分式	60	舒肝明目	9	7	5	3	经过的穴位一项未找对扣1分
		安神养目	9	7	5	3	掌心未经胸部到腋下扣2分；中指未到头部眼外角的部位扣2分
		强肾健目	9	7	5	3	双手未放在背侧约胯骨上部的位置扣2分；两手未上提扣2分
		转颈运目	8	6	4	2	转头位置不到位扣4分；低头仰头动作不到位各扣2分
		五轮滋目	9	6	3	0	双手点按位置不对，一个位置扣3分
		真气运目	8	6	4	2	双手未放在小腹前扣2分；右手未揉按左手小拇指两侧的少冲穴扣2分；未按揉中指指尖的中冲穴扣2分
		调整视力	8	6	4	2	双手未自然垂于身体两侧扣2分
结束	6	收功，之后对考核老师致谢离场	6	4	2	0	未有收功法扣4分；未致谢离场扣2分
评价	6	整体动作熟练、流畅、协调	6	4	2	0	一项不合格扣2分，最高扣6分
理论提问	10	养气健目功的适应证	5	3	1	0	回答不全面扣2分/题；未答出扣5分/题
		养气健目功的注意事项	5	3	1	0	
得分							

第十六节　龟息养生功

一、概念

龟息养生功是属于仿生气功中的吐纳气功。采用吸气后闭住呼吸，将气引入下丹田，意守后再吐出。《脉望》载："牛虽有耳，而息之以鼻，龟虽有鼻，而息之以耳。凡言龟息者，当以耳言也。"意思是说，龟息导引，要以听息为之。因而在龟息养生功功法动作编排上、在习练时一招一式的技巧上，既遵循了运动生理学规律，又反映了中医对人体生命的认识。

二、目的

《芝田录》言"睡则气以耳出，名龟息，必大龟寿"，这里所说的是余雪鸿"丹道气功"。它的特点是在调身、调息、调心的基础上，侧重于调息，使气行周身并分别从手指、足趾气行出入，以体呼吸滋养全身筋脉和脏器。

三、适用证与禁忌证

（一）适应证

1. 进行有氧运动的老年人及良性慢性病患者。
2. 良性慢性阻塞性肺疾病及平稳期心肺功能障碍者。
3. 学生、健身人群和运动员。
4. 久坐、长期姿势不良的人群。

（二）禁忌证

1. 慢性心力衰竭病情严重或者其他原因限制活动者。
2. 处于慢性心力衰竭的急性发作期。
3. 高血压控制不良者（收缩压≥180mmHg，或舒张压≥100mmHg）
4. 合并严重的肾功能不全、肝功能不全者。
5. 合并严重慢性阻塞性肺疾病、肺心病或呼吸衰竭患者。
6. 合并严重造血系统、肿瘤等严重原发性疾病。
7. 合并精神病、重度神经官能症者。

四、操作流程

龟息养生功操作流程见图9-16-1。

五、操作步骤要领

（一）评估

评估环境是否整洁、幽静、采光通风良好，适宜练功；评估患者的身体状况，是否适宜练功；评估患者的精神状况是否良好，能够配合练功。

（二）告知

告知患者功前半小时停止一切剧烈运动、着宽松合体衣物、不宜过饥过饱、排空二便、适当热身活动，妇女经、孕、产期适当锻炼。

（三）预备式

盘坐于床或地毯，上身直立，双手分开自然按于双膝，掌心向下，双目注视前方。

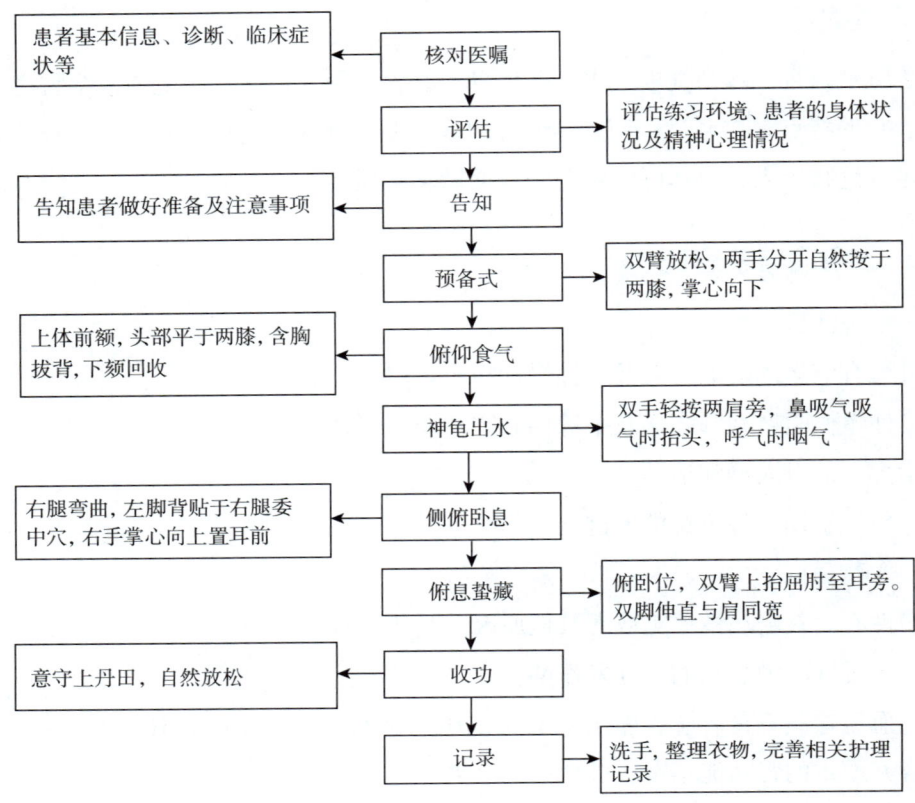

图 9-16-1　龟息养生功操作流程

（四）俯仰食气

1. 含胸拔背，下颌回收，颈项后突，上拔。消除杂念，入静，犹如龟鳖在海洋中憩息。

2. 上体前俯，头部平于双膝，而后像小勺舀水似地引颈前伸，上体徐徐抬起，吸气，屏息。专注于动作和姿势，意念要淡，想象清气随着脊柱的运动，通畅经脉气血，循环不息。

3. 恢复盘坐姿势，呼气。

（五）神龟出水

1. 俯卧位，面枕床或地毯上，头微低，目视前方，下颌置于枕上，双手自然放置于头部两侧前方，掌心向下，双腿自然伸直，间距与肩同宽，吸气。入静，意守虚空。

2. 双手轻按于双肩前，徐徐抬头，凝视前方。

3. 双臂撑起，以腰背发力，上身向后舒展，引颈前伸，上体也逐渐随之抬起，腹部紧贴床或地毯，双目极力向上远眺，屏息。神意专注于动作，神韵如龟，形松意充。

4. 待不能支撑时，恢复动作 1 姿势，呼气。

(六)侧俯卧息

1. 侧俯卧位,面枕床或地毯上,右侧俯卧位,左髋微屈,目视前方,双上肢胸前交叉,右手掌心向上,左手掌心向下,双腿自然屈曲,自然呼吸。入静,意守虚空。

2. 右侧俯卧位,右肘屈曲,掌心向上置于耳前,中指至玉枕穴,左臂自然置于身侧,掌心朝下,置于髋部,右腿微屈,左腿屈曲与躯干成直角(90°),目视左膝。

3. 仰卧位,目视上方,双手自然置于身体两侧,掌心向上,右腿向上弯曲,左腿盘坐屈曲,右足背贴于左腿委中或承山穴上,以自我舒适为度。

4. 左侧俯卧位,左肘屈曲,掌心向上置于耳前,中指至玉枕穴,右臂自然置于身侧,掌心朝下,置于髋部,右腿微屈,右腿屈曲与躯干成直角(90°),目视右膝。

5. 仰卧位,目视上方,双手自然置于身体两侧,掌心向上,左腿向上弯曲,右腿盘坐屈曲,左足背贴于右腿委中或承山穴上,以自我舒适为度。屏息,但每转换下个动作时均自然呼吸。

6. 恢复动作1姿势,自然呼吸。以意念引清气入经脉,布膻中入中丹田,散络心包,灌注气海入下丹田,并遍属三焦,使浊气从双手十指及手掌心、双足十趾及足掌心排出。

(七)俯息蛰藏

1. 俯卧位,面枕床或地毯,头微低,目视前方,下颏置于枕上,双手自然放置于头部两侧前方,掌心向下,双腿自然伸直,间距与肩同宽,吸气。

2. 全身放松,右面部贴于枕上,左髋微屈,左腿屈曲与躯干成钝角(120°左右)。

3. 全身放松,左面部贴于枕上,右髋微屈,右腿屈曲与躯干成钝角(120°左右),屏息。

4. 恢复动作1姿势,呼气。心静意定,专心听息,渐达闻似不闻,恍恍惚惚。自然形合于气,气合于神,神融且和,达到形气神三位一体,进入龟之蛰藏伏气状态。

六、注意事项

1. 俯仰食气练习时动作宜缓慢,并反复俯伸,循序渐进,调息时适度而止,不可硬憋;练习结束后,散步片刻。

2. 神龟出水练习时动作缓慢,注意力集中,调息时适度而止,不可硬憋。

3. 侧俯卧息练习时需要循序渐进,调息时适度而止,不可硬憋。

4. 俯息蛰藏练习时注意力集中于听息,调息时适度而止,不可硬憋。

七、操作评分标准

龟息养生功操作考核评分标准见表9-16-1。

表 9-16-1　龟息养生功操作考核评分标准

项目	分值	技术操作要求	评分等级 A	B	C	D	评分说明
仪表	2	仪表是否得体，服饰适合练功，未佩戴首饰	2	1	0	-	一项未完成扣 1 分
核对	2	核对医嘱	2	1	0	-	一项未完成扣 1 分
评估	5	评估环境、患者的身体和精神状况	5	3	1	0	一项未完成扣 2 分
告知	5	告知患者练功注意事项	5	3	1	0	一项未完成扣 1 分
准备	4	进行环境、着装、患者等准备	4	3	2	1	一项未完成扣 1 分
功法分式	60	俯仰食气	15	12	9	6	含胸拔背，下颌回收，颈项后突，上拔每个动作不标准扣 3 分；上体前俯头部平于双膝，引颈前伸，上体徐徐抬起不标准扣 3 分
		神龟出水	15	12	9	6	头部动作不达标扣 3 分；双手、双腿动作不达标扣 3 分；双臂、腰部及颈部动作不达标扣 3 分
		侧俯卧息	15	12	9	6	卧姿不正确扣 3 分；动作不连贯扣 3 分；呼吸节律不达标扣 3 分
		俯息蛰藏	15	12	9	6	卧姿不正确扣 3 分；动作不连贯扣 3 分；呼吸节律不达标扣 3 分
结束	6	收功，之后对考核老师致谢离场	6	4	2	0	未有收功法扣 4 分；未致谢离场扣 2 分
评价	6	整体动作熟练、流畅、协调	6	4	2	0	一项不合格扣 2 分，最高扣 6 分
理论提问	10	龟息养生功的适应证	5	3	1	0	回答不全面扣 2 分 / 题；未答出扣 5 分 / 题
		龟息养生功的注意事项	5	3	1	0	
得分							

第十章
其他类技术

第一节 脐疗法

一、概要

脐疗法又称外敷疗法,是以脐(神阙穴)为用药或刺激部位,以激发经气,疏通经络,促进气血运行,调节人体阴阳与脏腑功能,从而防治全身疾病的一种疗法,属中医外治疗法的一种。该法可广泛用于临床各科的常见病和多发病,尤其对胃肠病、妇科病、男性病、衰老病症、小儿科病症等疗效显著。

(一)历史源流

脐疗法历史悠久,其渊源虽无文字可考,但据后世典籍记载的推测,至少早在殷商时期便已经开始应用。成书于春秋时期的医学专著《五十二病方》中提到肚脐填药、敷药、涂药及角灸脐法,开脐疗实际运用之先河。

春秋战国时期的《黄帝内经》以及之后的《难经》为脐疗法的进一步发展奠定了理论基础。葛洪《肘后备急方》、唐代孙思邈《千金要方》和王焘《外台秘要》中都收录了不少药物敷脐以治病的方法。

(二)作用机理

脐表皮角质层薄,屏障功能最弱,药物最易穿透弥散,有利于药物吸收。经脐给药,多采用封闭式外敷法,脐窝中填药,药物中易挥发成分不易散失,汗腺分泌的潮湿之气亦不易消散而浸润药物。药物经脐吸收后,直接进入人体循环,经门静脉进入肝脏的药量非常少,可避免肝脏首过效应,对在胃肠黏膜及消化液中易代谢的或首过效应很大的肽类与蛋白质药物都是有效的给药途径,且不受消化道生理状态和进食情况的影响。

(三)器具与材料

脐敷贴、脐疗炉、艾炷、艾灸盒。

(四)原则与方法

1.仔细询问患者病史,有皮肤过敏者,不宜采用刺激性较强的药物。

2. 脐疗方中有一些有毒、峻烈的药物，如巴豆、甘遂等应在医生的指导下使用。

3. 久病体弱及有严重心脏病患者，用药量不宜过大，敷药时间不宜过长。

4. 孕妇忌用脐疗，有堕胎或毒副作用的药物更应慎用或禁用，以免发生堕胎流产。

5. 辨证用药。

6. 通常用药剂量不宜过大，治疗轻症，病愈则去药；慢性病或预防保健宜间断用药，一般 1～2 天换药一次，需要用药 3 次以上者，每两次用药之间要间歇 3～7 小时，每个疗程后可休息 3～5 天。

7. 治疗中出现不良反应，如疼痛、过敏反应、病情加重等，应立即停药，告知医生进行处理。

（五）研究现状

由于科学文明的发展与进步，人们对疾病的观念也发生了改变。现阶段医药学发展的新趋势是寻找一种更为理想、无毒副作用、无创伤的治疗方法。包括脐疗法在内的中药外治法，由于它具有适应现代人心理的诸种优越性，受到越来越多患者和医务人员的青睐。在实际生活中，既常有"不肯服药之人"，又常见"不能服药之证"，治疗方法的改进与治疗方案的选择，应以是否有利于患者为根本原则。药物口服与外用各有所长，各有侧重，应该根据具体情况，选择合适的方法，并把生理、心理、社会的诸种因素与药物的内外治有机地结合起来，以期在总体上达到合理、有效、经济的目的。无数实践证明，改变给药途径，可加大血药浓度，是一条理想的用药途径，还具有一定的经络效应，这是内服药所无法达到的。因此，脐疗法只要运用自如，不仅与内治法一样可达到治病的目的，还可以弥补内治法的不足。

二、目的

脐疗法通过药物和腧穴的共同作用，药气渗透于经络，发挥药效，不仅通过皮肤吸收药物，同时穴位受到刺激，起到药物内服与针刺的共同作用，从而增强临床疗效。

三、适应证与禁忌证

（一）适应证

1. 湿疹、带状疱疹、荨麻疹。

2. 神经性皮炎。

3. 消化不良、便秘、腹泻。

4. 肺病症、百日咳、咳嗽、反复上呼吸道感染、腮腺炎。

5. 骨质疏松、肩关节周围炎、膝骨性关节炎、腰椎小关节紊乱、颈椎病。

（二）禁忌证

1. 严重心肺疾病，不适宜做艾灸者。
2. 脐部感染溃烂者。
3. 意识不清及不配合者。
4. 孕妇禁用。

四、操作流程

脐疗法操作流程见图 10-1-1。

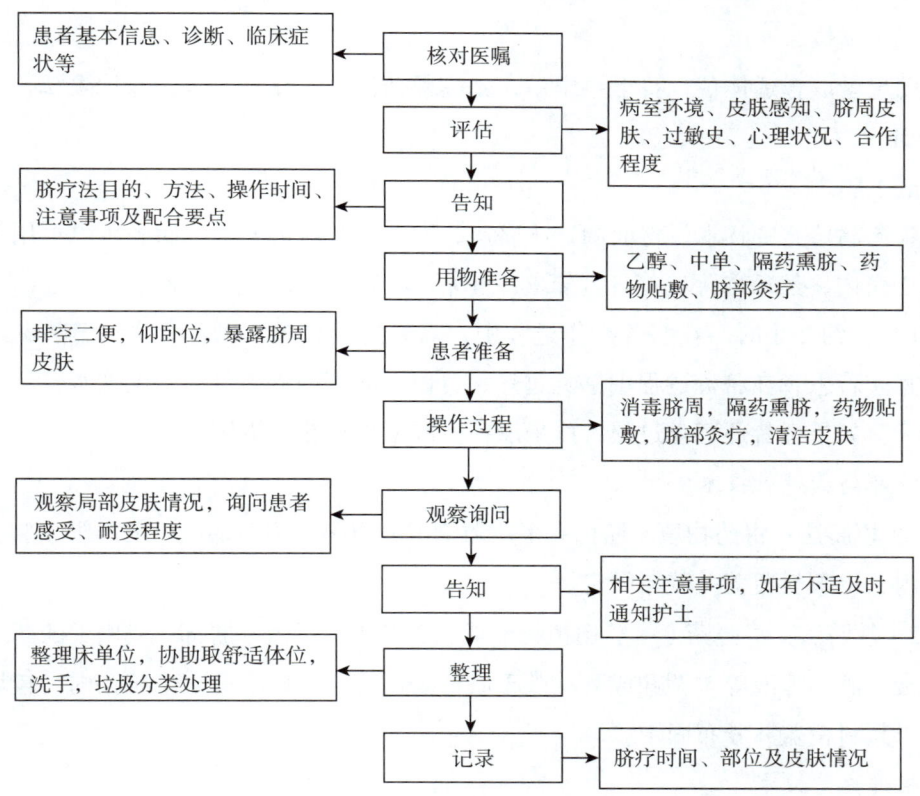

图 10-1-1　脐疗法操作流程

五、操作步骤要领

（一）评估

1. 操作者着装整洁，核对医嘱，床边评估患者：询问患者病情及症状，配合度，过敏史，是否在孕期，有无药物过敏史。
2. 观察患者操作处皮肤情况，患者的心理状况、合作程度等。

（二）告知

向患者做好解释工作，以取得患者配合。告知患者脐疗法目的、方法、操作时间、注意事项及配合要点。

（三）准备

1. 用物准备　乙醇、中单、隔药熏脐（灸脐粉、面圈、中药、艾炷）、药物贴敷（中药散剂或丸丹、鲜药、敷料）、脐部灸疗（中药、艾炷或艾条）。

2. 操作者准备　着装符合操作要求，去除首饰、腕表等，七步洗手法洗手。

3. 患者准备　排空二便，取舒适体位，暴露操作部位。

4. 环境准备　关闭门窗、屏风遮挡。

（四）体位

协助患者取合适体位，身下垫中单，暴露敷药部位，注意保暖，保护隐私，必要时屏风遮挡。

（五）施术

1. 特色隔药熏脐技术　将面圈置于脐周，取如小米粒大的人工麝香（也可用冰片代替）置于脐内，然后取配制好的药末 8～10g，填满脐孔，将艾炷置于药末上，连续施灸约 10 壮，约 2 小时。在脐灸操作过程中，需要把握火候，患者宜感到温热深透，且不烫为宜。若患者在脐灸过程中感觉过热，可以在面圈内周、灸火外围加水，但不要把灸火熄灭。如果患者还感觉过热，可采取在面圈下垫棉花等措施。

2. 脐部药物贴敷技术

（1）填脐法：将药物填于脐内。多用散剂或丸丹剂，用药部位一般局限于脐孔（神阙穴）内，以敷料覆盖并胶布固定。

（2）敷脐法：将鲜药（一般用植物药或虫类药）捣烂敷于脐部；或用干的药末用水（或用蜜、酒、唾液等）调和成膏状敷于脐部。用药部位可不局限于脐孔内，较填法范围大，以敷料覆盖并胶布固定。

3. 脐部灸疗技术

（1）悬起灸：点燃艾条，在脐部上方悬灸，距离以脐部觉温热但又能耐受为度。可分为温和灸、回旋灸和雀啄灸。

（2）隔物灸：先在脐部或脐内放置药物，再放艾炷或艾条（一般多用艾炷）施灸，即艾炷与脐部皮肤之间有药物间隔。

（六）观察

随时询问患者有无不适，观察患者脐周皮肤情况。

（七）结束

协助患者整理衣着，安排舒适体位，整理床单位，健康宣教。清理用物，垃圾分类处理，洗手，记录、签名。

六、注意事项

1. 凡用炒热、敷热之品敷脐，应放温后再用，以防烫伤。
2. 本法宜在室内进行，连意保暖，操作人员动作要快，以免患者受凉，尤其体虚、老年人、小儿尤应注意。

七、常见不良反应与处理

（一）烫伤

脐部皮肤娇嫩，在用有较强刺激性的药物时，或隔药灸脐法壮数较多时，宜先在脐部涂一层凡士林后再用药，可避免脐部皮肤起疱。如出现水疱应立即停止治疗，报告医生，降低烫伤皮肤温度，减少烫伤处的进一步损伤。

（二）过敏

脐疗给药时一般用胶布或伤湿止痛膏等固封，个别患者会对胶布等发生过敏反应，可见局部瘙痒、红赤、丘疹等现象，可暂停用药，外涂治疗药膏，并及时咨询就诊，在医生指导下进行后续用药。

八、操作评分标准

脐疗法操作考核评分标准见表10-1-1。

表 10-1-1 脐疗法操作考核评分标准

项目	分值	技术操作要求	评分等级 A	B	C	D	评分说明
仪表	2	仪表端庄、服装整洁，戴表	2	1	0	-	一项未完成扣1分
核对	2	基本信息、诊断、临床症状、既往史、操作名称	2	1	0	-	未核对扣2分；内容不全面扣1分
评估	6	病室环境、皮肤感知、过敏史、心理状况、合作程度	4	3	2	1	一项未完成扣1分
		脐周皮肤情况	2	1	0	0	一项未完成扣1分

续表

项目	分值	技术操作要求	评分等级 A	B	C	D	评分说明
告知	4	脐疗目的、方法、操作时间、注意事项及配合要点	4	3	2	1	一项未完成扣1分
用物准备	6	洗手，戴口罩	2	1	0	-	未洗手扣1分；未戴口罩扣1分
		备齐并检查用物	4	3	2	1	少备一项扣1分；未检查一项扣1分
环境与患者准备	8	病室整洁、光线明亮	2	1	0	-	未进行环境准备扣2分；环境准备不全扣1分
		嘱患者排空二便	2	1	0	-	未嘱咐扣2分；内容不全面扣1分
		协助患者取仰卧位	2	1	0	-	未进行肢体摆放扣2分；体位不舒服扣1分
		充分暴露治疗部位，保暖，保护隐私	2	1	0	0	未充分暴露治疗部位扣1分；未保暖扣1分；未保护隐私扣1分
操作过程	50	核对医嘱，双人核对	2	1	0	-	未核对扣2分；内容不全面扣1分
		用75%乙醇在局部常规消毒，观察脐周皮肤情况	4	3	2	0	未消毒扣2分；消毒不彻底扣1分；未观察扣2分，最高扣3分
		隔药熏脐（将面圈置于脐周，取配制好的中药末8~10g，填满脐孔，将艾炷置于药末上，连续施灸约10壮）；药物贴敷（将中药散剂、丸丹剂或鲜药填于脐内，以敷料覆盖并胶布固定）；脐部灸疗（中药填脐、艾条或艾炷施灸）	12	8	4	0	未放面圈扣4分；摊药面积过大或过小或溢出棉质敷料外扣4分；药物过厚或过薄扣4分
		隔药熏脐（约2小时将艾炷完全熄灭，擦净残留面粉及艾灰，保留药粉于脐内）；药物贴敷（将中药散剂、丸丹剂或鲜药擦净残留）；脐部灸疗（熄灭艾条或艾炷，将中药擦净残留）	10	6	4	0	隔药熏脐（艾炷未完全熄灭扣6分；未擦净面粉及艾灰扣4分）。药物贴敷（未擦净中药散剂、丸丹剂或鲜药扣4分）。脐部灸疗（艾条或艾炷未完全熄灭扣6分；未擦净中药扣4分）
		使用敷料或棉垫覆盖，固定牢固	4	2	0	-	未使用敷料或棉垫覆盖扣2分；固定不牢固扣2分
		询问患者有无不适	2	0	-	-	未询问扣2分
		告知注意事项	2	1	0	-	未告知扣2分；告知不全面扣1分

续表

项目	分值	技术操作要求	评分等级 A	B	C	D	评分说明
操作后	6	协助患者取舒适体位，整理床单位	4	2	0	-	未安置体位扣2分；未整理床单位扣2分
		洗手，再次核对	2	1	0	-	未洗手扣1分；未核对扣1分
		清洁脐周皮肤	2	1	0	-	未清洁扣2分；清洁不彻底扣1分
		观察脐周皮肤，询问患者有无不适	4	2	0	-	未观察皮肤扣2分；未询问扣2分
		洗手，再次核对	2	1	0	-	未洗手扣1分；未核对扣1分
		用物按《医疗机构消毒技术规范》处理	2	1	0	-	处置方法不正确扣1分/项，最高扣2分
		洗手	2	1	0	-	未洗手扣2分，洗手不规范扣1分
		记录	2	1	0	-	未记录扣2分；记录不完全扣1分
评价	6	流程合理、技术熟练、局部皮肤无损伤、询问患者感受	6	4	2	0	一项不合格扣2分，最高扣6分
理论提问	10	脐疗的适用范围	5	3	1	0	回答不全面扣2分/题；未答出扣5分/题
		脐疗的注意事项	5	3	1	0	
得分							

第二节 揉抓排乳技术

一、概要

揉抓排乳技术是在中医学理论指导下、以推拿手法为基础运用一定的手法直接作用在患者乳房体表，通过疏通乳络，促进乳汁排出，缓解乳汁的淤积，增强局部血液循环，从而能够达到消肿、止痛双重治疗作用的一种中医外治技术。揉抓排乳技术在乳痈初起可有效预防乳房脓肿形成，符合中医"既病防变"思想。

（一）历史源流

《医宗金鉴》中把"摸、接、端、提、按、摩、推、拿"列为伤科八法。随着医学的发展，在理论上对按摩的治疗法则和适应证也有了较为系统和全面的论述。通法有祛除病邪壅滞之作用。《素问·血气形志篇》曰："形数惊恐，经络不通，病生于不仁，治之以按摩醪药。"指出了按摩能治疗经络不通所引起的病证。临床治疗时，手法宜刚柔兼施。如用推、拿、搓法于四肢，则能通调经络，拿肩井则有通气机、行气血之作用，点按背部俞穴可通畅脏腑之气血。《厘正按摩要术》上说"按能通血脉"，又说"按也最能通气"。故凡经络不通之病，宜用通法。在乳痈中使用通法，在古籍中也多有描述。《丹溪治法心要》曰："于初起时，便须忍痛揉令软，气通自可消散。失此不治，必成痈疖。"《外台秘要》："疗妇人妒乳、乳痈，诸产生后，宜勤挤乳。"都说明了在哺乳期乳腺炎的治疗过程中，通乳是关键中的关键。到了近代，宫廷御医外科流派房家外科改良了通乳手法形成了"房家外科无痛通乳手法"，采用先沿乳房四周向乳头方向推按，后用手五指提拉乳头排乳的方式减轻患者的痛苦，形成了现代通乳的基本手法之一。随着医学技术的进步，按摩手法排乳配合探针通乳等技术逐渐成熟，联合多种外治疗法的治疗手段应运而生。

（二）作用机理

乳痈是由热毒入侵乳房而引起的急性化脓性疾病，相当于西医的急性乳腺炎。在妊娠期发生的名为内吹乳痈，在哺乳期发生的名为外吹乳痈，临床上以外吹乳痈最为常见。外吹乳痈的发生多与乳管堵塞不通，乳汁排出不畅有关，常因此在乳房上形成以乳头乳晕区为圆心的楔形肿物伴随红肿疼痛。揉抓排乳技术治疗乳痈，机制主要在以下几方面：

1. 用按摩乳晕，刺激泌乳反射建立。在乳痈治疗时采用手法按摩通乳技术，其通过专业科学的手法按摩，刺激泌乳反射的建立，促使乳汁喷出，冲开堵塞乳管，缓解乳管痉挛，达到消肿止痛、调和气血的作用。

2. 揉抓通乳手法可以通过刺激乳腺局部及泌乳反射，间接刺激垂体，增加乳汁的分泌，改善患者的泌乳状况。

3. 揉抓通乳手法本质是推拿手法，通过改变患者乳房局部张力，改善患者由于郁乳引起的疼痛，并可以舒缓腺体局部的水肿，全方位改善乳房肿痛，使患者乳络通畅，消除郁乳导致的肿块，还可以缓解其由于郁乳引起的发热身痛等症状。

在改善患者症状的同时，揉抓通乳手法作为一种纯物理外治手法，不影响患者在治疗期间的哺乳，且无乳房残留肿块等后遗症。同时，外治法在乳痈初起时及时使用，可有效预防乳房脓肿形成，符合中医"既病防变"思想。

（三）研究现状

目前，我国初期乳痈发病率为33.01%，且呈逐年上升趋势。若早期治疗不及时或方法不当，病情将迅速发展，导致乳房成脓破溃，甚至发生脓毒血症，危及生命。部分患者因无法忍受胀痛、担心药物影响乳汁质量等，被迫放弃母乳喂养，影响母乳喂养成功率。乳汁淤积是初期乳痈的主要病因。淤积的乳汁排出后可去除感染的乳腺内环境，有助于急性乳腺炎的尽早恢复。目前排出乳汁的主要方法有：婴儿自主吸吮、借助吸奶器排出及手法排乳等。由于乳腺管不畅，大部分婴儿常因吸吮费力而抗拒吸奶，不利于乳汁及时排空；吸奶器在排出乳汁过程中，因力度不易掌握、耗时较长等，易致乳头水肿，也不利于排尽乳房根部乳汁。外吹乳痈郁滞期的西医疗法主要以抗生素为主，但会影响母乳喂养，且郁滞期患者大部分只是乳汁淤积，还未形成感染性病灶，对此类炎性反应使用抗生素的效果不明显，并且抗生素在体内循环中可分布至乳汁，其对婴儿的副作用令患者和家属担忧，不利于母乳喂养。因此，手法排乳现在仍作为初期乳痈最常选用的方法之一。

临床报道显示，中医手法治疗对早期乳腺炎具有明显疗效，尤其是揉抓排乳手法，如应用循经手法排乳，在传统手法排乳的基础上融入经络学说，结合病位及病性辨证归经，通过推拿手法刺激经络及穴位，以达到理气行滞、通乳消肿的功效，及时预防哺乳期急性乳腺炎的发生发展，提升母乳喂养率；此外，揉抓排乳手法可联用耳穴贴压、中药内服、半导体治疗等其他治疗方式，往往疗效显著。除此之外，揉抓排乳还可应用于乳痈郁滞期的治疗，如应用雷火灸联合辨位推揉手法排乳干预乳痈郁滞期寒性僵块，借助药物燃烧时产生的热力及红外线辐射力结合药物因子、物理因子，通过脉络感传共同达到温通经脉、调节人体功能的作用，辅以辨位推揉手法排乳将积乳排出。

通过以上相关研究我们也发现，目前各医疗机构在实际应用揉抓排乳过程中仍缺少统一科学的技术规范，对频率、时长等缺少评判的标准，主观性较强，对于适应证、禁忌证、不良反应及应对措施也缺少全面的了解。因此，今后研究中更应注重手法操作的共性规范，在共性规范的指导下，保证揉抓排乳更好地发挥其治疗作用并进一步提升其安全性。

二、目的

揉抓排乳技术在中医基本理论指导下和推拿手法学基础上通过手法作用于乳房体表及其经络、腧穴等，使得活气通络，淤乳排出，消肿止痛，疏肝理气，解毒清热。揉抓排乳技术过程无痛苦、无毒副作用。

三、适应证与禁忌证

（一）适应证
哺乳期乳痈郁滞期，即急性乳腺炎。

（二）禁忌证
1.乳房局部皮肤破损（烧伤、烫伤、湿疹）。

2. 乳腺炎脓肿期。

3. 乳腺恶性肿瘤。

4. 隆胸术者。

四、操作流程

揉抓排乳技术操作流程见图 10-2-1。

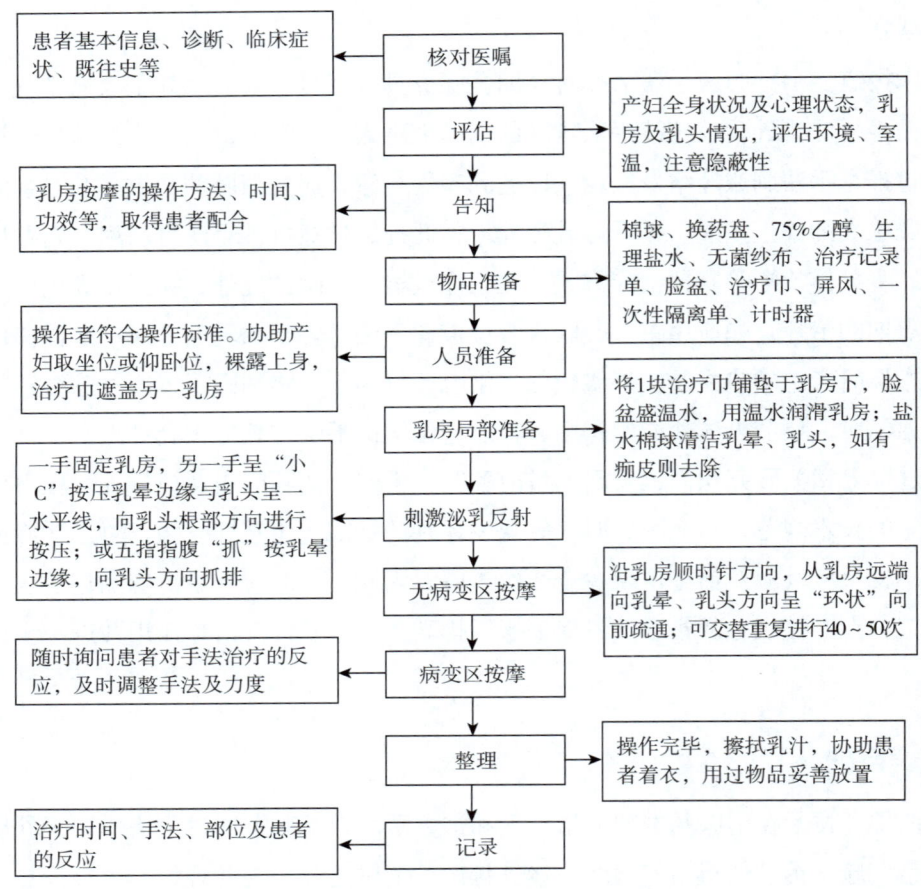

图 10-2-1　揉抓排乳技术操作流程

五、操作步骤要领

（一）评估

1. 核对医嘱，评估患者一般状况、用药史、过敏史、手术史。

2. 评估乳房情况：有无红、肿、热、痛；乳头有无扁平或凹陷、皲裂、瘢痕。

3. 评估患者心理状态：有无焦虑、抑郁、恐惧等不良心理状态。

4. 评估患者母乳喂养知识掌握情况，对揉抓排乳技术认知程度。

5. 评估治疗室环境：室温22～24℃，相对湿度50%～60%，环境整洁、安静、舒适、安全、光线良好，注意隐蔽性。

（二）准备

1. 用物准备：棉球、换药盘、75%乙醇、生理盐水、无菌纱布、治疗记录单、脸盆（内盛少量40～42℃温水）、治疗巾、屏风、一次性隔离单、计时器。

2. 操作者操作前修剪指甲、洗手，戴口罩、帽子、手套；穿隔离衣、佩戴面屏，备齐用物，携至床旁，再次核对告知患者操作方法、目的及操作时间。

（三）体位

协助患者取仰卧位或坐位，充分显露乳房，注意保暖，乳房松弛自然下垂，全身放松，屏风遮挡保护患者隐私。

（四）施术

1. 治疗巾铺垫于乳房下，棉球蘸取生理盐水清洁乳头，检查有无乳头破溃、白点、白疱，去除结痂；双手予温水顺时针润滑患者乳房体表。

2. 一手固定乳房，另一手呈"小C"按压乳晕边缘与乳头呈一水平线，向乳头根部方向进行按压；或五指指腹"抓"按乳晕边缘，向乳头方向抓排。两种手法都不要提拉乳头，反复进行20～30次，可见较明显乳汁喷射，乳晕松软即可。

3. 疏通乳络：从乳房无肿块、无疼痛处，顺时针方向，双手除拇指外四指并拢，指腹从乳房远端向乳晕、乳头方向呈"环状"向前疏通。动作轻柔，力度适中，以患者疼痛耐受为宜。

4. 操作第2、3步可交替重复进行40～50次；促使乳管内淤乳排出，乳腺腺体松软即可。

5. 乳腺病变区域（淤积处无化脓）：手掌大鱼际按揉局部乳房肿块，顺时针揉20～30圈，促使附着乳管内壁的乳凝块松动排出。

6. 根据肿块大小、患者疼痛耐受程度，再次采用双手除拇指外四指并拢，指腹从乳房远端向乳晕、乳头方向呈"环状"疏法及抓法相结合手法，从乳房远端疏通产生正压推力，由乳腺远端向乳头乳晕推送。根据肿物情况可分区域进行。以乳管乳凝块肿块范围逐步缩小、软化为宜。

7. 单侧抓揉排乳操作时间约10分钟。

8. 操作完毕纱布擦干乳房乳汁，协助患者着衣，整理床单位，健康宣教。清理用物，洗手，记录、签名。

（五）观察

排乳过程中观察乳汁颜色、有无脓性分泌物、有无乳凝块栓子脱落，随时询问患者有无不适，如疼痛难忍及时与医生沟通治疗方案。

（六）评价

1. 参照《中医外科学》及国家中医药管理局颁布 ZY/T 001.1-94《中医病症诊断疗效标准》中临床疗效判定标准：

（1）痊愈：全身症状、体征消失，肿块消散，疼痛、压痛消除，排乳正常。

（2）好转：全身症状、体征消失，肿块缩小，疼痛、压痛减轻，排乳基本通畅。

（3）无效：全身症状、体征不减轻或持续加重，肿块进一步扩大蔓延，疼痛进一步加重，排乳不畅或已形成脓肿。

2. 乳汁通畅情况评分见表 10-2-1。分数越低疗效越好。

表 10-2-1 乳汁通畅情况评分

	得分	描述
□ 1	0 分	操作者轻微用力，乳汁喷射而出，排出较多乳汁
□ 2	1 分	操作者稍用力，乳汁流
□ 3	2 分	操作者较为用力，排出几滴乳汁
□ 4	3 分	操作者用力，无乳汁排出

（七）结束

操作完毕，擦拭乳汁，协助患者着衣，用过物品妥善放置。

六、注意事项

1. 按压乳晕时指腹不应有滑动或摩擦的动作。

2. 不要过度挤、拉乳头，避免乳头水肿。

3. 如乳房巨大单侧持续时间应不超过 15 分钟。

4. 排乳过程中观察有无脓性分泌物、固态奶栓等。

5. 动作轻柔，力度以患者能接受为度。手法不当、力度过重可导致乳房水肿脓肿扩散、病情加重。

6. 乳房按摩时间不宜过久，长久刺激会导致乳管痉挛、水肿加重，病情恶化。随时观察患者情况，若感到不适，应立即停止，通知医生，协助患者卧床休息。

七、常见不良反应与处理

乳痈症常表现为局部乳房红肿热痛，揉抓排乳过程中由于局部乳汁淤积，患者可出现疼痛，或者局部已存在乳房水肿、乳头破溃等情况。根据患者反馈及时调整手法力度和手法以防疼痛加重。对局部乳房有液化趋势者应慎用。揉抓排乳治疗中可能出现的不良反应可按以下方法对症处理。

（一）疼痛

揉抓排乳操作时会感觉轻微疼痛，局部淤积肿块处更为明显。疼痛的程度与患者乳汁淤积的时间、程度、面积及个体差异有一定关系。操作中根据具体情况随时与患者沟通，排乳力度适中以患者耐受为宜；如患者无法忍受，可暂停休息后再次疼痛评估进行排乳及与医生沟通排乳治疗方案。

（二）水肿

水肿的出现率较低。这可能与患者操作前乳房状态及乳汁淤积面积、部位有关。临床为防止水肿发生，操作时间单侧10分钟左右，如需要延长治疗时间应与医生确定。避免因过度抓揉造成局部乳房腺体水肿。一旦有水肿发生，给予冷敷、减少手按摩刺激对症处理。

（三）感染

感染的发生率较低。常由于患者乳头治疗前破溃或水肿出现乳头白疱、结痂等，已存在乳头炎。抓揉手法排乳前需要遵医嘱消毒局部乳头后去除结痂、白疱等情况再进行手法排乳。如局部乳头有破溃严格执行无菌技术，避免再一次造成感染。操作后乳头再次生理盐水或75%乙醇消毒，给予黏膜修复剂覆盖乳头，用无菌纱布和胶布固定。

八、操作评分标准

揉抓排乳技术操作考核评分标准见表10-2-2。

表 10-2-2　揉抓排乳技术操作考核评分标准

项目	分值	技术操作要求	A	B	C	D	评分说明
仪表	2	仪表端庄、着装整齐	2	1	0	—	一项未完成扣1分
核对	2	核对医嘱	2	1	0	—	未核对扣2分；内容不全面扣1分
评估	8	产妇全身状况及心理状态，有无焦虑、抑郁等	4	3	2	1	一项未完成扣1分
		乳房有无红、肿、热、痛，乳头有无扁平或凹陷、皲裂	4	3	2	1	一项未完成扣1分

续表

项目	分值	技术操作要求	A	B	C	D	评分说明
告知	2	解释作用、简单的操作方法，取得患者配合	2	1	0	-	一项未完成扣1分，最高扣2分
用物准备	10	洗手、戴口罩、帽子、手套、穿隔离衣、佩戴面屏	4	3	2	1	一项未完成扣1分
		备齐并检查用物	6	4	2	0	少备一项扣2分；未检查一项扣2分，最高扣6分
环境与患者准备	4	病室整洁、温度适宜，注意隐蔽性	1	0	-	-	未进行环境准备扣1分
		协助患者取舒适体位，暴露操作部位，注意保暖	3	2	1	0	未进行体位摆放扣2分；体位不舒适扣1分；暴露不充分扣1分；未保暖扣1分，最高扣3分
操作过程	50	核对医嘱	2	1	0	-	未核对扣2分；内容不全面扣1分
		将一块治疗巾铺垫于乳房下，脸盆盛温水，用温水润滑乳房，棉球清洁乳头、乳晕，如有痂皮则去除	6	4	2	0	未温水润滑乳房，清洁乳头、乳晕扣2分；内容不全面扣2分
		按抓乳晕深部输乳管管窦扩张处，从乳晕边缘向乳头根部方向进行抓按，反复进行20~30次直至乳晕松软，可见较明显乳汁喷射	6	3	0	-	按抓乳晕深部方法不正确扣3分；未见乳汁喷射扣3分
		乳房无肿块区域：从乳房无肿块、无疼痛处，由乳房远端向乳头方向呈放射状排乳。双手除拇指外四指并拢，用指腹交替从乳房远端向乳晕、乳头方向疏通，呈"环状"。操作次数50~60次，以乳管内的乳汁呈乳喷状、乳腺积乳排出、腺体均匀松软为止。操作时动作轻柔、力度适中，询问患者疼痛感受度，适当调整力度	18	13	8	0	未从乳腺无病变区域开始扣5分；未用指腹疏通乳房扣5分；未从远端向乳头乳晕区按摩扣5分；未询问患者感受度扣5分，最高扣18分
		乳腺病变区域（淤积处无化脓）：手掌大鱼际按揉局部乳房肿块，顺时针揉20~30圈，促使附着乳管内壁的乳凝块松动排出。再次采用双手除拇指外四指并拢，指腹从乳房远端向乳晕、乳头方向呈"环状"疏法及抓法相结合手法，从乳房远端疏通产生正压推力，由乳腺远端向乳头、乳晕推送。根据肿物情况可分区域进行。以乳房局部肿块范围逐步缩小、患者疼痛较前减轻为操作有效	18	13	8	0	未使用大鱼际按揉乳房淤积肿块扣5分；未使用疏法及抓法扣5分；不规范扣5分

续表

项目	分值	技术操作要求	评分等级 A	B	C	D	评分说明
操作后	6	告知患者注意事项	4	2	0	-	未告知扣4分；告知内容不全面扣2分
		协助患者着衣，用过物品妥善放置	2	1	0	-	未协助着衣扣2分；未整理用过物品扣1分
评价	6	流程合理、技术熟练、询问患者感受	6	4	2	0	一项不合格扣2分，最高扣6分
理论提问	10	揉抓排乳术的适应证、禁忌证	5	3	1	0	回答不全面扣2分/题；未答出扣5分/题
		揉抓排乳术的注意事项	5	3	1	0	
得分							

参考文献

[1] 黄玉娟,黄敏.晕厥的急诊处理流程[J].中国实用儿科杂志,2020,35(08):577-580.

[2] 史维霞,陈晓琳,燕虹宇,等.针刺平补平泻的源流及演变[J/OL].针灸临床杂志,2023(06):91-96.

[3] 岗卫娟,费宇彤,刘建平,等.提升针灸研究质量:现状、问题、思考和展望[J].中国针灸,2023,43(01):3-7.

[4] 曹江鹏,杜元灏.关于现代针灸学科建设的思考:新时代,新征程,新跨越[J].中医药临床杂志,2023,35(06):1049-1052.

[5] 张雪琳,高崚,陈新旺,等.艾烟的化学成分及药理活性研究进展[J].中华中医药杂志,2022,37(08):4560-4564.

[6] 唐亚,林思睿,吴巧凤,等.皮内针的优势病种及运用前景分析[J].医学信息,2019,32(06):32-34.

[7] 张雅丽.中医慢病管理与中医护理技术[J].上海护理,2019,19(06):71-75.

[8] 陈国明,王丽,毕鸿雁.中国传统功法八段锦的临床康复研究进展[J].按摩与康复医学,2022(10):57-60.

[9] 曹奔,郭光昕,朱清广,等.导引功法防治腰椎间盘突出症研究进展[J].世界中医药,2021(10):1633-1637.

[10] 曹冰,张静怡,曾源梦,等.立式八段锦在老年患者中的应用现状[J].中国疗养医学,2021(03):246-249.

[11] 李勤,倪青,吴瑞,等.中医传统运动在糖尿病防治中的应用[J].世界中医药,2020(21):3355-3358.

[12] 王翌琼,马亮亮,穆思思,等.四大小儿推拿流派学术概要[J].中华中医药杂志,2023,38(01):408-411.

[13] 曾科,王建伟.推拿手法补泻的临床应用与研究进展[J].中医文献杂志,2021,39(03):88-90,96.

[14] 程红杰,张乃为,李婷婷,等.膏摩疗法的应用研究进展[J].中国当代医药,2020,27(4):24-26.

[15] 李琳,马水霞,冯文英,等.中药膏摩治疗老年功能性便秘的效果观察[J].中医老年保健医学,2021,19(3):134-136.

[16] 李春红,郭敬.中药膏摩技术在脾胃虚寒型腹胀患者中的应用效果研究[J].长春中医药大学学报,2019,35(3):549-552.

[17] 苏晓华.穴位贴敷治疗寒凝血瘀型原发性痛经临床观察[J].光明中医,2021,36(18):3037-3039.

[18] 肖霞,叶珍珍,邬礼霞.砭石配合中药膏摩在胃脘痛患者护理中的应用[J].光明中医,2019,34(17):2734-2736.

[19] 孙秋华.中医护理学[M].第5版.北京:人民卫生出版社,2022:154-155.

[20] 陈蒋楠,颜威,潘飞,等.刮痧疗法的临床应用进展[J].中国中医药现代远程教育,2015,13(08):148-

150.

[21] 王福民, 晁宇翾, 杨思敏, 等. 近5年砭石疗法的发展现状与评述[J]. 按摩与康复医学, 2017,8(8):4-6.

[22] 程丽琼, 何桂娟, 梁艳. 砭石温灸联合经穴推拿对开颅术后便秘的干预效果观察[J]. 浙江中医杂志, 2022,57(1):38.

[23] 叶菀, 庞书勤, 丁玉兰, 等. 砭石穴位按摩预防后路腰椎椎间融合术后便秘的效果观察[J]. 护理研究, 2020,34(2):347-350.

[24] 郑春爱."热证禁灸"的古代文献研究[J]. 光明中医, 2018,33(15):2158-2160.

[25] 罗萌萌, 王海泉, 程宽, 等. 艾灸现状分析[J]. 中医学报, 2019,34(11):2319-2323.

[26] 缑燕华. 隔物灸概要与探析[J]. 中医临床研究, 2022,14(07):37-40.

[27] 孙妮娜, 田岳凤. 隔物灸的起源及其临床应用[J]. 山西中医药大学学报, 2020,21(03):169-171, 175.

[28] 田岳凤, 李雷勇, 金晓蝉. 隔物灸中穴、药、灸作用方式及作用机制分析[J]. 山西中医学院学报, 2018,19(06):39-41.

[29] 刘荣, 马隽晖, 陈敏华, 等. 隔物灸溯源[J]. 中华中医药杂志, 2018,33(07):3147-3149.

[30] 谢丁一, 陈彦奇, 李巧林, 等. 陈日新热敏灸临床安全操作经验[J]. 中华中医药杂志, 2020, 35(4): 1869–1871.

[31] 谢秀俊, 姜伟强, 陈日新. 热敏灸疗法研究现状及展望[J]. 浙江中西医结合杂志, 2021,31(8):785-788.

[32] 刘福水, 方婷, 刘乃刚, 等. 热敏灸疗法的临床优势病种和适应证分析[J]. 中华中医药杂志, 2018,33(11):5107-5110.

[33] 赵吉平, 李瑛. 针灸学[M]. 第4版. 北京: 人民卫生出版社, 2021:8-14.

[34] 徐桂华, 胡慧. 中医护理学基础[M]. 第4版. 北京: 中国中医药出版社, 2021:436-437.

[35] 王琼, 马小琴. 中药熏洗护理技术临床应用的文献计量学分析[J]. 中华现代护理杂志, 2017, 23 (16):2134-2137.

[36] 罗彩花, 温春娣. 中药熨循背部督脉及患肢对中风偏瘫患者的影响[J]. 护理实践与研究, 2016, 13 (24):143–144.

[37] 杨玄, 王玉玲, 白秀丽, 等. 新医改形势下中医护理专业化发展面临的机遇与挑战[J]. 护理管理杂志, 2016, 16 (8) :542-544.

[38] 王丹丹, 徐玮, 宋玉磊, 等. 基于文献计量学分析分级护理决策主体的研究现状[J]. 护理研究, 2017, 31 (15) :1864-1867.

[39] 田硕, 白明, 武晏屹, 等. 中药临床外治技术规范的现状及发展趋势[J]. 中国实验方剂学杂志, 2019,25(4):1-5.

[40] 徐桂华, 胡慧. 中医护理学基础[M]. 第10版. 北京: 中国中医药出版社, 2018:468-469.

[41] 王晓红, 闫蓓, 樊艳美, 等. 中药湿热敷技术在中风患者肢体功能康复中的应用研究现状与思考[J]. 中国护理管理, 2022,22(03):343-346.

[42] 唐玲, 沈潜, 陈宏. 中医传承中医护理技术全解[M]. 北京: 中国医药科技出版社, 2021:58-61.

[43] 徐贞杰, 李伟. 中药熏蒸临床研究进展[J]. 中国疗养医学, 2022,31(6):583-586.

[44] 胡臻妮, 黄志东, 曹慧, 等. 中药熏蒸联合针灸推拿治疗中风的临床效果[J]. 世界中医药, 2021,16(19):2937-2940.

[45] 中华中医药学会. 中医治未病技术操作规范(五)[M]. 北京: 中国中医药出版社, 2018:57-72.

[46] 郭长青, 郭妍, 杨淑娟. 中药泡洗 [M]. 西安: 西安交通大学出版社, 2018:10-12.

[47] 胡延申, 方玉甫, 徐俊涛, 等. 中药泡洗治疗掌跖角化性皮肤病探讨 [J]. 中国中医药信息杂志, 2023,30(2):152-155.

[48] 袁朝波, 罗历, 李远红, 等. 中药泡洗辅助治疗痛风性关节炎急性发作期临床研究 [J]. 中西医结合研究, 2021,13(4):237-240.

[49] 郑亚平, 郑丹萍, 陈波. 以中药泡洗为主治疗脑卒中后肩手综合征疗效的 Meta 分析 [J]. 循证护理, 2020,6(4):302-307.

[50] 吕华, 许晓璇, 谢敏珆, 等. 中药熏蒸淋洗疗法对肛周脓肿的效果 Meta 分析 [J]. 中医外治杂志, 2021,30(03):82-84.

[51] 王明亮, 厉亚楠, 秦静. 明朝之前中医骨伤科文献研究 [J]. 山东中医药大学学报, 2023,47(04):502-507.

[52] 韦理, 周学龙. 中医骨伤手法教学探索 [J]. 中国中医药现代远程教育, 2022,20(17):31-33.

[53] 白莹. 化瘀消痛汤联合中医骨伤手法治疗腰椎间盘突出症临床观察 [J]. 实用中医药杂志, 2022,38(12): 2062-2064.

[54] 金灵英. 中医骨伤科学的现状分析与发展趋势 [J]. 中医药管理杂志, 2021,29(08):221-222.

[55] 武晏屹, 许二平, 左艇, 等. 中药临床外用技术规范研制的思考 [J]. 中医杂志, 2020,61(3):193-196.

[56] 黄昭志, 周红海, 陈龙豪, 等. 理筋手法治疗非特异性下腰痛研究进展 [J]. 广西中医药大学学报, 2020,23(03):53-57.

[57] 甘叶娜, 刘长信, 温建民, 等. 现代宫廷理筋诊疗体系的构建 [J]. 中华中医药杂志, 2022, 37(10): 6091-6094.

[58] 徐翎翎, 丁康, 洪艳燕, 等. 任督灸联合中药气药灌肠干预脾虚湿蕴型溃疡性结肠炎的临床研究进展 [J]. 中国中医药现代远程教育, 2021,19(20):195-197.

[59] 张心曙. 腕踝针疗法 [M]. 第 2 版. 北京: 人民军医出版社, 1990.

[60] 王富春, 岳增辉. 刺法灸法学 [M]. 第 5 版. 北京: 中国中医药出版社, 2021.

[61] 国家中医药管理局医政司. 18 项中医护理技术评分标准目录. 2016:18.

[62] 孙秋华. 中医护理学 [M]. 第 5 版. 人民卫生出版社, 2022.

[63] 田紫若, 王文娟, 迟莉, 等. 中药保留灌肠法治疗溃疡性结肠炎的临床研究现状 [J]. 首都食品与医药, 2023,30(6):19-23.

[64] 张素秋, 刘香弟, 郭敬. 中医医院新入职护士培训教程 [M]. 北京: 中国中医药出版社, 2019:680-684.

[65] 高海宁. 脐疗 [M]. 北京: 科学出版社, 2022.

[66] 姜蕾, 孙晓红, 王秀. 中医脐疗的现代临床进展简述 [J]. 基层中医药, 2023,2(06):132-137.

[67] 祝红, 黄胜楠, 苗明三. 基于数据挖掘的脐疗法临床应用特点分析 [J]. 中医学报, 2023,38(03):658-664.

[68] 张董晓, 赵文洁, 付娜, 等. 燕京流派"房家外科"治疗哺乳期乳腺疾病学术思想初探 [J]. 中华中医药杂志, 2021, 36(6): 3412-3415.

[69] 陈府芳, 张方璐. 杵针联合手法通乳在哺乳期急性乳腺炎中的应用效果分析 [J]. 中国妇幼保健, 2022, 37(15): 2905-2908.

[70] 尹兴玲, 刘攀. 毫火针赞刺法治疗气滞热壅型外吹乳痈 60 例 [J]. 中国针灸, 2020, 40(3): 325-326.

[71] 金微娜, 赵敏慧. 哺乳期急性乳腺炎的相关危险因素及护理预防研究进展 [J]. 中国医药导报, 2019, 16(19): 66–69.

[72] 徐碧红. 中医综合治疗哺乳期急性乳腺炎早期 30 例的临床观察 [J]. 中国中医急症, 2018, 27(9): 1623–1625.

[73] 姜颖, 石奥利, 冉真榕, 等. 循经手法排乳治疗哺乳期急性乳腺炎初期患者的疗效观察 [J]. 中国中医急症, 2023, 32(3): 495–498.

[74] 陈宏, 李苏娜, 刘可欣, 等. 耳穴贴压联合手法按摩排乳治疗早期急性乳腺炎的疗效及护理 [J]. 中日友好医院学报, 2023, 37(1): 57–58.

[75] 雷叶雁, 白爽. 中医药结合手法排乳治疗早期乳腺炎临床疗效分析 [J]. 按摩与康复医学, 2020, 11(21): 56–57.

[76] 陈晓洁, 汪永坚, 胡萍萍. 雷火灸联合辨位推揉手法排乳治疗乳痈郁滞期僵块 34 例 [J]. 浙江中医杂志, 2021, 56(8): 606.

[77] 李杨波, 赵晖, 白明, 等. 中药外用毒性的特点与分析 [J]. 世界中医药, 2020,15(3):381–384.

[78] 郭长青, 谢汶珊, 郭妍. 中医脐疗 [M]. 北京: 中国医药科技出版社, 2022.

[79] 高树中, 冀来喜. 针灸治疗学 [M]. 第 5 版. 北京: 中国中医药出版社, 2021.

[80] 高希言. 针灸医籍选读 [M]. 第 3 版. 北京: 人民卫生出版社, 2021.

[81] 余曙光, 徐斌. 实验针灸学 [M]. 第 3 版. 北京: 人民卫生出版社, 2021.

[82] 梁繁荣, 王华. 针灸学 [M]. 第 5 版. 北京: 中国中医药出版社, 2021.

[83] 赵吉平, 符文彬. 针灸学 [M]. 北京: 人民卫生出版社, 2020.

[84] 王锐卿, 吕九亨, 贾春生. 基于数据挖掘的皮肤针疗法临床应用病种规律和特点 [J]. 河北中医药学报, 2020,35(03):25–29.

[85] 王华, 吴绪平, 黄伟. 国家标准《针灸技术操作规范第 7 部分: 皮肤针》解读 [J]. 中国针灸, 2011, 31(07):657–660.

[86] 罗玲, 袁成凯, 尹海燕, 等. 国家标准《针灸技术操作规范第 8 部分: 皮内针》编制体会与探讨 [J]. 中国针灸, 2012,32(02):155–158.

[87] 全国针灸标准化技术委员会 (SAC/TC 475) 针灸技术操作规范第 3 部分: 耳针. GB/T 21709.3–2021[S].2021–11–26.

[88] 中国针灸学会针灸技术操作规范第 6 部分: 穴位注射. GB/T 21709.6–2008[S].2008–04–23.

[89] 张文奎. 督灸的研究现状及不足 [J]. 中医临床研究, 2021,13(24):132–134.

[90] 王晓彤, 王欣欣, 李妍, 等. 中医康复技术操作规范·督灸 [J]. 康复学报, 2020,30(04):266–269.

[91] 庄峯坤. 健身气功对其优势病种的循证医学研究 [D]. 江苏: 南京中医药大学, 2015.

[92] 张有为. 中国气功大全 [M]. 天津: 天津人民出版社, 1993.

[93] 国家体育总局健身气功管理中心. 健身气功社会体育指导员培训教材 [M]. 北京: 人民体育出版社, 2007.

[94] 刘天君, 章文春. 中医气功学 [M]. 北京: 中国中医药出版社, 2016.

[95] 张亚鹏. 气功临床研究的证据现状及其方法学特征的比较研究 [D]. 北京: 北京中医药大学, 2020.

[96] 王晓丽. 八段锦对社区 2 型糖尿病的辅助治疗意义 [D]. 合肥: 安徽医科大学, 2019.

[97] 俞佳佳. 健身气功导引养生功十二法对高血压患者血液流变性的干预研究 [D]. 北京: 北京体育大

学,2018.
[98] 周寇扣.八段锦锻炼对办公室人群颈椎亚健康状态的效果观察[D].北京:中国中医科学院,2019.
[99] 虞定海,陈文鹤,张素珍,等.五禽戏新功法的编创及实验效果[J].上海体育学院学报,2003（02）:55-58.
[100] 王国强.中医医疗技术手册[M].北京:国家中医药管理局,2013.
[101] 杨艳,朱方兴.浅谈健身气功六字诀[J].中共太原市委党校学报,2018(4):70-72.
[102] 张汇敏.健身气功干预老年人衰老性肌萎缩功效研究[D].湖北:武汉体育学院,2016.
[103] 周伟良.《易筋经》四珍本校释[M].北京:人民体育出版社,2011.
[104] 邓钰滢.健身气功八段锦的健身功效研究综述[J].当代体育科技,2023,13(06):129-132.
[105] 刘天君,张海波.五行掌[J].现代养生,2014(2):20-23.
[106] 徐大平.保健功[J].现代养生,2014(3):8-14.
[107] 范志文.基于中医学生命观对站桩功内在养生机制的研究[D].江西:江西中医药大学,2020.
[108] 许峰,沈晓东.回春功[J].现代养生,2014(5):11-13.
[109] 陈昌乐,肖斌.放松功[J].现代养生,2014(7):15-18.
[110] 史卫全.传统内养功的养生之道[J].当代体育科技,2015,5(23):192,194.
[111] 肖远德.强壮功[J].现代养生,2014(9):18-19.
[112] 李少波.真气运行学[M].北京:中国戏剧出版社,2002.
[113] 高迎杰.郭林气功锻炼对康复期肺癌患者生存质量影响的跟踪研究[D].上海:上海体育学院,2018.
[114] 罗霄,赵海涛."体医融合"视阈下健身气功的健康促进研究[J].武术研究,2022,7（05）:113-117.
[115] 金玉柱,李丽,董刚等.健身气功的道家生命哲学探赜——基于"形、气、神、志"的辩证视角[J].西安体育学院学报,2022,39(01):97-103.